Vascular Anomalies
A Guide for the Hematologist / Oncologist

脉管疾病
血管肿瘤与脉管畸形

血液学家 / 肿瘤学家视角

原著 [美] Cameron C. Trenor III　[美] Denise M. Adams

主审 董长宪　主译 郭晓楠

中国科学技术出版社

· 北 京 ·

图书在版编目（CIP）数据

脉管疾病：血管肿瘤与脉管畸形：血液学家/肿瘤学家视角/（美）卡梅伦·C. 特雷纳三世 (Cameron C. Trenor Ⅲ)，（美）丹尼斯·M. 亚当斯 (Denise M. Adams) 原著；郭晓楠主译. — 北京：中国科学技术出版社，2023.1

书名原文：Vascular Anomalies：A Guide for the Hematologist / Oncologist

ISBN 978-7-5046-9760-8

Ⅰ．①脉… Ⅱ．①卡… ②丹… ③郭… Ⅲ．①血管瘤—诊疗 ②血管疾病—诊疗 Ⅳ．① R732.2 ② R543

中国版本图书馆 CIP 数据核字 (2022) 第 143282 号

著作权合同登记号：01-2022-2439

策划编辑	池晓宇　焦健姿
责任编辑	延　锦
文字编辑	史慧勤
装帧设计	佳木水轩
责任印制	徐　飞

出　　版	中国科学技术出版社
发　　行	中国科学技术出版社有限公司发行部
地　　址	北京市海淀区中关村南大街 16 号
邮　　编	100081
发行电话	010-62173865
传　　真	010-62179148
网　　址	http://www.cspbooks.com.cn

开　　本	710mm×1000mm　1/16
字　　数	267 千字
印　　张	16
版　　次	2023 年 1 月第 1 版
印　　次	2023 年 1 月第 1 次印刷
印　　刷	运河（唐山）印务有限公司
书　　号	ISBN 978-7-5046-9760-8/R · 2943
定　　价	148.00 元

（凡购买本社图书，如有缺页、倒页、脱页者，本社发行部负责调换）

内容提要

本书引自 Springer 出版社，由美国哈佛大学医学院 Cameron C. Trenor Ⅲ 教授和 Denise M. Adams 教授精心编著。全书共 14 章，对临床中常见的各种脉管疾病进行了详细论述，包括各种血管肿瘤（如常见的婴幼儿血管瘤、先天性血管瘤及各种罕见的血管肿瘤）、各种类型脉管畸形（如毛细血管畸形、静脉畸形、淋巴管畸形和动静脉畸形）及各种脉管疾病相关综合征。每种疾病独立成章，从自然病程、发病机制和遗传学基础、临床表现、诊断、鉴别诊断和治疗等方面进行系统描述，同时配有总结性的表格和丰富的图片，帮助读者快速掌握疾病相关知识。书中引用了大量文献支持相关数据和观点，可为读者提供全面深入的视角，对想要进一步深入学习和研究脉管疾病的临床一线医师有重要的参考价值。

主审简介

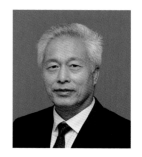

董长宪

　　二级教授，郑州大学人民医院／河南省人民医院血管瘤外科主任，河南省血管瘤与脉管畸形诊疗中心主任，博士，主任医师，硕士研究生导师。河南省医学会血管瘤与脉管畸形学分会主任委员，中华医学会激光医学分会委员，中华医学会整形外科学分会血管瘤与脉管畸形专业组委员，国际脉管疾病研究学会（ISSVA）委员，国际胎记基金会专家组成员，国际血管联盟中国静脉畸形专业委员会副主任委员，中国血管瘤与脉管畸形联盟副主席，中国康复医学会血管瘤与脉管畸形专业委员会主任委员，中国整形美容协会血管瘤与脉管畸形专业委员会副主任委员，河南省医学会皮肤病学分会副主任委员，河南省医学会整形外科学分会常务委员，中国光学会激光医学分会委员，郑州市医学会血管瘤与脉管畸形专业委员会主任委员。专职从事血管瘤与脉管畸形临床及科研工作近 30 年。于 1998 年创建了河南省人民医院血管瘤与脉管畸形外科专业病区，填补了国内外空白；创建了以尿素为主，集局部注射治疗、介入治疗、手术治疗、药物治疗和激光治疗等为一体的特色综合治疗体系；培养了大批血管瘤与脉管畸形领域的专业医生及研究生，为血管瘤与脉管畸形专业的发展做出了显著贡献。在 SCI 收载期刊及中文学术期刊发表论文 220 余篇。

主译简介

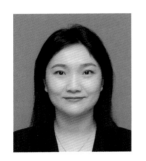

郭晓楠

郑州大学人民医院 / 河南省人民医院血管瘤外科、河南省血管瘤与脉管畸形诊疗中心副主任医师，博士，硕士研究生导师。河南省医学会血管瘤与脉管畸形学分会常务委员，河南省医学会血管瘤与脉管畸形学分会青年委员会主任委员，中国女医师协会整形美容专业委员会委员，国际脉管疾病研究学会（ISSVA）委员，国际血管联盟委员。对血管瘤与脉管畸形的临床诊疗积累了丰富经验，尤其擅长头面颈部血管瘤与脉管畸形的美容、整复及重建。擅长各种重症血管瘤、脉管畸形的综合治疗。参与救治重症血管瘤并血小板减少患儿百余例，对于该病的规范化、贯序化临床治疗和基础研究积累了丰富经验。获河南省医学科学技术进步奖一等奖 1 项，河南省科学技术进步奖三等奖 1 项。主持并完成国家自然科学基金 1 项、科技厅科技攻关项目 1 项，先后参加厅级、省部级科研课题 5 项。在 SCI 收载期刊、中华核心期刊及国家级期刊发表论文 40 余篇。

中文版序

传统医学将先天性脉管病变统称为血管瘤，并根据外表形态特点，分为毛细血管瘤（草莓状血管瘤和葡萄酒斑血管瘤）、海绵状血管瘤和蔓状血管瘤。该分类方法具有形象直观的优点，但难以反映病变的本质。1982年，美国哈佛大学医学院波士顿妇儿医院的Mulliken教授，根据内皮细胞病理学特征及生物学特性，将先天性脉管病变分为以内皮细胞增生为特征的血管肿瘤和以血管结构异常（异常迂曲、扩张和沟通）为特征的脉管畸形。在这一分类方法的基础上，1996年国际脉管疾病研究学会（ISSVA）正式提出了更为详细、科学的血管肿瘤与脉管畸形分类方法，至今仍在不断发展完善，推动着血管肿瘤与脉管畸形专业的快速发展。

在先天性脉管疾病中，血管肿瘤约占80%，脉管畸形占20%。由于绝大多数血管肿瘤（婴幼儿血管瘤）有典型的生长期、消退期和消退完成期这一自然转归特性，加之针对婴幼儿血管瘤的特效药——普萘洛尔于2008年被发现并广泛应用于临床，使得绝大部分血管肿瘤的治疗已不再是临床治疗的难点。而脉管畸形因其发病部位广、种类多、差异大、终身发展、并发症多、危害大且治愈难度大等特点，目前仍是临床医疗的难点，尤其是一些大面积、多发性、严重脉管畸形及相关的综合征更是临床医疗上的挑战。

血管肿瘤与脉管畸形专业是国内外临床医疗上的一个薄弱环节。专业医疗机构、病区匮乏，多由相关各临床科室承担相关诊疗；专职医生缺乏，多由相关临床科室的医生兼职；专业理论滞后，有些大学教科书甚至仍在沿用传统血管瘤概念及分类方法。目前情况下，各临床科室医生都面临血管肿瘤与脉管畸形的治疗问题，而且大多数脉管畸形都需要多临床科室联合诊治（MTD）。因此，普及脉管疾病知识，提升临床医生对血管肿瘤与脉管畸形处置水平的意义重大。

原著作者是美国哈佛大学医学院波士顿妇儿医院儿科血液学/肿瘤学著名教授，长期从事血管肿瘤与脉管畸形疾病的研究与临床治疗，尤其在脉管疾病基因突变的遗传病理学研究、处理有关脉管疾病并发凝血障碍和靶向药物的应用方面成绩斐然。该书简要介绍了脉管疾病的概念、分类的演变发展历程，以及国际脉管疾病研究学会（ISSVA）血管肿瘤与脉管畸形分类方法的不断进展和完善；详细介绍了各类脉管畸形及其综合征的临床表现、诊断及诊疗措施；重点阐述了脉管疾病并发凝血功能障碍的机制、预防及处理；详细总结了各类脉管畸形及其综合征的基因突变、信号通路等遗传病理学机制及靶向药物的应用；着重说明了在血管肿瘤与脉管畸形临床诊疗方面，相关多临床学科相互协作及完善机构设施与管理的重要性；强调了为提高处置本科室专业相关脉管疾病的能力，血液／肿瘤科及其他与脉管疾病有关临床科室的医生在专业的脉管疾病诊疗中心进行规范化培训学习的必要性。

河南省人民医院血管瘤外科、河南省血管瘤与脉管畸形诊疗中心是国内外成立较早的血管瘤与脉管畸形专业机构。该中心成立 20 余年来，在各级领导的支持关怀及同行的无私帮助下，已发展成为拥有 2 个病区，106 张床位，1 个激光光动力治疗中心，可采用药物、介入、激光、手术等方法综合治疗，集临床、科研、教学为一体的综合性大型公立医院血管瘤与脉管畸形诊疗中心，并且培养了大批血管瘤与脉管畸形专业的临床及科研人才及团队。主译郭晓楠是该中心的中坚力量，临床经验丰富，科研能力强，英语基础扎实。译著忠实原著，语言流畅，中文表达简洁明了，专业用语规范，是一部参考价值很高的临床实用指南。相信本书不仅有助于加深广大医务人员对脉管疾病的认识，而且有助于提高脉管疾病专职医务人员及与脉管疾病相关各临床科室非专职医务人员的脉管疾病临床诊疗和科研水平，进一步促进脉管疾病专业的发展。

郑州大学人民医院／河南省人民医院血管瘤外科主任
河南省血管瘤与脉管畸形诊疗中心主任

译者前言

脉管疾病是婴幼儿常见的先天性疾病，包括血管肿瘤和脉管畸形，发病率高，可发生于人体各组织器官，危害大，可并发溃烂、出血、感染、毁容、残疾、相应器官功能障碍、凝血功能障碍、充血性心力衰竭的等并发症，甚至危及生命。

血管肿瘤与脉管畸形专业是国内临床医疗上的一个薄弱环节。专业病区甚少，因病变部位、组织、器官不同，疾病的诊疗由相关各临床科室承担；专职医生缺乏，由相关各专业的医生兼职执行；临床医疗专业理论滞后，目前许多图书、文献，甚至教科书仍在沿用传统血管瘤概念及分类方法。因此，相关各专业医生，尤其是对血管肿瘤与脉管畸形有兴趣的兼职医生和专职医生，加强对脉管疾病的了解很有必要。

血管肿瘤与脉管畸形可发生于身体各部位、组织和器官，可并发许多并发症，涉及各临床科室，常需要多临床科室联合诊治（MTD）。各临床专业医生不仅需要精于本专业涉及的血管肿瘤与脉管畸形的处置，也应该了解涉及其他专业的相关知识。

原著作者 Cameron C. Trenor Ⅲ 和 Denise M. Adams，均是从事血管肿瘤与脉管畸形研究的儿科血液学／肿瘤学专家，就职于美国哈佛大学医学院波士顿妇儿医院。该书最初的编写目的是加深血液／肿瘤科医生对血管肿瘤与脉管畸形的认识，提高对此类疾病的诊疗能力。作为一部学习参考指南类的著作，该书循序渐进，由浅入深，简要介绍了先天性脉管疾病的概念、分类的演变发展历程，以及国际脉管疾病研究学会（ISSVA）脉管疾病分类方法的不断进展和完善；系统阐述了不同血管肿瘤和脉管畸形，尤其是各类脉管畸形及其综合征的病史、发展过程、临床表现、辅助检查、诊断及治疗；重点阐述了脉管疾病并发凝血功能异常（KMP，LIC），尤其是脉管畸形并发局限性血管内凝血（LIC）、静脉血栓栓塞症（VTE）、深静脉血栓形成（DVT）、肺栓塞（PE）的机制、预防及处理；同时还着重总结了各类脉管畸形及其综合征的基因突变、信号通路等遗传学机制及靶向药物的研究进展及用药方法；强调说明了在血管肿瘤与脉管畸形临床诊疗方面，相关多临床学科相互协作、完善机构设施及健全管理体系的重要性和必要性。

通读原著后，深感本书作为处理各类脉管疾病与血液学 / 肿瘤学相关病症的指南，不但适用于血液 / 肿瘤科医生，也有益于临床相关专业中从事脉管疾病诊疗的医务工作者，所以我们欣然接受了出版社的翻译邀约。

笔者从医二十载，执业于 1998 年就成立的血管瘤与脉管畸形专业诊疗机构——河南省人民医院血管瘤外科、河南省血管瘤与脉管畸形诊疗中心。作为一名专业的脉管疾病医生，很高兴看到自己的专业受到越来越多的关注，同时也很欣慰地看到越来越多的医生加入脉管畸形诊疗的队伍中来。脉管疾病的理论更新速度相对较快，而参考用书的更新则相对滞后。笔者希望借助自身的临床经验，使本书在准确忠实于原著基础上，更能有助于国内读者充分理解。但由于中外术语规范及语言表达习惯有所差异，书中或存在一些疏漏或不妥之处，敬请见谅和赐教。

郑州大学人民医院 / 河南省人民医院血管瘤外科
河南省血管瘤与脉管畸形诊疗中心副主任医师

原书前言

本书由两位儿科血液学家 / 肿瘤学家共同构思完成，从肿瘤学与血液学的视角出发，阐述脉管疾病的诊疗理念。著书的目的是，让更多的儿科血液学家 / 肿瘤学家和医生们了解和熟悉脉管疾病，吸引他们加入"脉管疾病学者"的队伍。随着脉管疾病治疗手段和护理方法的不断发展和完善，一个振奋人心的新时代到来了。

最初的脉管疾病研究团队，由外科医生和影像学医生组成。最早进行脉管疾病研究的是血管生成理论的提出者 Judah Folkman 博士。波士顿儿童医院脉管疾病研究中心创始人 John Mulliken 博士，是他的得意门生。两者被公认为脉管疾病领域具有划时代影响力的杰出人物。

1982 年 Mulliken 博士等提出了一种脉管疾病的简单分类方式（血管瘤 / 脉管畸形）。由于简单和便捷，这种分类方式在临床医师中得以迅速掌握和推广。当时的治疗手段以手术和介入治疗为主，药物治疗方法有限，由于缺乏资金支持与机构合作，临床试验的开展受到了很大限制。然而在 20 年前，儿科血液学 / 肿瘤学领域的临床医生们就已经组建了很多合作团队，大量临床试验都在顺利开展。这些临床试验不仅对疾病进行了风险分级、结果和预后分析，在基因层面的新发现，也在改变着疾病的治疗模式。

在该领域前辈们的影响和指导下，对脉管疾病感兴趣的儿科血液学家 / 肿瘤学家积极地加入了脉管疾病研究中心并受到了热烈的欢迎，作为合作伙伴，他们被视为"拥有脉管疾病基因"。我们永远感谢 Judah Folkman 博士和 John Mulliken 博士的指导和支持。

目前，国际脉管疾病研究学会（International Society for the Study of Vascular Anomalies，ISSVA）科学委员会对脉管疾病分类系统进行了修订，在这次修订中，委员会中的血液学家 / 肿瘤学家做出了重要贡献。最新的分类系统中，包含了更加完善的脉管疾病诊疗标准，其中一部分药物治疗指南就是由儿科血

液学家 / 肿瘤学家制订完成的。现今的很多脉管疾病治疗中心，都是以儿科血液学家 / 肿瘤学家为核心组建的。同时，在一些脉管疾病中发现了确定的基因型。这些基因型 / 表型的匹配可以指导治疗选择和促进临床试验，从而进一步改善脉管疾病的治疗效果。资料翻译、临床工作和基础研究三部分工作并驾齐驱，共同推动这一领域的不断发展。在脉管疾病的诊疗与护理工作中，多学科的合作是极其重要的。

　　本书就很好地例证了这种多学科合作。令我们感到非常荣幸的是，当今世界脉管疾病领域的杰出专家们愿意贡献他们的专业知识和研究成果，更加感到荣幸的是，我们彼此间成了朋友。我们希望这本书能激发那些同样拥有"基因"的血液学家 / 肿瘤学家的兴趣，加入这个充满希望并令人热血沸腾的领域，为脉管疾病患者提供更好的治疗和预后、创造更美好的未来。

Cameron C. Trenor Ⅲ

Denise M. Adams

Boston, MA, USA

致　谢

　　谨以此书献给为脉管疾病研究领域提供支持和灵感的人们，包括但不限于患者、他们的家庭、家庭互助小组及其他的合作伙伴。

　　我们的患者是真正的英雄，在我们寻求最佳诊疗方案的道路上，是他们给了我们信心和动力。他们不仅促进了血管畸形诊疗中心的发展，同时还促进了多学科之间的合作与教学发展。他们对我们的治疗过程给予了从始至终的鼓励和关注，同时也对治疗过程的持续反馈和修订提出了更高要求。在我们探寻最佳治疗和护理方案的过程中，他们积极参与重要研究，与我们共同组成了一个紧密团结的队伍。为了促使脉管疾病研究获得更多的支持和资助，他们付出了巨大的努力：宣传疾病，游说政府部门及捐助者。可以这么说，如果没有这些热心奉献的人们，我们对脉管疾病领域／患者的研究，是无法取得现有成就的。因此，我们永远感激他们的支持。

目　录

第1章 脉管疾病的命名：2018 ISSVA 分类系统的演变历程

Nomenclature of Vascular Anomalies: Evolution to the ISSVA 2018 Classification System

Francine Blei　著

"脉管疾病"一词包含了多种类型的脉管病变，涉及一种或多种脉管类型［毛细血管、动脉、静脉和（或）淋巴管］。本章将重点介绍"胎记"的历史背景和目前最新的脉管疾病分类方式及脉管疾病分类的进化历程。具体的诊断（临床、影像及病理学特点）和治疗方法将在之后的章节中详细叙述。

临床上，"脉管疾病"代表了一系列疾病，从单纯的皮肤"胎记"，到高发病率或危及生命的高死亡率肿瘤，都可能属于"脉管疾病"。病变部位和脉管疾病类型是综合征性脉管疾病的重要诊断依据［如与 PHACE 和 LUMBAR 相关的节段型婴幼儿血管瘤，与先天性脂肪组织过度生长、脉管畸形、表皮痣、脊柱/骨骼异常/脊柱侧弯（congenital lipomatous overgrowth，vascular malformations，epidermal nevi，scoliosis/skeletal/spinal anomalies；CLOVES）综合征、Proteus 综合征及遗传性出血性毛细血管扩张症相关的脉管畸形］[1-5]。

一直以来，我们的医学教科书中介绍的脉管疾病相关知识，都过于简单和陈旧。因此，当临床医生轮转到脉管疾病中心或参与到相关研究项目（这些项目往往会汇集各种复杂的脉管疾病患者）时，会明显感觉到相关理论知识的匮乏。随着越来越多的医生接触并对这一领域感兴趣，我们脉管疾病专科医生的队伍正在一步步壮大。

从古至今，人们口中的胎记起因大多为民间传说（在犹太、希腊、基督教和印度文化中），甚至是包含了恶意的看法和观念[6]。胎记被认为是"人形星座"、超自然影响或父母（通常是母亲）的"印象"——在受孕或怀孕期间看到或想到的图像影响了胎儿的发育。在整个 19 世纪和 20 世纪初，尽管胚胎发育和畸胎学已经受到越来越多的关注，但是母亲 / 父母印象这一概念 [7-9] 和理论（https://embryo.asu.edu/pages/ teratogens#sthash.6Ow0mlSl.dpuf）一直存在。"胎记"这个词通常会传达一个负面的信息。在意大利语中，用 "voglia di fragole" 或 "草莓渴望" 来表示胎记，反映了当时人们对于胎记的看法——母亲在怀孕期间对草莓的强烈渴望。在法语中，用于表示胎记的词是 "envie"，同样代表了母亲在怀孕期间的某种渴求。德语中的胎记一词 "muttermal"，代表了 "母亲的记号"。在 Nathaniel Hawthorne 令人难忘的短篇小说 *The Birthmark* 中，该词的芬兰语表达为 "Paholainen käsikirjoituksessa"，意为 "剧本中的恶魔" [10]

尽管人们很早就认识了胎记，但直到 18 世纪末和 19 世纪初期，Virchow、Plenck、Willan 和之后的 Alibert 才对胎记进行了逐步分类，并在 Mulliken 和 Young 所著的 *Vascular Birthmarks* 这部论著的第 1 章进行了系统详细的记录和描述 [11]。20 世纪 60 年代，Malan 和 Puglionisi 对四肢动脉、静脉和淋巴管的发育异常进行了报道 [12, 13]。1988 年的汉堡分类将血管畸形分为 "干型"（包含主要轴血管）或 "干外型"（包含主要分支血管）[14]。John Mulliken 博士和 Anthony Young 博士于 1976 年开始举办一系列研讨会，随后每隔一年举办一次国际脉管疾病研讨会，汇聚有共同兴趣的亚专科学者一起讨论脉管疾病。随着研讨会的影响力和规模日渐增大，终于在 1992 年，国际脉管疾病研究学会正式成立。由最初的少数几个医生，到目前遍及五大洲的 290 名（截至 2019 年 5 月）成员，规模一步步壮大，已包含多个医学亚专科、临床医生及基础研究人员（http://www.issva.org/）。国际脉管疾病研究学会（International Society for the Study of Vascular Anomalies，ISSVA）已经从一个默默无闻的专业组织，华丽蜕变成备受欢迎和追捧的专业机构，吸引了越来越多的人加入其中。

Mulliken 和 Glowacki 最早以内皮细胞特性及临床表现为基础，对脉管疾病进行了分类 [15]，之后又基于体外实验、生物学和放射学差异，对分类方式进一步细化和完善 [15, 16]。在此分类系统中，脉管疾病被分为血管瘤和脉管畸形两大类，前者有典型的增生期（以细胞增殖为特征），后者以一种或多种成分的脉管结构异常为特征（表 1-1）。在 Mulliken 和 Glowacki 分类的基础上，脉管疾病的 ISSVA 分类框架于 1996 年年会建立，随后由 Enjolras 等发表（表 1-2）[17]。这一新的分类方式包括了近年新发现的病变类型，并将

表 1-1　1982 年脉管疾病分类

血管瘤	脉管畸形
• 增生期 • 消退期	• 单纯型 　– 毛细血管畸形 　– 静脉畸形 　– 动脉畸形 　– 淋巴管畸形 • 复合型 　– 毛细血管静脉畸形 　– 动静脉畸形 　– 毛细血管静脉淋巴管畸形

引自 Mulliken 与 Glowacki[15]

表 1-2　1996 年 ISSVA 脉管疾病分类

血管肿瘤	脉管畸形
• 婴幼儿血管瘤（婴儿型血管瘤、GLUT-1 阳性） • 先天性血管瘤 　– 快速消退型先天性血管瘤（RICH） 　– 不消退型先天性血管瘤（NICH） • 丛状血管瘤伴或不伴 Kasabach-Merritt 综合征（Kasabach-Merritt syndrome，KMS） • 卡波西型血管内皮瘤（伴或不伴 KMS） • 梭形细胞血管内皮瘤 • 其他罕见血管内皮瘤（上皮样血管内皮瘤、混合性血管内皮瘤、网状血管内皮瘤、多形性血管内皮瘤、乳头状淋巴管内血管内皮瘤、淋巴管内皮瘤等） • 皮肤获得性血管肿瘤（化脓性肉芽肿、靶样含铁血黄素沉积性血管瘤、肾小球样血管瘤、微静脉型血管瘤等）	• 低流量脉管畸形 　– 毛细血管畸形（CM）（葡萄酒色斑、毛细血管扩张症、血管角化瘤） 　– 静脉畸形（VM）（普通单发 VM、蓝色橡皮疱痣综合征、家族性皮肤黏膜静脉畸形，球形细胞静脉畸形、Maffucci 综合征） • 淋巴管畸形（LM） • 高流量脉管畸形（动脉畸形、动静脉瘘、动静脉畸形） • 复杂混合型脉管畸形（CVM、CLM、LVM、CLVM、AVM-LM、CM-AVM）

C. 毛细血管；V. 静脉；L. 淋巴管；AV. 动静脉；M. 畸形；GLUT-1. 葡萄糖转运蛋白 –1
引自 Enjolras 等[17]（对于少于 400 个单词的文章节选、单个图形或单张表格，剑桥大学出版社允许自由引用，无须提出使用申请，但必须附有完整的资料来源）
ISSVA. 国际脉管疾病研究学会

脉管畸形分为低流量和高流量病变。表格中的增殖型病变包括了婴幼儿血管瘤（GLUT-1 阳性）、先天性血管瘤［快速消退型（rapidly involuting congenital hemangiomas，RICH）和不消退型（noninvoluting congenital hemangiomas，

NICH）]、丛状血管瘤、卡波西型血管内皮瘤、化脓性肉芽肿和比较罕见的血管内皮肿瘤及获得性皮肤血管肿瘤几个亚型。分类中包含了脉管畸形相关的综合征及一些已明确的突变基因。此分类系统为最新的命名方式及脉管疾病的表征提供了框架和基础，为疾病的诊断和治疗提供帮助。有关该分类系统的进一步更新和完善，将在本章节后半部分讨论。

除了分类方法的更新，脉管疾病的分期对于治疗方式的选择也有指导作用。例如，以临床侵袭性为基础的 Schobinger 动静脉畸形分期方法和以解剖部位、病变范围为基础的面颈部淋巴管畸形分期方法[18, 19]。

脉管疾病患者可能有局部脉管发育异常（血管畸形）或脉管异常增生（血管瘤）。综合征性脉管疾病被认为是一种"生长发育缺陷"，可能累及血管 / 淋巴管、骨骼、软组织和（或）各个器官。心血管系统是胎儿发育过程中形成的第一个功能性器官。过去的几十年中，正常血管和淋巴管分化及发育的调节因子。随着时间的推移，学者们已经深入研究并阐明了正常的血管发育过程，众多参与其中的生长和转录因子、血液流变学影响及分子信号通路陆续被发现[20-23]。

近年来，对脉管疾病发展相关的分子和遗传机制的研究，取得了诸多突破性进展。一些引起遗传性脉管疾病的生殖细胞基因突变（如 *HHT*、*RASA-1*、*EPH4*、*FLT4*、*TIE2*、*KRIT1*、*PTEN*、*Glomulin*）[5, 24-33] 和表达于病灶内体细胞的基因位点突变（如 *GNAQ*、*PIK3CA*、*Akt1*、*KRAS*、*NRAS*）[34-44] 逐渐被发现和认识，这为深入了解脉管疾病发生的潜在机制提供了线索，并为靶向预防和（或）治疗提供了依据[45-49]。

自 1996 年以来，针对脉管疾病的临床、基础及遗传学研究，都有了质和量的飞跃。随着新的治疗方式应运而生（如普萘洛尔治疗婴幼儿血管瘤，西罗莫司治疗一部分静脉畸形和卡波西型血管内皮瘤，新的硬化治疗方法），这一领域吸引了越来越多的关注。通常，脉管疾病患者的评估和治疗由多个亚专科医生参与。因此，集中了多个学科医生的脉管疾病研究中心，就顺理成章地形成了多学科诊疗研究的模式，对团队成员有一个基本要求——必须熟练掌握最新的命名及分类方式。

尽管不同类型脉管疾病在临床表现、病程和症状上有着明显的差异，但由于命名和术语的不规范，甚至是错误，导致误诊的频发及诊断的偏差，这种误诊和偏差甚至在相当一段时间内成了常态。最常见的错误是把"血管瘤"一词用于诊断任何类型的良性脉管病变，完全不考虑患者的年龄、病变的临床表现和特征。一项关于医学期刊中的"术语不精确"研究发现，在大多数被审查的文章中都错误地使用了"血管瘤"一词[50]。同时还发现，即使在脉管疾病中心部分患者的诊断通常也是不准确的[51]。一些命名上的错误，是具有历史性原因的——资深的病理学家、放射学家和大部分的临床医生并不了解新的分类及命名系统，更不熟悉命名系统的演化过程，由此导致这些错误的命名方式一直沿用至今。这也让我们清醒地意识到，临床、教学与科研对脉管疾病的命名方式必须一致，并且应当与最新的分类系统同步。

随着新的诊断名称、致病基因和综合征被不断发现和认识[39, 46, 52–58]，1996版的 ISSVA 分类系统无法满足研究的需要。2014 年 ISSVA 委员会及成员更新并通过了新的分类系统，并全文发布[59]。增殖类病变（血管肿瘤）与畸形类病变的基本分类方式仍然保留；增加了两个新类别——以单个血管名称命名的畸形类病变（Schobinger 分类中的"干型"）和病因不明的病变（血管肿瘤与脉管畸形）。同行评审出版物中越来越多地使用 ISSVA 分类，最新的分类于2018 年会议通过并发布（issva.org/classification）[60–63]。

ISSVA 分类的幻灯片版本，可在 ISSVA 官网下载和参考（issva.org/classification）。表 1–3 对每页幻灯片进行了总结。

表 1–3　详细的 ISSVA2018 分类

页　码 #	页标题	包含的名称
1	脉管疾病概述	血管肿瘤与脉管畸形总体分类
2	良性血管肿瘤 1	血管瘤亚型、其他
3	良性血管肿瘤 2	靴钉样血管瘤、其他
4	局部侵袭性和恶性血管肿瘤	卡波西型血管内皮瘤等 血管肉瘤、上皮样血管内皮瘤
5	单纯性脉管畸形 I	毛细血管畸形
6	单纯性脉管畸形 IIa	淋巴管畸形亚型 泛发性淋巴管异常、卡波西样淋巴管瘤病、Gorham 综合征、管道型淋巴管畸形

（续表）

页 码 #	页标题	包含的名称
7	单纯性脉管畸形Ⅱb	原发性淋巴水肿（相关基因突变超链接）
8	单纯性脉管畸形Ⅲ	静脉畸形（相关基因突变及不同类型脑海绵状畸形超链接）
9	单纯性脉管畸形Ⅳ	动静脉畸形 动静脉瘘（相关基因突变超链接）
10	混合型脉管畸形	CM ± VM ± LM ± AVM 的组合类型
11	主要知名血管的畸形	受累血管 病变类别
12	脉管畸形合并其他病变	脉管畸形综合征（相关基因突变超链接）
13	之前未分类的脉管畸形	（相关基因突变超链接）
14	附录 1	缩略语（包括基因名称）
15	附录 2-a	致病基因
16	附录 2-b	致病基因
17	附录 2-c	致病基因
18	附录 3	婴幼儿血管瘤 分布方式、类型、综合征
19	附录 4	可能合并血小板数量 / 凝血异常的脉管疾病
20	附录 5	PIK3CA 相关过度生长综合征群

引自 http://www.issva.org → CLASSIFICATION，或 http://www.issva.org/UserFiles/file/ISSVA-Classification-2018.pdf

　　最新的 ISSVA 分类中，第一页（ISSVA 幻灯片）使用了 Mulliken 和 Glowacki 分类的原始框架（表 1-1），分类标题中以"血管肿瘤"代替了"血管瘤"，沿用"脉管畸形"一词。单击带下划线的蓝色文字或超链接，可获得更多相关信息（如诊断分类中的亚类或已知的基因突变）。

参 考 文 献

[1] Haggstrom AN, Garzon MC, Baselga E, Chamlin SL, Frieden IJ, Holland K, et al. Risk for PHACE syndrome in infants with large facial hemangiomas. Pediatrics. 2010;126(2):e418–26.

[2] Iacobas I, Burrows PE, Frieden IJ, Liang MG, Mulliken JB, Mancini AJ, et al. LUMBAR: association between cutaneous infantile hemangiomas of the lower body and regional congenital anomalies. J Pediatr. 2010;157(5): 795–801 e1–7.

[3] Kulungowski AM, Alomari AI, Chawla A, Christison-Lagay ER, Fishman SJ. Lessons from a liver hemangioma registry: subtype classification. J Pediatr Surg. 2012;47(1): 165–70.

[4] Cohen MM Jr. The AKT genes and their roles in various disorders. Am J Med Genet A. 2013;161A(12):2931–7.

[5] McDonald J, Wooderchak-Donahue W, VanSant Webb C, Whitehead K, Stevenson DA, Bayrak-Toydemir P. Hereditary hemorrhagic telangiectasia: genetics and molecular diagnostics in a new era. Front Genet. 2015;6:1.

[6] Doniger W, Spinner G. Misconceptions: parental imprinting. In: Galison P, Graubard S, Mendelsohn E, editors. Science in culture. Somerset: Transaction Publishers; 2001. p. 233.

[7] Barrow V. A brief history of teratology to the early 20th century. Teratology. 1971;4:119–29.

[8] Tantibanchachai C. Teratogens. The embryo project encyclopedia (2014–01–22) [Internet]. 2014.Available from: http://embryo.asu.edu/handle/10776/7510.

[9] Brener M. Reincarnation, maternal impression, and epigenesis: XLIBRIS; 2016.

[10] Hawthorne N. The birthmark. online: CreateSpace Independent Publishing Platform; 2016.

[11] Mulliken JB, Young A. Vascular birthmarks: hemangiomas and malformations. 1st ed. Philadelphia: W.B. Saunders; 1988.

[12] Malan E, Puglionisi A. Congenital Angiodysplasias of the extremities. I. Generalities and classification; venous dysplasias. J Cardiovasc Surg. 1964;5:87–130.

[13] Malan E, Puglionisi A. Congenital angiodysplasias of the extremities. II. Arterial, arterial and venous, and haemolymphatic dysplasias. J Cardiovasc Surg. 1965;6(4):255–345.

[14] Belov S. Anatomopathological classification of congenital vascular defects. Semin Vasc Surg. 1993;6(4):219–24.

[15] Mulliken JB, Glowacki J. Hemangiomas and vascular malformations in infants and children: a classification based on endothelial characteristics. Plast Reconstr Surg. 1982; 69(3):412–22.

[16] Burrows PE, Mulliken JB, Fellows KE, Strand RD. Childhood hemangiomas and vascular malformations: angiographic differentiation. AJR Am J Roentgenol. 1983;141(3):483–8.

[17] Enjolras O, Wassef M, Chapot R. Color atlas of vascular tumors and vascular malformations. Cambridge: Cambridge University Press; 1996.

[18] de Serres LM, Sie KC, Richardson MA. Lymphatic malformations of the head and neck. A proposal for staging. Arch Otolaryngol Head Neck Surg. 1995;121(5):577–82.

[19] Gilbert P, Dubois J, Giroux MF, Soulez G. New treatment approaches to arteriovenous malformations. Semin Intervent Radiol. 2017; 34(3):258–71.

[20] Gaengel K, Genove G, Armulik A, Betsholtz C. Endothelial-mural cell signaling in vascular development and angiogenesis. Arterioscler Thromb Vasc Biol. 2009;29(5):630–8.

[21] Hogan BM, Schulte-Merker S. How to plumb a pisces: understanding vascular development

and disease using zebrafish embryos. Dev Cell. 2017;42(6):567–83.

[22] Marcelo KL, Goldie LC, Hirschi KK. Regulation of endothelial cell differentiation and specification. Circ Res. 2013;112(9):1272–87.

[23] Ribatti D, Nico B, Crivellato E. The development of the vascular system: a historical overview. Methods Mol Biol. 2015;1214:1–14.

[24] Boon LM, Mulliken JB, Vikkula M. RASA1: variable phenotype with capillary and arteriovenous malformations. Curr Opin Genet Dev. 2005;15(3):265–9.

[25] Revencu N, Boon LM, Mulliken JB, Enjolras O, Cordisco MR, Burrows PE, et al. Parkes Weber syndrome, vein of Galen aneurysmal malformation, and other fast-flow vascular anomalies are caused by RASA1 mutations. Hum Mutat. 2008;29(7):959–65.

[26] Amyere M, Revencu N, Helaers R, Pairet E, Baselga E, Cordisco M, et al. Germline loss-of-function mutations in EPHB4 cause a second form of capillary malformation-arteriovenous malformation (CM-AVM2) deregulating RAS-MAPK signaling. Circulation. 2017; 136(11):1037–48.

[27] Connell FC, Gordon K, Brice G, Keeley V, Jeffery S, Mortimer PS, et al. The classification and diagnostic algorithm for primary lymphatic dysplasia: an update from 2010 to include molecular findings. Clin Genet. 2013;84(4):303–14.

[28] Vikkula M, Boon LM, Carraway KL 3rd, Calvert JT, Diamonti AJ, Goumnerov B, et al. Vascular dysmorphogenesis caused by an activating mutation in the receptor tyrosine kinase TIE2. Cell. 1996;87(7):1181–90.

[29] Wouters V, Limaye N, Uebelhoer M, Irrthum A, Boon LM, Mulliken JB, et al. Hereditary cutaneomucosal venous malformations are caused by TIE2 mutations with widely variable hyper-phosphorylating effects. Eur J Hum Genet. 2010;18(4):414–20.

[30] Riant F, Bergametti F, Ayrignac X, Boulday G, Tournier-Lasserve E. Recent insights into cerebral cavernous malformations: the molecular genetics of CCM. FEBS J. 2010; 277(5):1070–5.

[31] Tan WH, Baris HN, Burrows PE, Robson CD, Alomari AI, Mulliken JB, et al. The spectrum of vascular anomalies in patients with PTEN mutations: implications for diagnosis and management. J Med Genet. 2007;44(9): 594–602.

[32] Brouillard P, Boon LM, Mulliken JB, Enjolras O, Ghassibe M, Warman ML, et al. Mutations in a novel factor, glomulin, are responsible for glomuvenous malformations ("glomangiomas"). Am J Hum Genet. 2002;70(4):866–74.

[33] Brouillard P, Boon LM, Revencu N, Berg J, Dompmartin A, Dubois J, et al. Genotypes and phenotypes of 162 families with a glomulin mutation. Mol Syndromol. 2013;4(4):157–64.

[34] Shirley MD, Tang H, Gallione CJ, Baugher JD, Frelin LP, Cohen B, et al. Sturge-Weber syndrome and port-wine stains caused by somatic mutation in GNAQ. N Engl J Med. 2013;368(21):1971–9.

[35] Ayturk UM, Couto JA, Hann S, Mulliken JB, Williams KL, Huang AY, et al. Somatic activating mutations in GNAQ and GNA11 are associated with congenital hemangioma. Am J Hum Genet. 2016;98(4):789–95.

[36] Thomas AC, Zeng Z, Riviere JB, O'Shaughnessy R, Al-Olabi L, St-Onge J, et al. Mosaic activating mutations in GNA11 and GNAQ are associated with Phakomatosis Pigmento-vascularis and extensive dermal melanocytosis. J Invest Dermatol. 2016;136(4):770–8.

[37] Keppler-Noreuil KM, Sapp JC, Lindhurst MJ, Parker VE, Blumhorst C, Darling T, et al. Clinical delineation and natural history of the PIK3CA-related overgrowth spectrum. Am J Med Genet A. 2014;164A(7):1713–33.

[38] Martinez-Lopez A, Blasco-Morente G, Perez-Lopez I, Herrera-Garcia JD, Luque-Valenzuela M, Sanchez-Cano D, et al. CLOVES syndrome: review of a PIK3CA-related overgrowth spectrum (PROS). Clin Genet. 2017;91(1):14–21.

[39] Lindhurst MJ, Sapp JC, Teer JK, Johnston JJ, Finn EM, Peters K, et al. A mosaic activating mutation in AKT1 associated with the Proteus syndrome. N Engl J Med. 2011;365(7):611–9.

[40] Nikolaev SI, Vetiska S, Bonilla X, Boudreau E, Jauhiainen S, Rezai Jahromi B, et al. Somatic activating KRAS mutations in arteriovenous malformations of the brain. N Engl J Med. 2018;378(3):250–61.

[41] Couto JA, Huang AY, Konczyk DJ, Goss JA, Fishman SJ, Mulliken JB, et al. Somatic MAP2K1 mutations are associated with extracranial arteriovenous malformation. Am J Hum Genet. 2017;100(3):546–54.

[42] Manevitz-Mendelson E, Leichner GS, Barel O, Davidi-Avrahami I, Ziv-Strasser L, Eyal E, et al. Somatic NRAS mutation in patient with generalized lymphatic anomaly. Angiogenesis. 2018;21(2):287–98.

[43] Lim YH, Douglas SR, Ko CJ, Antaya RJ, McNiff JM, Zhou J, et al. Somatic activating RAS mutations cause vascular tumors including pyogenic granuloma. J Invest Dermatol. 2015;135(6):1698–700.

[44] Greene AK, Goss JA. Vascular anomalies: from a clinicohistologic to a genetic framework. Plast Reconstr Surg. 2018;141(5):709e–17e.

[45] Happle R. Lethal genes surviving by mosaicism: a possible explanation for sporadic birth defects involving the skin. J Am Acad Dermatol. 1987;16(4):899–906.

[46] Nguyen HL, Boon LM, Vikkula M. Genetics of vascular malformations. Semin Pediatr Surg. 2014;23(4):221–6.

[47] Nguyen HL, Boon LM, Vikkula M. Vascular anomalies caused by abnormal signaling within endothelial cells: targets for novel therapies. Semin Intervent Radiol. 2017;34(3):233–8.

[48] Venot Q, Blanc T, Rabia SH, Berteloot L, Ladraa S, Duong JP, et al. Targeted therapy in patients with PIK3CA-related overgrowth syndrome. Nature. 2018;558(7711):540–6.

[49] Al-Olabi L, Polubothu S, Dowsett K, Andrews KA, Stadnik P, Joseph AP, et al. Mosaic RAS/MAPK variants cause sporadic vascular malformations which respond to targeted therapy. J Clin Invest. 2018;128(4):1496–508.

[50] Hassanein AH, Mulliken JB, Fishman SJ, Greene AK. Evaluation of terminology for vascular anomalies in current literature. Plast Reconstr Surg. 2011;127(1):347–51.

[51] Greene AK, Liu AS, Mulliken JB, Chalache K, Fishman SJ. Vascular anomalies in 5,621 patients: guidelines for referral. J Pediatr Surg. 2011;46(9):1784–9.

[52] Alomari AI, Spencer SA, Arnold RW, Chaudry G, Kasser JR, Burrows PE, et al. Fibro-adipose vascular anomaly: clinical-radiologic-pathologic features of a newly delineated disorder of the extremity. J Pediatr Orthop. 2014;34(1):109–17.

[53] Uller W, Fishman SJ, Alomari AI. Overgrowth syndromes with complex vascular anomalies. Semin Pediatr Surg. 2014;23(4):208–15.

[54] Kurek KC, Luks VL, Ayturk UM, Alomari AI, Fishman SJ, Spencer SA, et al. Somatic mosaic activating mutations in PIK3CA cause CLOVES syndrome. Am J Hum Genet. 2012;90(6):1108–15.

[55] Keppler-Noreuil KM, Rios JJ, Parker VE, Semple RK, Lindhurst MJ, Sapp JC, et al. PIK3CA-related overgrowth spectrum (PROS): diagnostic and testing eligibility criteria, differential diagnosis, and evaluation. Am J Med Genet A. 2015;167A(2):287–95.

[56] Nozaki T, Matsusako M, Mimura H, Osuga K, Matsui M, Eto H, et al. Imaging of vascular tumors with an emphasis on ISSVA classification. Jpn J Radiol. 2013;31(12):775–85.

[57] Revencu N, Boon LM, Dompmartin A, Rieu P, Busch WL, Dubois J, et al. Germline mutations in RASA1 are not found in patients with Klippel-Trenaunay syndrome or capillary malformation with limb overgrowth. Mol Syndromol. 2013;4(4):173–8.

[58] Revencu N, Boon LM, Mendola A, Cordisco MR, Dubois J, Clapuyt P, et al. RASA1 mutations and associated phenotypes in 68 families with capillary malformation-arteriovenous malformation. Hum Mutat. 2013;34(12):1632–41.

[59] Wassef M, Blei F, Adams D, Alomari A, Baselga E, Berenstein A, et al. Vascular anomalies classification: recommendations from the International Society for the study of vascular anomalies. Pediatrics. 2015;136(1):e203–14.

[60] Dasgupta R, Fishman SJ. ISSVA classification. Semin Pediatr Surg. 2014;23(4):158–61.

[61] Eivazi B, Werner JA. Extracranial vascular malformations (hemangiomas and vascular malformations) in children and adolescents – diagnosis, clinic, and therapy. GMS Curr Top Otorhinolaryngol Head Neck Surg. 2014;13:Doc02.

[62] Nassiri N, Thomas J, Cirillo-Penn NC. Evaluation and management of peripheral venous and lymphatic malformations. J Vasc Surg Venous Lymphat Disord. 2016;4(2):257–65.

[63] Muller-Wille R, Wildgruber M, Sadick M, Wohlgemuth WA. Vascular anomalies (Part II): interventional therapy of peripheral vascular malformations. Fortschr Röntgenstr 2018;190(10): 927–37.

第 2 章　脉管疾病的诊断
Diagnosis of Vascular Anomalies

Amy Geddis　Anna Lillis　Anita Gupta　著

缩略语

CLOVES	congenital lipomatous overgrowth, vascular malformations, epidermal nevi, scoliosis / skeletal / spinal anomalies	先天性脂肪组织过度生长，脉管畸形，表皮痣，脊柱侧弯 / 骨骼 / 脊柱异常
D2-40	podoplanin	平足蛋白
FAO	fibroadipose overgrowth	纤维脂肪过度生长
GLUT-1	glucose 1 transporter protein -1	葡萄糖转运蛋白 −1
HHML	hemihyperplasia-multiple lipomatosis	偏侧增生伴多发性脂肪增多症
HHT	hereditary hemorrhagic telangiectasia	遗传性出血性毛细血管扩张症
MCAP	megalencephaly-capillary malformation	巨脑畸形 – 毛细血管畸形
MPPH	megalencephaly-polymicrogyria-polydactyly-hydrocephalus	巨脑畸形 – 多小脑回畸形 – 多指 / 趾畸形 – 脑积水
PHACE	posterior fossa malformations, hemangiomas, arterial anomalies, cardiac defects and coarctation of the aorta, and eye anomalies	颅后窝畸形、血管瘤、动脉异常、心脏畸形和主动脉缩窄、眼异常
TRICKS	time-resolved MRA sequences	动态 MRA 序列

一、临床特征

与接诊其他患者一样，脉管疾病患者的诊断也始于细致的病史采集。脉管疾病的症状主要包括肿块（或其造成的功能影响）、积液、出血或血栓形成，局部皮肤的改变包括异常血管显像、水疱、皮肤颜色改变（变为棕色或蓝色）等。在进行脉管疾病的诊断时，还要综合考虑发病年龄、病变生长速度或与生长相关的因素（如创伤或激素变化）、病变特征和部位及相关的临床或实验室检查结果。越来越多的研究表明，许多脉管疾病都有遗传因素，因此详细的家族史可为遗传综合征的诊断提供线索。

（一）发病年龄

发病年龄是脉管疾病诊断中首先考虑的重要依据之一。毛细血管和淋巴管畸形通常在出生后即可诊断。婴儿血管瘤出生后时可能不明显，多在出生后的最初几周到几个月内迅速生长。卡波西型血管内皮瘤最常见的发病时间为婴幼儿阶段，但其发病的时间范围可以从胎儿[1]延伸至成人时期[8]。静脉畸形和动静脉畸形出生时就存在，但一般于学龄前或青春期才有异常表现，引起患者及家长的注意。淋巴管畸形多于出生时就可发现，在创伤、出血或感染的情况下，或在青春期，都可能迅速增大。遗传性出血性毛细血管扩张症（hereditary hemorrhagic telangiectasia，HHT）的发病时间比较典型，一般于成年期发病。

（二）发展过程

以生长特点为基础，可以将脉管疾病分为肿瘤和畸形两大类。血管肿瘤（如血管瘤、血管内皮瘤、血管肉瘤）由于血管增生而生长迅速。其多数为良性，少数具有局部侵袭性（卡波西型血管内皮瘤），偶见转移（血管肉瘤、上皮样血管内皮瘤）。与之相反，脉管畸形以发育异常为特征，多于出生时就被发现，随年龄缓慢生长，与儿童身体发育同步。然而在一些刺激因素（如外伤、感染或激素水平变化）出现时，脉管畸形可快速进展，这也是在学龄前及青春期脉管畸形会更加明显的原因。

（三）体格检查和发病部位

病变的颜色也具有一定的特征性，例如，红色多见于婴幼儿血管肿瘤和毛细血管畸形，蓝紫色多见于累及浅表组织的静脉畸形。淋巴管畸形表面皮肤一般为正常肤色，急性炎症期会有红肿表现，合并囊内出血时会呈现暗红色或蓝紫色。脉管疾病局部可以是平坦无隆起的，也可能是斑块样或肿块样的；有的边界清晰，但是也有呈浸润性生长边界不清的。毛细血管畸形多为边界清晰的平坦型，表面光滑无隆起，而血管肿瘤多呈斑片样或肿块样隆起（图 2-1A）。静脉畸形具有典型的可压缩性，病变位于低位时呈现明显的充盈状态。动静脉畸形等高流量病变，局部皮肤温度升高，可闻及杂音，伴有局部的震颤感（图 2-1B）。但是脉管疾病的临床表现可能受到其他因素影响，而失去其特征性（如病变的深度、合并其他类型脉管疾病等）；同时，随着病变的生长、病变内出血或血栓形成，脉管疾病的临床表现也会变化。

除了上述的外观性因素，脉管疾病所在的部位也会影响症状的出现，一些特征性的发病部位会为诊断提供更全面的线索，提醒我们去发现伴随的疾病和综合征。婴幼儿血管瘤常见于头颈部，躯干和四肢的发病率相对略低（图 2-1C）。婴儿时期位于眼眶周围和眼眶内的血管瘤，即使仅遮挡部分视野，也会对未来视力的发育造成影响[18]。同时还可能出现泪道的阻塞。如果血管瘤＞5cm 并且呈节段性分布，诊断时需要考虑 PHACE 综合征（颅后窝畸形、血管瘤、动脉异常、心脏畸形和主动脉缩窄、眼病变）（图 2-1D）。位于面部三叉神经第一支分布区域的毛细血管畸形，经常合并软脑膜血管瘤、脉络膜血管瘤及青光眼（Sturge-Weber 综合征）（图 2-2A）。位于头颈部的血管瘤可能合并气道阻塞，导致病情更加复杂，从而增加治疗难度。"胡须"区（耳前区、下颌、颈前和下唇）分布的婴幼儿血管瘤在快速增大或累及声门下方时，容易压迫气道[13, 14]。腰骶部中线区域的婴幼儿血管瘤可能伴随脊柱闭合不全[5, 10]。血管瘤也可累及内脏，其中肝脏最常见。当体表婴幼儿血管瘤呈现多发（≥5 个）时，肝脏受累的可能性则更高[16]。肝脏巨大的先天性血管瘤或多灶型婴幼儿血管瘤，合并高输出量型心力衰竭的风险更大；肝脏弥漫性婴幼儿血管瘤还可能导致消耗性甲状腺功能减退[7]。头颈部也是淋巴管畸形的好发

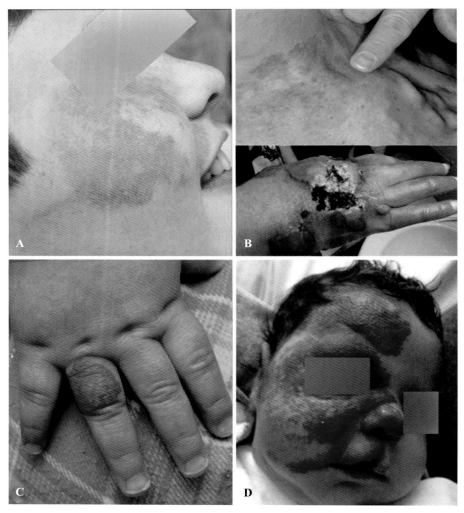

▲ 图 2-1　**A.** 毛细血管畸形；**B.** 动静脉畸形；**C.** 婴幼儿血管瘤；**D.** 婴幼儿节段型血管瘤

部位，累及舌部等口腔内组织器官时，同样会导致气道受阻。此外，累及颈部、腋窝或胸腔内的淋巴管畸形，还可能导致胸腔积液。纵隔是卡波西样淋巴管瘤病最常见的发病部位，但是在淋巴管畸形中很少受到累及[3]。骨损伤常见于泛发性淋巴管异常和 Gorham-Stout 综合征，附肢骨受累在泛发性淋巴管异常中更常见。骨盆和下肢受累，常见于混杂毛细血管、淋巴管和静脉畸形的

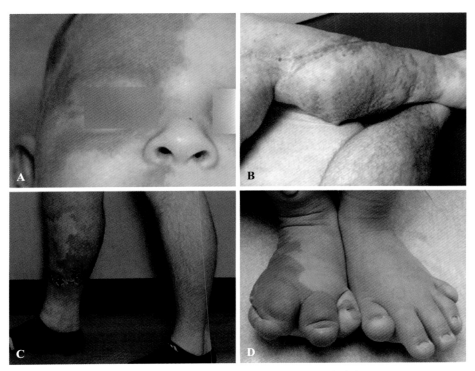

▲ 图 2-2　**A. Sturge-Weber** 综合征；**B. Klippel-Trenaunay** 综合征；**C. Parkes-Weber** 综合征；**D. CLOVES** 综合征

Klippel-Trenaunay 综合征及原发性淋巴水肿。肢体过度生长和巨脑畸形可以是多种脉管畸形综合征的并发症，包括 Klippel-Trenaunay 综合征（图 2-2B），Parkes-Weber 综合征（图 2-2C），先天性脂肪组织过度生长、脉管畸形、表皮痣、脊柱 / 骨骼异常 / 脊柱侧弯（congenital lipomatous overgrowth，vascular malformations，epidermal nevi，spinal/skeletal/scoliosis anomalies，CLOVES）（图 2-2D），纤维脂肪过度生长（fibroadipose overgrowth，FAO），偏侧增生伴多发性脂肪增多症（hemihyperplasia-multiple lipomatosis，HHML），Proteus 综合征，巨脑畸形 – 毛细血管畸形（megalencephaly-capillary malformation，MCAP），以及巨脑畸形 – 多小脑回畸形 – 多指 / 趾畸形 – 脑积水（megalencephaly-polymicrogyria-polydactyly-hydrocephalus，MPPH）[19]。

（四）临床与实验室检查特征

低流量脉管疾病常合并凝血功能异常及血栓。Kasabach-Merritt 综合征是指危及生命的凝血功能异常，以重度血小板减少、低纤维蛋白原血症及 D－二聚体升高为特征，常伴发于卡波西型血管内皮瘤或丛状血管瘤。静脉畸形或含有静脉成分的混合型脉管畸形，同样可能伴发凝血功能异常，多为局限性病灶内凝血功能障碍，以轻至中度的血小板减少、低纤维蛋白原血症、D－二聚体升高为特征 [11]。静脉石——圆形的钙化血栓可在影像学检查中发现，经常会伴发局部的疼痛。静脉血栓形成和肺栓塞也常在检查中被发现，在 Klippel-Trenaunay 综合征和 CLOVES 综合征等存在大的胚胎静脉消退不全和（或）下肢深静脉发育异常的脉管疾病中，更容易出现，这类脉管疾病多存在瓣膜缺损、静脉扩张及静脉发育不全 [12, 15]。需要特别指出，胚胎侧缘静脉的退化不全或持续存在，是血栓形成的潜在高风险区域，此处的血栓会蔓延至大腿和盆腔，并最终导致肺栓塞。肺部动静脉畸形可并发肺动脉高压和栓塞性脑卒中 [2]。即便在没有凝血功能异常的情况下，脉管疾病也可能并发出血。遗传性出血性毛细血管扩张症患者可反复出现严重的鼻出血，也可因肠黏膜毛细血管扩张而出血；实验室检查如果发现缺铁，则提示临床医生警惕胃肠道出血。蓝色橡皮疱样痣综合征与合并血小板减少的皮肤内脏血管瘤病同样会合并慢性肠道出血及缺铁。Klippel-Trenaunay 综合征累及盆腔时，可合并直肠出血、痔疮和血尿 [17]。最后，关节内的静脉畸形，可导致关节血肿。

（五）家族史

多种脉管畸形综合征都被发现了基因突变，总体而言，与脉管畸形相关的基因突变分为三大类。体细胞突变最为常见，在毛细血管畸形、节段性过度生长综合征、散发性静脉畸形和淋巴管畸形的病灶内，均发现了体细胞突变。第二种类型为染色体异位，见于上皮样和假肌源性血管内皮瘤的瘤体组织中。第三种类型为生殖细胞种系突变，这是家族性综合征的基础，如遗传性出血性毛细血管扩张症、淋巴水肿综合征、遗传性静脉畸形、毛细血管畸形－动静脉畸形和 Proteus 综合征。在球形细胞静脉畸形和脑海绵状畸形中，可呈现外显率不完全的家族易感性，其原因是通过遗传方式获得一个突变的等位基因，同时在脉管畸形病灶内出现了体细胞的二次突变。

二、诊断评估

脉管疾病的诊断，很大程度上依赖于病史及检查。在不同情况下，血液学检查、影像学检查及活体组织检查，都能协助医师进行脉管疾病的分类诊断或鉴别诊断。近年，基因检测的应用，进一步提升诊断的快捷和准确性。对于一些复杂的或伴有相关综合征特点的脉管疾病，多学科诊疗很有必要。

在进行临床病史采集和检查时，应考虑患者的发病时间、病变发展特点、病变外观表现和部位、伴随症状等。要及时、准确地分辨出需紧急处理的症状及上述有鉴别诊断价值的症状。数码照片是临床资料不可或缺的组成部分。

实验室检查中的全血细胞计数和凝血功能测定（PT、aPTT、纤维蛋白原、D-二聚体）在病情评估中有重要意义；可以用于识别相关并发症（如 Kasabach-Merritt 现象或局限性凝血功能障碍）。重度血小板减少（血小板计数 $< 50 \times 10^9/L$）（译者注：我国重度血小板减少的标准是 $20 \times 10^9/L$）强烈提示 Kasabach-Merritt 现象，伴发于卡波西型血管内皮瘤或丛状血管瘤。含有静脉成分的低流量脉管畸形中，D-二聚体经常会升高，而单纯的淋巴管畸形和动静脉畸形中，D-二聚体鲜有上升[4]。发现小细胞性贫血，应及时检测血液中的铁。婴幼儿患者的肝脏占位性病变，如同时伴有皮肤血管瘤，多倾向于诊断婴幼儿肝血管瘤。如果怀疑肝占位为肝母细胞瘤，则需测量血清甲胎蛋白（alpha fetoprotein，AFP）；由于 AFP 在出生时原本就是偏高的，所以其连续性测量很有意义，以获得 AFP 随患儿年龄增长下降的幅度。婴幼儿肝血管瘤患者还需监测甲状腺功能（T_4、TSH），以便及时发现消耗性甲状腺功能减退。

影像学检查，在确定病变范围、鉴别高流速或低流速脉管畸形、淋巴管畸形时，必不可少。在诊断血栓形成等并发症、制订介入治疗方案时，影像学检查同样非常重要。对于综合征相关的脉管疾病，如要鉴别隐匿性的血管和非血管性异常，需进一步深入检查。超声检查常被当作首选，因为它具有无射线辐射的优点，且绝大多数情况下不需要镇静即可完成。超声很容易发现囊性或其他液性腔隙病变，配合多普勒，还能够鉴别高流量或低流量脉管畸形，发现血栓及其导致的异常血流状态。高流速是动静脉畸形和血管瘤的典型特征，而低流速多见于静脉畸形和毛细血管畸形。超声检查还可用于诊断胸腔积液或腹水。在婴幼儿中，脊柱超声检查可以检测到脊柱裂。磁共振成像可提供病变的横截面概览，是评估大型或复杂脉管疾病最常用的方法。增强成像能够鉴别淋巴管成分（T_2 高信号，不增强），而静脉、动脉或毛细血管成分，在增强时会显影。其他的磁共振序列，如动态 MRA 序列 "TRICKS" 或 "TWIST"，可通过测量对比剂进入、停留及清除的速率，辨别 "高流速" 或 "低流速" 病变。静脉石是由陈旧性血栓演变形成的小而圆的钙化结构，通常提示静脉畸形的存在。淋巴系闪烁造影可用于淋巴性水肿的诊断与评估；其过程包括将 ^{99m}Tc 标记的锑硫或白蛋白从远端注入第 1、2 指蹼，并追踪标志物在淋巴管内的向心流动 [9]。计算机断层扫描（computer tomo-graphy，CT）可发现病变对骨组织的侵犯。如果考虑患者合并有高输出量心力衰竭，尤其是患有巨大肝脏脉管疾病或动静脉畸形的儿童，应进行超声心动图检查。

脉管疾病的诊断多数情况不需要活体组织检查，在合并重度凝血功能障碍或病变部位特殊的情况下，活体组织检查甚至被列为禁忌。此外，位于肋骨周围包含淋巴管畸形的病变，也不建议进行活体组织检查，因为可能导致慢性胸腔积液。但是在诊断不明的情况下，活体组织检查是非常有效的鉴别诊断手段。除了常规病理检查，免疫组织化学染色可鉴别不同类型的脉管疾病。葡萄糖转运蛋白 -1（glucose 1 transporter protein-1，GLUT-1）仅在婴幼儿血管瘤中表达，其他婴幼儿皮肤脉管疾病、先天性血管瘤及化脓性肉芽肿并不表达。PROX-1 和（或）podoplanin（如 D2-40）在淋巴管畸形和卡波西型血管内皮瘤中免疫染色阳性，但在静脉畸形中为阴性。平滑肌肌动蛋白在沿静脉壁排列的球形细胞中染色阳性。另外，可以对组织进行体细胞基因突变分析（见下文）。胸腔积液和腹水的检查也能为诊断和治疗提供依据。胸腔积液或腹水中甘油三酯和淋巴细胞升高，提示乳糜样渗出，警惕胸导管病变。

基因检测可发现许多生殖细胞和体细胞的突变，为临床提供便利，为诊断提供依据。体细胞镶嵌突变可以从活体组织检查中检测，而基因组突变通常从外周血白细胞中检测。临床检测可发现许多脉管疾病相关的基因突变，如 *ACVRL1*、*Akt1*、*Akt2*、*Akt3*、*ENG*、*GNAQ*、*GLMN*、*MTOR*、*PIK3CA*、*PIK3R2*、*PTEN*、*RASA1* 和 *SMAD4*。该领域发展变化非常迅速，最新的信息可在网站 GeneTests.org 查看。

　　总之，脉管疾病的准确诊断，依赖于全面的临床评估、详细的个人和家族史、全血计数和凝血功能检测、影像学、活体组织检查结果，甚至有时需要手术切除才能完成诊断；我们也看到，基因检测在诊断中的价值和作用越来越明显，其应用也愈加广泛。

参 考 文 献

[1] Calvo-Garcia MA, Kline-Fath BM, Adams DM, Gupta A, Koch BL, Lim FY, et al. Imaging evaluation of fetal vascular anomalies. Pediatr Radiol. 2015;45(8):1218–29. https://doi.org/10.1007/s00247-014-3248-x.

[2] Circo S, Gossage JR. Pulmonary vascular complications of hereditary haemorrhagic telangiectasia. Curr Opin Pulm Med. 2014;20(5):421–8. https://doi.org/10.1097/MCP.0000000000000076.

[3] Croteau SE, Kozakewich HP, Perez-Atayde AR, Fishman SJ, Alomari AI, Chaudry G, et al. Kaposiform lymphangiomatosis: a distinct aggressive lymphatic anomaly. J Pediatr. 2014;164(2):383–8. https://doi.org/10.1016/j.jpeds.2013.10.013.

[4] Dompmartin A, Ballieux F, Thibon P, Lequerrec A, Hermans C, Clapuyt P, et al. Elevated D-dimer level in the differential diagnosis of venous malformations. Arch Dermatol. 2009;145(11):1239–44. https://doi.org/10.1001/archdermatol.2009.296.

[5] Drolet BA, Chamlin SL, Garzon MC, Adams D, Baselga E, Haggstrom AN, et al. Prospective study of spinal anomalies in children with infantile hemangiomas of the lumbosacral skin. J Pediatr. 2010;157(5):789–94. https://doi.org/10.1016/j.jpeds.2010.07.054.

[6] Gupta A, Kozakewich H. Histopathology of vascular anomalies. Clin Plast Surg. 2011;38(1):31–44. https://doi.org/10.1016/j.cps.2010.08.007.

[7] Huang SA, Tu HM, Harney JW, Venihaki M, Butte AJ, Kozakewich HP. Severe hypothyroidism caused by type 3 iodothyronine deiodinase in infantile hemangiomas. N Engl J Med. 2000;343(3):185–9.

[8] Lyons LL, North PE, Mac-Moune Lai F, Stoler MH, Folpe AL, Weiss SW. Kaposiform hemangioendothelioma: a study of 33 cases emphasizing its pathologic, immunophenotypic, and biologic uniqueness from juvenile hemangioma. Am J Surg Pathol. 2004;28(5):559–68.

[9] Maclellan RA, Greene AK. Lymphedema. Semin Pediatr Surg. 2014;23(4):191–7. https://doi. org/10.1053/j.sempedsurg.2014.07.004.

[10] Maugans T, Sheridan RM, Adams D, Gupta A. Cutaneous vascular anomalies associated with neural tube defects: nomenclature and pathology revisited. Neurosurgery. 2011;69(1):112–8. https://doi.org/10.1227/NEU.0b013e3182134360.

[11] Mazoyer E, Enjolras O, Bisdorff A, Perdu J, Wassef M, Drouet L. Coagulation disorders in patients with venous malformation of the limbs and trunk: a case series of 118 patients. Arch Dermatol. 2008;144(7):861–7. https://doi.org/10.1001/archderm.144.7.861.

[12] Oduber CE, van der Horst CM, Hennekam RC. Klippel-Trenaunay syndrome: diagnostic criteria and hypothesis on etiology. Ann Plast Surg. 2008;60(2):217–23. https://doi.org/10.1097/ SAP.0b013e318062abc1.

[13] O-Lee TJ, Messner A. Subglottic hemangioma. Otolaryngol Clin N Am. 2008;41(5):903–11, viii-ix. https://doi.org/10.1016/j.otc.2008.04.009.

[14] Orlow SJ, Isakoff MS, Blei F. Increased risk of symptomatic hemangiomas of the airway in association with cutaneous hemangiomas in a "beard" distribution. J Pediatr. 1997;131(4):643–6.

[15] Reis J 3rd, Alomari AI, Trenor CC 3rd, Adams DM, Fishman SJ, Spencer SA, Shaikh R, Lillis AP, Surnedi MK, Chaudry G. Pulmonary thromboembolic events in patients with congenital lipomatous overgrowth, vascular malformations, epidermal nevi, and spinal/ skeletal abnormalities and Klippel-Trénaunay syndrome. J Vasc Surg Venous Lymphat Disord. 2018;6(4):511–6. https://doi.org/10.1016/j.jvsv.2018.01.015.

[16] Rialon KL, Murillo R, Fevurly RD, Kulungowski AM, Zurakowski D, Liang M, et al. Impact of screening for hepatic hemangiomas in patients with multiple cutaneous infantile hemangiomas. Pediatr Dermatol. 2015;32(6):808–12. https://doi.org/10.1111/pde.12656.

[17] Sreekar H, Dawre S, Petkar KS, Shetty RB, Lamba S, Naik S, et al. Diverse manifestations and management options in Klippel-Trenaunay syndrome: a single centre 10–year experience. J Plast Surg Hand Surg. 2013;47(4):303–7. https://doi.org/10.3109/2000656X.2013.766201.

[18] Stass-Isern M. Periorbital and orbital infantile hemangiomas. Int Ophthalmol Clin. 2014;54(3): 73–82. https://doi.org/10.1097/IIO.0000000000000039.

[19] Uller W, Fishman SJ, Alomari AI. Overgrowth syndromes with complex vascular anomalies. Semin Pediatr Surg. 2014;23(4):208–15. https://doi.org/10.1053/j.sempedsurg.2014.06.013.

第 3 章　脉管疾病的遗传学基础
The Genetic Basis of Vascular Anomalies

Ha-Long Nguyen　Laurence M. Boon　Miikka Vikkula　著

一、概述

脉管疾病是一种局限性病变，源于脉管系统的异常调节和形成。脉管疾病分为血管肿瘤和脉管畸形两类。血管肿瘤的特征是内皮增生活跃，主要由血管瘤组成。脉管畸形的内皮较为静止，这一类别包括大量的亚型。基于临床、放射学和组织学评估，根据受影响的血管类型细分为静脉、动静脉、毛细血管、淋巴管及复合病变（如毛细血管 – 静脉畸形）。此外，脉管畸形可能是症候群表现的主要或次要部分。例如，在 Klippel-Trenaunay 综合征（Klippel-Trenaunay syndrome，KTS）中，广泛的毛细血管 – 淋巴 – 静脉畸形（capillary-lymphatico-venous malformation，CLVM）与病变部位过度生长有关；而在 PTEN 错构瘤综合征（PTEN hamartoma tumor syndrome，PHTS）中，从巨脑畸形到阴茎雀斑等各种不同的缺陷都伴有脉管畸形。

不同类型脉管疾病的发病模式（家族性和散发性）有很大差异；对于这些差异的认识程度，会直接影响治疗方案的选择和对患者的宣教内容。在某些病例中，最常见的发病形式是家族性发病（如球形细胞静脉畸形和遗传性出血性毛细血管扩张症）。因此，必须特别考虑评估（还未出生的）家庭成员发生疾病的风险，并管理随访，以发现新发的病灶。在其他情况下，脉管疾病似乎只能见到散发的病例（如 KTS 或 CLVM、Sturge-Weber 综合征、淋巴管畸形）。因此，对患者的治疗主要根据具体情况进行。大多数脉管异常，以散发为主，但也有一部分（1%～20%）是家族性发病（如毛细血管畸形、静脉畸形、脑海绵状畸形）。

疾病的轻重程度很可能反映了由突变引起的失调程度。弱效应可能存在于所有细胞中并从单细胞阶段开始（如遗传形式的生殖细胞突变），而强效应的突变可能在杂合子阶段出现，成为人体不和谐的部分。这可能是由于胚胎早期发育阶段至关重要的胚胎血管的缺陷，也可能是由于在所有细胞类型中存在更广泛的缺陷，而不仅仅局限于少量 / 某种类型的细胞（如内皮细胞）。

家族性或遗传性脉管疾病对于脉管异常发病机制的早期深入研究至关重要。第一个体细胞突变是在散发的静脉畸形中发现的。它们是 TIE2 受体编码基因 *TEK*[1] 的点突变（图 3-1）。这一发现源于对切除的病变进行 DNA 提取和传统 Sanger 测序。由于不到 50% 的等位基因是突变的（通常只有 10%，这是 Sanger 测序的最低检测水平），因此采用基于 RNA 的筛选来扩增内皮特异性 TIE2 转录产物。此方法提高了突变检测的灵敏度，并指出了在受影响组织中致病突变的异质性。这也从另一个方面凸显了我们对于高敏检测手段的需求，以便发现病灶内致病（或相关）基因突变[2]。

随着大规模平行测序技术的发展，现在可以对组织样本进行高通量筛选。靶向面板允许对有限数量的基因进行数千倍的测序（高垂直覆盖），并将突变等位基因的检出灵敏度提升为 1%。微滴数字 PCR（digital droplet PCR，ddPCR）以高效和经济为特点，通过合成特异性探针，同样可完成对已知突变的检测。此技术极大地提高了各类畸形病灶内致病或相关核苷酸变异（突变）的检测能力。

目前已知，不同类型的脉管病变主要是由于（内皮细胞）受体细胞内信号通路中断所致。已发现的突变包括受体酪氨酸激酶、G- 蛋白偶联受体的衔接分子，以及涉及 PI3K（kinase）/Akt、MAPK 和 SMAD 信号通路的多种蛋白（图 3-1）。这为脉管异常的治疗开创了一个新时代，也是 25 年前所有这些研究刚开始时人们所梦寐以求的。我们终于能够假设、开发和测试靶向分子疗法，并且，初期的研究报道显示在改善患者生活质量方面效果显著[3, 4]。

二、静脉畸形

静脉畸形是致病性基因突变研究最成功的脉管疾病类型。我们至少可例举五项重大发现，即常染色体显性遗传的球形细胞静脉畸形（glomuvenous

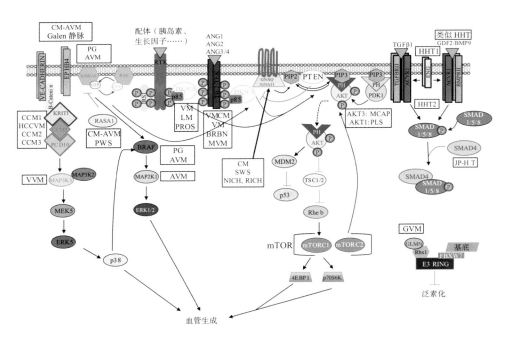

▲ 图 3-1 涉及脉管系统重要信号通路分子的脉管病和相关综合征小结

在毛细血管畸形（CM）、动静脉畸形（AVM）、CM-AVM、Galen 静脉、脑海绵状畸形（CCM）1-3、角化过度皮肤毛细血管静脉畸形（HCCVM）、疣状静脉畸形（VVM）、化脓性肉芽肿（PG）、Parks-Weber 综合征（PWS）、Sturge-Weber 综合征、快速消退型先天性血管瘤（RICH）和不消退型先天性血管瘤（NICH）中，发现了涉及 MAPK 通路蛋白编码基因的突变。同时，在静脉畸形（VM）、淋巴畸形（LM）、PIK3CA 相关过度生长综合征群（PROS）、皮肤黏膜 VM（VMCM）、多灶型 VM（MVM）、蓝色橡皮疱痣综合征（BRBN）、巨脑畸形 - 毛细血管畸形（MCAP）、Proteus 综合征（PLS）中，其 PI3K/Akt 信号通路均受影响。遗传性出血性毛细血管扩张症（HHT）是由 TGF-β 超家族信号（更确切地说是通过 BMP 配体）的失调引起。球形细胞静脉畸形（GVM）与球蛋白有关，球蛋白作为 FBW7 介导的蛋白泛素化和降解体系的一部分，可能具有更广泛的作用

malformation，GVM）、家族性皮肤黏膜静脉畸形（mucocutaneous venous malformation，VMCM；MIM 600195）、散发型静脉畸形（sporadically occurring venous malformation，VM；MIM 600221）、多灶型静脉畸形（multifocal venous malformation，MVM）和蓝色橡皮疱痣综合征（blue rubber bleb nevus syndrome，BRBN；MIM 112200）。GVM 约占静脉畸形患者的 5%，且有明确的家族史。

GVM 的典型表现为皮肤多发性直径小的深蓝色病变，通常伴有过度角化[5]。较少见的 VMCM 也表现为多灶性病变，但颜色较浅，多发生在皮下和黏膜，触诊时易压缩。可伴有 D- 二聚体升高。MVM 与 VMCM 相似，但较后者更罕见且缺乏家族史。BRBN 和散发型 VM 差异显著。BRBN 病变呈橡皮疱样隆起，通常伴有过度角化，并好发于手和足底；患者通常出生时就会被发现显著的病灶，随年龄增长，病灶增多，可多达数百个[6]；易出血的胃肠道病变也会随着时间的推移而出现并增加，所以由慢性失血引起的贫血非常普遍。散发型 VM 是最常见的类型，约占静脉畸形患者的 95%。病灶单发，体积差异大，从微小的点状病变到可覆盖整个肢体的大范围浸润性病变。超过 40% 的 VM 伴有 D- 二聚体升高[7]。

对于基因突变的认识，有助于我们定义不同临床类型各自的症状和体征。基因检测有助于患者的分类。VMCM、VM、MVM 和 BRBN 都可以由激活 *TEK/TIE2*（MIM 600221）突变引起，这是一种在血管生成和血管成熟中必不可少的血管内皮特异性受体（图 3-1）。所有已经发现的突变都发生在受体的细胞内部分（激酶和激酶插入域或羧基末端尾部），并导致非配体依赖性受体的自磷酸化增加。VM 的主要突变（其中 60% 是由于 TIE2 突变）是体细胞的亮氨酸 914- 苯丙氨酸（L914F）突变[1, 8]。与之相反，VMCM 中最常见的遗传性突变，是精氨酸 849- 色氨酸（R849W）置换[1, 6]。这种弱活性的生殖细胞突变，需要体细胞中 TIE2 的二次突变来诱导病变的形成[1, 6]。MVM 患者的血液中可检测到潜在的二次镶嵌突变和重叠的体细胞突变，通常发生在相同的等位基因上（顺式）[6]。BRBN 中也检测到 TEK 的双顺式体细胞变化。由于它们在同一患者的不同病灶中具有相同的频率和特性，这些患者体内似乎出现了激活的病灶传播。

PI3K/Akt 信号通路是典型的 TIE2 信号通路，它也受过度活跃的 TIE2 影响（图 3-1）。转染突变的人脐静脉内皮细胞（human umbilical vein endothelial cell，HUVEC）可导致与该途径相关的血管生成因子失调和内皮细胞（endothelial cell，EC）形态异常。西罗莫司可抑制 PI3K/Akt 信号通路下游的 mTOR，因此可能抵消这种 TIE2 影响，现有临床前和 II 期临床数据均支持此观点[4, 9]。最近发现另外 20% 的 VM 是由于激活 PIK3CA 突变（图 3-1），这一发现强调了该通路在 VM 发病机制中的重要性[10]。这些突变导致不适当的 PI3K 激活，用 PI3K 抑制药 BYL719 对 PIK3CA 和 TIE2 突变细胞进行体外治疗，可使细胞恢复正常[10]。因此，该信号通路已成为治疗干预的常用靶点（尤其是 PI3K、Akt 和 mTOR）。Ⅲ期临床试验已经开始使用西罗莫司。西罗莫司可以有效减轻症状，改善患者的生活质量，早期数据显示，一些患者的病灶体积也会有所减小（Boon 等，未发表）。在一项使用 BYL719 治疗伴随脉管疾病的 PIK3CA 相关过度生长综合征研究中，也看到了相似的效果[11]。

球形细胞静脉畸形（GVM）是由球蛋白基因（GLMN；MIM 601749）的功能缺失突变引起（图 3-1）[12]。在 45% 的患者中发现了这种突变，大多数突变是家族特异性的[13]。迄今为止，在 162 个 GVM 家族中已经发现了 40 种不同的突变。与 VMCM 类似，GVM 的多灶性可以用显性遗传原理来解释。最常见的"二次打击"是获得性单亲二倍体异常[14]。GLMN 的确切功能，特别是在脉管系统中的功能还不清楚。基于 GVM 表型的特异性，它可能在调节血管平滑肌细胞（vascular smooth muscle cell，vSMC）的分化中发挥了主要作用。体外研究表明，它能与转化生长因子 –β（TGF-β）和肝细胞生长因子（HGF）信号通路相互作用[15-17]。GLMN 也可能在 FBW7 介导的蛋白泛素化和降解中发挥更广泛的作用[18]。

三、动静脉畸形

动静脉畸形（arteriovenous malformation，AVM）具有快速的动脉血流，使其比其他脉管疾病进展更快且破坏性更强。它们具有很强的血管生成潜力，因此部分切除往往导致病变随着时间的推移而严重恶化。大多数 AVM 是散发的，可累及任何器官。然而，AVM 也是两种遗传性疾病患者的一个突出特征，分别为遗传性出血性毛细血管扩张症（hereditary hemorrhagic telangiectasia，HHT；MIM 187300、MIM 600376、MIM 175050）和毛细血管畸形 – 动静脉畸形（capillary malformation-arteriovenous malformation，CM-AVM；MIM 608354 和 MIM 618196）。

HHT 和 CM-AVM 的发病率分别约为 1/5000 和 1/10 000。基于已经确定的基因，发病过程中涉及 TGF-β/SMAD（HHT）和 MAPK/ERK（CM-AVM）两个主要信号通路。然而，尽管这两种 AVM 具有部分相同的临床特征，但两种调控血管生成的异常信号通路之间，确切的交互作用机制仍不清楚。

HHT 可以通过两种方法进行诊断：①临床上，患者具有 4 项 Curaçao 标准中的至少 3 项；②通过基因检测，只要患者携带了已知的 3 种 HHT 基因中的 1 种突变即可诊断[19]。还有两种其他类型的 HHT，分别定位于染色体 5（HHT3；MIM 601101）和染色体 7（HHT4；MIM 610655）[20, 21]，但致病基因尚未确定。已知编码 TGF-β 信号超家族蛋白质的基因：共受体内皮联蛋白（endoglin，ENG；MIM 131195）（HHT1；MIM 187300）、Ⅰ 型活化素受体样激酶 –1（MIM 601284）（the type Ⅰ receptor activin kinase-like-1，ACVRL1/HHT2；MIM 600376）和细胞内共介体 SMAD4（MIM 600993）[22, 23]（图 3–1）。约 80% 的患者前两种基因发生突变。据报道，HHT1 和 HHT2 各有超过 500 个变异，其中病理性变异（分别为 67% 和 50%）可导致基因功能丧失[24]。具有 SMAD4 突变的患者，会出现 HHT 综合征和另一种常染色体显性遗传疾病——青少年息肉病（juvenile polyposis，JP-HT；MIM 175050）的表现（图 3–1），如胃肠道息肉[25]。

HHT 的潜在致病机制仍有争议。似乎骨形态发生途径（bone morphogenetic pathway，BMP）可能被扰乱。有证据表明结合 ACVRL1 的配体是 BMP9 和 BMP10[26]。这一发现后来得到了支持，3 例表现出 HHT 样症状的患者，携带了编码 BMP9/GDF2（MIM 605120）的突变基因（HHT5；MIM 615506）[27]。目前用于治疗其他疾病的几种药物能够缓解 HHT 威胁生命的症状，如沙利度胺、氨甲环酸和贝伐单抗[28-32]。然而，这些药物在 HHT 中的作用机制尚未得到充分研究。

与 VM 相同，即使是同一家族和具有相同突变的 HHT 患者，其症状严重程度也可能差异巨大。虽然体细胞的二次打击尚未在患者中得到证实，但小鼠模型已经表明，三次打击的联合能促进病灶的进展。当条件性敲除 ACVRL1 和 ENG，给予促血管生成应激源，如外伤，或用脂多糖（lipopolysaccharide，LPS）或血管内皮生长因子（vascular endothelial growth factor，VEGF）治疗，成年小鼠可形成稳定的 AVM[33-38]。小鼠模型表明，除了诱发生殖细胞突变和基因功能的局部完全缺失，一种促血管生成的环境也能强烈地促进 AVM 病变的形成。

生殖细胞基因突变也会发生在 CM-AVM 中，如 RASA1 或 EPHB4 基因的突变，同样会导致基因功能丧失。CM-AVM1 中受累基因 RASA1（MIM 139150），编码 GTP 酶激活蛋白 p120RasGAP[39-41]（图 3-1）。RASA1 的缺失引起 RAS/MAPK 信号通路的过度激活，进而导致细胞增殖、分化和生长的改变。p120RasGAP 缺失的纯合子小鼠在胚胎发生过程中死亡，而野生型和 p120RasGAP 缺失的胚胎嵌合细胞会产生异常的皮肤血管[42]。此外，在 3 例 CM-AVM1 患者（Parkes-Weber 综合征、毛细血管畸形和动静脉畸形）病变组织中发现了体细胞二次打击，强调了 p120RasGAP 功能局限性完全丧失对于病变发展的必要性[40, 43, 44]。

CM-AVM2 由 EPH 受体 B4（EPHB4）（MIM 600011）的改变引起，该受体及其配体 Ephrin B2（EFNB2）在动静脉分化中起主要作用[45, 46]。EPHB4 突变也见于散发性 Galen 静脉动脉瘤样畸形，这是脑动静脉畸形的一种亚型[47, 48]。在斑马鱼中，RASA1 在 EPHB4 的下游发挥作用，敲除任何一个，都会导致血管扩张和血流停滞[49]。

在散发的 AVM 中，已经发现了 KRAS（MIM 190070）、NRAS（MIM 164790）、BRAF（MIM 164757）和 MAP2K1（MIM 176872）的激活突变[50-52]，进一步表明 MAPK 信号在 AVM 的发展过程中起着重要作用。在已发现的突变中，大多数研究热点与癌症中常见的突变相同［如 KRAS 甘氨酸 –12– 天冬氨酸（G12D）］。因此，研究者看到了将抗癌药物用于 AVM 治疗的可能性。临床前模型显示，在用 BRAF 抑制药威罗菲尼治疗的斑马鱼 AVM 模型中，血流恢复正常[51]。

四、毛细血管畸形

毛细血管畸形（capillary malformation，CM；MIM 16300）是最常见的脉管疾病，报道发病率为 0.3%[53]。除上述 CM-AVM 外，CM 都是散发的。CM 可以是孤立的皮肤病变，可也伴发软脑膜脉管疾病（Sturge-Weber 综合征）。这两种类型都源于体细胞鸟嘌呤核苷酸结合蛋白 G（GNAQ；MIM 600998）

的异常，最常见的变体是精氨酸 183 对甘氨酸（*R183Q*）的替代[54-56]（图 3-1）。这种突变可能诱发 MAPK/ERK 通路过度活化，因为与对照细胞相比，转染突变 *GNAQ* 的 HEK293 细胞表达的 ERK 活化增加[54]。虽然还不清楚是否涉及其他信号通路，但 ERK 抑制可能会阻碍病变发展。

五、脑海绵状畸形，角化过度皮肤毛细血管－静脉畸形和疣状静脉畸形

脑海绵状畸形（cerebral cavernous malformation，CCM）是位于中枢神经系统实质内的病变。可以是遗传的（通常是多灶性的）或新发的。家族性病例以常染色体显性遗传方式遗传，CCM 也可异显性遗传[57, 58]。已知有三种致病基因：*KRIT1* 基因（MIM 604214）（*KRIT1/CCM1*；MIM 116860）、*malcavernin* 基因（MIM 607929）（CCM2；MIM 607929）和程序性细胞死亡基因 10（MIM 609118）（programmed cell death 10，*PDCD10/CCM3*；MIM 603285）（图 3-1）。有研究者提出在 3 号染色体上有第 4 个位点，但目前仍未明确。

三种 CCM 蛋白在几种信号通路中相互作用。*KRIT1* 参与 Delta Notch 信号通路并调节内皮细胞（EC）－细胞连接[59]，而 Delta 样配体 4（DLL4）可能是 *PDCD10* 的靶点。*PDCD10* 也被报道在细胞凋亡和血管内皮生长因子（VEGF）信号通路中发挥作用[60]。CCM2 是 MEKK3/MAP3K3 的支架蛋白[61]。敲除小鼠内皮细胞 *KRIT1* 和 *CCM2* 基因后，对 CCM 病变再次评估，其结果提示由于这些基因的丢失导致 MEKK3 以及 Kruppel 样因子 –2（KLF-2）和 KLF-4 异常活跃，从而影响了丝裂原活化激酶（MAPK）信号通路[62]。

CCM1（KRIT1）功能丧失同样与角化过度皮肤毛细血管－静脉畸形（hyperkeratotic cutaneous capillary-venous malformation，HCCVM）的皮肤血管病变有关[63,64]（图 3-1）。这些病变类似于疣状静脉畸形（verrucous venous malformation，VVM），后者偶发于皮肤内，不伴有 CCM。VVM 是由 *MAP3K3* 基因的激活突变引起（MIM 602539）[65]（图 3-1）。因此，抑制 MAP3K3 可能是控制 CCM、HCCVM 和 VVM 发展的一种方法。

六、淋巴管畸形

淋巴管畸形（lymphatic malformation，LM）是一种散发型先天性、孤立的巨囊或微囊性病变。外显子组测序是确定病灶中 PIK3CA 催化域中激活的体细胞突变的关键[66-68]（图 3-1）。20% 的 VM 带有 PIK3CA 突变，这种突变会导致 PI3K/Akt 信号通路的过度激活。因此，从 LM 中分离的突变型淋巴管内皮细胞，会呈现增殖活跃和胶原蛋白含量的增加。与 VM 相似，西罗莫司被证明能有效改善 LM 患者的生活质量[3]。传统治疗方法与分子治疗结合，开创了新的治疗时代。

七、复杂综合征

有时，脉管畸形会伴发其他缺陷和症状，其中以结缔组织或骨组织过度生长最常见。这类综合征的临床表现多种多样。二代测序是发现复合病变中的体细胞突变的关键技术。许多已确定的病变基因是 PI3K/Akt 信号通路的一部分。有趣的是，研究者们发现了 PIK3CA 的激活与几种综合征有关，包括先天性脂肪组织过度生长、脉管畸形、表皮痣、脊柱 / 骨骼异常 / 脊柱侧弯（CLOVES；MIM 612918）综合征、巨脑畸形 – 毛细血管畸形（megalencephaly-capillary malformation，MCAP；MIM 602501）、纤维脂肪过度生长（fibroadipose overgrowth，FAO）和毛细血管淋巴管静脉畸形伴过度生长 /Klippel-Trenaunay 综合征（KTS；149000）[69, 70]。因此，它们都属于 PIK3CA 相关过度生长综合征群（PIK3CA-related overgrowth spectrum，PROS）[69]。尽管它们具有表型的差异，但它们具有共同的分子病理生理特性（图 3-1）。

PI3K/Akt 信号通路其他成员蛋白的编码基因，与另一些综合征密切相关。在一些 MCAP 患者中发现了丝氨酸苏氨酸蛋白激酶 Akt3（MIM611223）的错义突变[71]。激活 Akt1（MIM 164730）的体细胞突变见于 Proteus 综合征（PLS；MIM 176920）[72]（图 3-1）。Akt1 在皮肤增生中的作用已在小鼠模型中得到证实，因为小鼠皮肤中 Akt 的过度激活导致过度生长[73]。这些综合征与 PROS 可能对 PI3K/Akt 途径抑制药治疗敏感，如西罗莫司和 BYL719。

八、血管肿瘤：先天性血管瘤

血管肿瘤主要由血管瘤构成，是一类内皮细胞增生过度活跃的出生缺陷。婴幼儿血管瘤（infantile hemangiomas，IH；MIM 602089）是儿童最常见的（血管内皮细胞）良性肿瘤，儿童中发病率 5%～10%。IH 表达细胞表面标志物葡萄糖转运蛋白 –1（GLUT-1）。IH 有种族和性别差异，主要在白种人中发现，女性的发病率是男性的 3 倍。尽管有时会出现家族聚集，其遗传学机制尚不明确[74-76]。

先天性血管瘤的发病率比 IH 低很多，不同之处在于先天性血管瘤在出生时就已经完成生长（出生即巅峰），且内皮细胞 GLUT-1 阴性。先天性血管瘤有三种类型。快速消退型先天性血管瘤（RICH）在出生后即开始迅速消退，有时在 12～14 个月内完全消退。不消退型先天性血管瘤（NICH）则不会消退。部分消退型先天性血管瘤（PICH）是介于 RICH 和 NICH 之间的表型。

GNAQ 和 GNA11 具有 90% 的序列相似性，在 RICH 和 NICH 中发现了位于氨基酸第 209 位点（Glu20）的体细胞错义突变，这些突变导致了该位点谷氨酰胺的破坏（图 3–1）。在 RICH 和 NICH 中可以观察到相同的 GNAQ 和 GNA11（c.626A＞T）变化，这表明其他因素（环境、遗传、发育背景等）强烈影响病变表型[77]。此外，特定的 GNAQ 突变"热点"与相应的脉管疾病（RICH/NICH vs. SWS 和 CM）相关联，而这些关联也充分表明，理解这些突变对分子信号通路的影响是多么重要。虽然这两种突变都会导致 GNAQ 的激活，但仍有很多因素，如下游信号通路、突变等位基因的频率和受影响的细胞类型，均会影响病变的表型。

九、化脓性肉芽肿

化脓性肉芽肿（pyogenic granuloma，PG）又称分叶型毛细血管瘤，是一种良性血管肿瘤。PG 通常表现为单发的红色或蓝色突起，易出血，但也有多灶性病例。它们通常出现在头颈部皮肤表面或黏膜上[78]。PG 好发于儿童和成年女性。已经发现的可引起 PG 的原因包括创伤、感染或其他刺激血管生成的事件[78, 79]。

　　一种罕见的 PG 与 CM 有关。最近的一些研究发现 RAS 的过度激活是罪魁祸首[80]。特别是，内皮细胞 BRAF 的 c.1799T＞A 改变，被证明是伴有 GNAQ R183Q 突变的 CM 继发 PG 的主要基因改变（图 3-1）。KRAS 的突变进一步表明参与了 MAPK 信号通路[81]。

十、结束语

　　我们从罕见的、遗传性的脉管畸形中获得的知识，对于了解脉管疾病的病因至关重要。遗传性脉管疾病外显率的降低和病变特征的差异，已被证实是源于体细胞二次打击，所以目前的重点是针对散发病例的研究。然而，这一工作在以前是不宜开展且困难重重的，因为体细胞变化是在低等位基因频率下出现的，低于传统遗传工具的检测阈值，如 Sanger 测序（约 10%）。病变组织是多种细胞混杂而成，突变的等位基因很可能局限于一定数量/群体的细胞，如血管内皮细胞，这使检测变得更加复杂。随着高灵敏度、大规模并行测序和微滴数字 PCR（ddPCR）技术的发展，人们对体细胞遗传变化的检测能力有了很大提高。

　　历史上第一次，我们洞察到了大量脉管疾病的病理生理学基础，这些异常往往与内皮细胞内信号通路的中断有关（图 3-1）。由于在各种癌症中涉及相同的信号途径，并且已经开发了几种抑制药用于治疗，因此已经开始了针对脉管疾病的临床前和临床试验。这些试验需要严格执行和记录，以便客观地评估其益处和不良反应。可能与癌症患者不同，改善受影响患者的生活质量是一个重要的目标，因此在任何类似研究中，此目标都是一个重要的结果衡量标准。目前尚不清楚的是，具有持续血管生成能力的进展中脉管疾病，通过分子治疗，可以缩小到什么程度。

参 考 文 献

[1] Limaye N, et al. Somatic mutations in angiopoietin receptor gene TEK cause solitary and multiple sporadic venous malformations. Nat Genet. 2009;41(1):118–24.

[2] Limaye N, Boon LM, Vikkula M. From germline towards somatic mutations in the pathophysiology of vascular anomalies. Hum Mol Genet. 2009;18(R1):R65–74.

[3] Adams DM, et al. Efficacy and safety of sirolimus in the treatment of complicated vascular anomalies. Pediatrics. 2016;137(2):1–10.

[4] Boscolo E, et al. Rapamycin improves TIE2–mutated venous malformation in murine model and human subjects. J Clin Invest. 2015;125(9):3491–504.

[5] Boon LM, et al. Glomuvenous malformation (glomangioma) and venous malformation: distinct clinicopathologic and genetic entities. Arch Dermatol. 2004;140(8):971–6.

[6] Soblet J, et al. Blue Rubber Bleb Nevus (BRBN) syndrome is caused by somatic TEK (TIE2) mutations. J Invest Dermatol. In press.

[7] Dompmartin A, et al. Elevated D-dimer level in the differential diagnosis of venous malformations. Arch Dermatol. 2009;145(11):1239–44.

[8] Soblet J, et al. Variable somatic TIE2 mutations in half of sporadic venous malformations. Mol Syndromol. 2013;4(4):179–83.

[9] Hammer J, et al. Sirolimus is efficacious in treatment for extensive and/or complex slow-flow vascular malformations: a monocentric prospective phase II study. Orphanet J Rare Dis. 2018;13(1):191.

[10] Limaye N, et al. Somatic activating PIK3CA mutations cause venous malformation. Am J Hum Genet. 2015;97(6):914–21.

[11] Venot Q, et al. Targeted therapy in patients with PIK3CA-related overgrowth syndrome. Nature. 2018;558(7711):540–6.

[12] Brouillard P, et al. Mutations in a novel factor, glomulin, are responsible for glomuvenous malformations ("glomangiomas"). Am J Hum Genet. 2002;70(4):866–74.

[13] Brouillard P, et al. Genotypes and phenotypes of 162 families with a glomulin mutation. Mol Syndromol. 2013;4(4):157–64.

[14] Amyere M, et al. Somatic uniparental isodisomy explains multifocality of glomuvenous malformations. Am J Hum Genet. 2013;92(2):188–96.

[15] McIntyre BA, et al. Glomulin is predominantly expressed in vascular smooth muscle cells in the embryonic and adult mouse. Gene Expr Patterns. 2004;4(3):351–8.

[16] Chambraud B, et al. FAP48, a new protein that forms specific complexes with both immunophilins FKBP59 and FKBP12. Prevention by the immunosuppressant drugs FK506 and rapamycin. J Biol Chem. 1996;271(51):32923–9.

[17] Grisendi S, et al. Ligand-regulated binding of FAP68 to the hepatocyte growth factor receptor. J Biol Chem. 2001;276(49):46632–8.

[18] Tron AE, et al. The glomuvenous malformation protein Glomulin binds Rbx1 and regulates cullin RING ligase-mediated turnover of Fbw7. Mol Cell. 2012;46(1):67–78.

[19] Faughnan ME, et al. International guidelines for the diagnosis and management of hereditary haemorrhagic telangiectasia. J Med Genet. 2011;48(2):73–87.

[20] Cole SG, et al. A new locus for hereditary haemorrhagic telangiectasia (HHT3) maps to chromosome 5. J Med Genet. 2005;42(7):577–82.

[21] Bayrak-Toydemir P, et al. A fourth locus for hereditary hemorrhagic telangiectasia maps to chromosome 7. Am J Med Genet A.

2006;140(20):2155–62.

[22] McAllister KA, et al. Endoglin, a TGF-beta binding protein of endothelial cells, is the gene for hereditary haemorrhagic telangiectasia type 1. Nat Genet. 1994;8(4):345–51.

[23] Johnson DW, et al. Mutations in the activin receptor-like kinase 1 gene in hereditary haemorrhagic telangiectasia type 2. Nat Genet. 1996;13(2):189–95.

[24] Desloover J, et al. Autotrophic nitrous oxide removal in bioelectrochemical systems. Commun Agric Appl Biol Sci. 2011;76(2):51–3.

[25] Gallione CJ, et al. SMAD4 mutations found in unselected HHT patients. J Med Genet. 2006;43(10):793–7.

[26] David L, et al. Identification of BMP9 and BMP10 as functional activators of the orphan activin receptor-like kinase 1 (ALK1) in endothelial cells. Blood. 2007;109(5):1953–61.

[27] Wooderchak-Donahue WL, et al. BMP9 mutations cause a vascular-anomaly syndrome with phenotypic overlap with hereditary hemorrhagic telangiectasia. Am J Hum Genet. 2013;93(3):530–7.

[28] Lebrin F, et al. Thalidomide stimulates vessel maturation and reduces epistaxis in individuals with hereditary hemorrhagic telangiectasia. Nat Med. 2010;16(4):420–8.

[29] Gaillard S, et al. Tranexamic acid for epistaxis in hereditary hemorrhagic telangiectasia patients: a European cross-over controlled trial in a rare disease. J Thromb Haemost. 2014;12(9):1494–502.

[30] Geisthoff UW, et al. Treatment of epistaxis in hereditary hemorrhagic telangiectasia with tranexamic acid – a double-blind placebo-controlled cross-over phase IIIB study. Thromb Res. 2014;134(3):565–71.

[31] Dupuis-Girod S, et al. Bevacizumab in patients with hereditary hemorrhagic telangiectasia and severe hepatic vascular malformations and high cardiac output. JAMA. 2012;307(9):

948–55.

[32] Thompson AB, et al. Very low dose bevacizumab for the treatment of epistaxis in patients with hereditary hemorrhagic telangiectasia. Allergy Rhinol (Providence). 2014;5(2):91–5.

[33] Park SO, et al. Real-time imaging of de novo arteriovenous malformation in a mouse model of hereditary hemorrhagic telangiectasia. J Clin Invest. 2009;119(11):3487–96.

[34] Choi EJ, et al. Minimal homozygous endothelial deletion of Eng with VEGF stimulation is sufficient to cause cerebrovascular dysplasia in the adult mouse. Cerebrovasc Dis. 2012; 33(6):540–7.

[35] Choi EJ, et al. Novel brain arteriovenous malformation mouse models for type 1 hereditary hemorrhagic telangiectasia. PLoS One. 2014;9(2):e88511.

[36] Garrido-Martin EM, et al. Common and distinctive pathogenetic features of arteriovenous malformations in hereditary hemorrhagic telangiectasia 1 and hereditary hemorrhagic telangiectasia 2 animal models--brief report. Arterioscler Thromb Vasc Biol. 2014; 34(10): 2232–6.

[37] Fontalba A, et al. Mutation study of Spanish patients with hereditary hemorrhagic telangiectasia. BMC Med Genet. 2008;9:75.

[38] Han C, et al. VEGF neutralization can prevent and normalize arteriovenous malformations in an animal model for hereditary hemorrhagic telangiectasia 2. Angiogenesis. 2014;17(4): 823–30.

[39] Boon LM, Mulliken JB, Vikkula M. RASA1: variable phenotype with capillary and arteriovenous malformations. Curr Opin Genet Dev. 2005;15(3):265–9.

[40] Revencu N, et al. RASA1 mutations and associated phenotypes in 68 families with capillary malformation-arteriovenous malformation. Hum Mutat. 2013;34(12):1632–41.

[41] Eerola I, et al. Capillary malformation-arteriovenous malformation, a new clinical and genetic disorder caused by RASA1 mutations. Am J Hum Genet. 2003;73(6):1240–9.

[42] Henkemeyer M, et al. Vascular system defects and neuronal apoptosis in mice lacking ras GTPase-activating protein. Nature. 1995; 377(6551):695–701.

[43] Macmurdo CF, et al. RASA1 somatic mutation and variable expressivity in capillary malformation/ arteriovenous malformation (CM/AVM) syndrome. Am J Med Genet A. 2016;170(6):1450.

[44] Revencu N, Fastre ERavoet M, Helaers R, Brouillard P, Chung C, Gerard M, Irvine A, Boon L, Vikkula M. RASA1 mosaic mutations in patients with capillary malformation – arteriovenous malformation. Submitted.

[45] Amyere M, et al. Germline loss-of-function mutations in EPHB4 cause a second form of capillary malformation-arteriovenous malformation (CM-AVM2) deregulating RAS-MAPK signaling. Circulation. 2017; 136(11):1037.

[46] Yu J, et al. EPHB4 mutation implicated in capillary malformation-arteriovenous malformation syndrome: a case report. Pediatr Dermatol. 2017;34(5):e227–30.

[47] Vivanti A, et al. Loss of function mutations in EPHB4 are responsible for vein of Galen aneurysmal malformation. Brain. 2018;141(4):979–88.

[48] Duran D, et al. Mutations in chromatin modifier and ephrin signaling genes in vein of Galen malformation. Neuron. 2018; 101(3):429.

[49] Kawasaki J, et al. RASA1 functions in EPHB4 signaling pathway to suppress endothelial mTORC1 activity. J Clin Invest. 2014;124(6):2774–84.

[50] Nikolaev SI, et al. Somatic activating KRAS mutations in arteriovenous malformations of the brain. N Engl J Med. 2018;378(3):250–61.

[51] Al-Olabi L, et al. Mosaic RAS/MAPK variants cause sporadic vascular malformations which respond to targeted therapy. J Clin Invest. 2018;128(4):1496–508.

[52] Hong T, Yan Y, Li J, Radovanovic I, Ma X, Shao YW, Yu J, Ma Y, Zhang P, Ling F, Huang S, Zhang H, Wang Y. High prevalence of KRAS/BRAF somatic mutations in brain and spinal cord arteriovenous malformations. Brain. 2019;142(1):23–34.

[53] Jacobs AH, Walton RG. The incidence of birthmarks in the neonate. Pediatrics. 1976;58(2):218–22.

[54] Shirley MD, et al. Sturge-Weber syndrome and port-wine stains caused by somatic mutation in GNAQ. N Engl J Med. 2013;368(21):1971–9.

[55] Couto JA, et al. Endothelial cells from capillary malformations are enriched for somatic GNAQ mutations. Plast Reconstr Surg. 2016;137(1):77e–82e.

[56] Tan W, et al. The somatic GNAQ mutation (R183Q) is primarily located within the blood vessels of port wine stains. J Am Acad Dermatol. 2016;74(2):380–3.

[57] Akers AL, et al. Biallelic somatic and germline mutations in cerebral cavernous malformations (CCMs): evidence for a two-hit mechanism of CCM pathogenesis. Hum Mol Genet. 2009;18(5):919–30.

[58] Pagenstecher A, et al. A two-hit mechanism causes cerebral cavernous malformations: complete inactivation of CCM1, CCM2 or CCM3 in affected endothelial cells. Hum Mol Genet. 2009;18(5):911–8.

[59] Wustehube J, et al. Cerebral cavernous malformation protein CCM1 inhibits sprouting angiogenesis by activating DELTA-NOTCH signaling. Proc Natl Acad Sci U S A. 2010;107(28):12640–5.

[60] Chen L, et al. Apoptotic functions of PDCD10/ CCM3, the gene mutated in cerebral cavernous

malformation 3. Stroke. 2009;40(4):1474–81.

[61] Uhlik MT, et al. Rac-MEKK3–MKK3 scaffolding for p38 MAPK activation during hyperosmotic shock. Nat Cell Biol. 2003;5(12):1104–10.

[62] Zhou Z, et al. Cerebral cavernous malformations arise from endothelial gain of MEKK3–KLF2/4 signalling. Nature. 2016;532(7597):122.

[63] Eerola I, et al. KRIT1 is mutated in hyperkeratotic cutaneous capillary-venous malformation associated with cerebral capillary malformation. Hum Mol Genet. 2000;9(9):1351–5.

[64] Sirvente J, et al. Frequency and phenotypes of cutaneous vascular malformations in a consecutive series of 417 patients with familial cerebral cavernous malformations. J Eur Acad Dermatol Venereol. 2009;23(9):1066–72.

[65] Couto JA, et al. A somatic MAP3K3 mutation is associated with verrucous venous malformation. Am J Hum Genet. 2015;96(3):480–6.

[66] Boscolo E, et al. AKT hyper-phosphorylation associated with PI3K mutations in lymphatic endothelial cells from a patient with lymphatic malformation. Angiogenesis. 2015;18(2):151–62.

[67] Osborn AJ, et al. Activating PIK3CA alleles and lymphangiogenic phenotype of lymphatic endothelial cells isolated from lymphatic malformations. Hum Mol Genet. 2015; 24(4):926–38.

[68] Luks VL, et al. Lymphatic and other vascular malformative/overgrowth disorders are caused by somatic mutations in PIK3CA. J Pediatr. 2015;166(4):1048–54 e1–5.

[69] Keppler-Noreuil KM, et al. PIK3CA-related overgrowth spectrum (PROS): diagnostic and testing eligibility criteria, differential diagnosis, and evaluation. Am J Med Genet A. 2015;167A(2):287–95.

[70] Vahidnezhad H, Youssefian L, Uitto J. Klippel-Trenaunay syndrome belongs to the PIK3CA-related overgrowth spectrum (PROS). Exp Dermatol. 2016;25(1):17–9.

[71] Harada A, et al. Sudden death in a case of megalencephaly capillary malformation associated with a de novo mutation in AKT3. Childs Nerv Syst. 2015;31(3):465–71.

[72] Lindhurst MJ, et al. A mosaic activating mutation in AKT1 associated with the Proteus syndrome. N Engl J Med. 2011;365(7):611–9.

[73] Segrelles C, et al. Constitutively active Akt induces ectodermal defects and impaired bone morphogenetic protein signaling. Mol Biol Cell. 2008;19(1):137–49.

[74] Walter JW, et al. Genetic mapping of a novel familial form of infantile hemangioma. Am J Med Genet. 1999;82(1):77–83.

[75] Grimmer JF, et al. Familial clustering of hemangiomas. Arch Otolaryngol Head Neck Surg. 2011;137(8):757–60.

[76] Castrén E, et al. Inheritance patterns of Infantile Hemangioma. submitted.

[77] Ayturk UM, et al. Somatic activating mutations in GNAQ and GNA11 are associated with congenital hemangioma. Am J Hum Genet. 2016;98(4):789–95.

[78] Giblin AV, et al. Pyogenic granuloma – the quest for optimum treatment: audit of treatment of 408 cases. J Plast Reconstr Aesthet Surg. 2007;60(9):1030–5.

[79] Dastgheib L, Maghami Z, Aslani FS. Infantile multiple large pyogenic granuloma on burned skin. Case report and review of literature. An Bras Dermatol. 2016;91(2):212–4.

[80] Lim YH, et al. Somatic activating RAS mutations cause vascular tumors including pyogenic granuloma. J Invest Dermatol. 2015;135(6):1698–700.

[81] Groesser L, et al. BRAF and RAS mutations in sporadic and secondary pyogenic granuloma. J Invest Dermatol. 2016;136(2):481–6.

第 4 章　西罗莫司在脉管疾病中的应用
Sirolimus for the Treatment of Vascular Anomalies

Joana M. Mack　Denise M. Adams　Kiersten W. Ricci　著

一、概述

西罗莫司又称雷帕霉素，是哺乳类动物体内其作用靶点（mammalian target of rapamycin，mTOR）的特异性和强效抑制药，mTOR 是磷脂酰肌醇 –3– 激酶（phosphoinositide-3–kinase，PI3K）/Akt 通路中的一种丝氨酸 / 苏氨酸激酶，调节许多细胞过程，包括细胞分解代谢和合成代谢、细胞运动、血管生成和细胞生长[1]。在应用于脉管疾病之前，西罗莫司曾用于治疗结节性硬化症（tuberous sclerosis，TS）和淋巴管平滑肌瘤病（lymphangioleiomyomatosis，LAM），这两种疾病都是由于 PI3K/Akt/mTOR 通路的重要调节因子——结节性硬化症复合物 1 和 2 的突变引起的[2]。由于西罗莫司对这些疾病的治疗有确定效果，西罗莫司首次被试验用于治疗 1 例患有卡波西型血管内皮瘤（Kaposiform hemangioendothelioma，KHE）伴重度 Kasabach-Merritt 现象（KMP）的患儿，而这例患儿对所有其他治疗方案（糖皮质激素、长春新碱、环磷酰胺、贝伐单抗和栓塞治疗）均不敏感。患儿在接受西罗莫司治疗后 2 个月内，不仅凝血功能障碍完全纠正，而且疼痛、病变体积和功能障碍的症状也显著改善[3]。

这次初步成功促成了西罗莫司的 II 期临床试验——评估西罗莫司治疗复杂脉管疾病安全性和有效性的前瞻性研究。II 期研究表明，西罗莫司是一种安全的治疗选择，对大多数患有微囊和复杂淋巴管畸形、毛细血管淋巴管静脉畸形（CLVM）、PTEN 错构瘤综合征（PHTS）、静脉淋巴管畸形（VLM）和卡波西型血管内皮瘤（KHE）的患者具有显著疗效。无论影像学检查是否显示病情改善或稳定，许多患者的临床症状和生活质量都有所改善[4]。由于这些初期治疗的成功，西罗莫司的应用被迅速推广，在各种类型脉管肿瘤和畸形治疗中都发挥了作用[5]。在治疗安全的前提下，西罗莫司也可与手术和介入治疗相结合，从而改善患者的整体预后[6-9]。由于西罗莫司在脉管疾病治疗领域的应用日益广泛，其用药指南和规范的制订，就成为专家学者们迫在眉睫、刻不容缓的一项重要工作，而该指南和规范的制订，离不开儿科血液学 / 肿瘤学专家。

二、作用机制

西罗莫司与 FK506 结合蛋白（FKBP12）形成复合物，然后与其他几种蛋白质结合产生两个不同的复合物，mTOR 复合物 1 和 2（mTOR complex 1 and 2，mTORC1/2），这两个复合物在蛋白质组成、底物特异性和调节方面均有不同。mTOR 主要通过下游分子 4E-BP1 和 S6K 调节蛋白质合成及细胞生长，并可被西莫罗司强烈抑制。mTORC1 调节细胞生长和新陈代谢，而 mTORC2 控制增殖和存活，并且后者对西莫罗司非常不敏感。然而，研究者们发现，在长期暴露于西罗莫司后，一些但不是所有类型的细胞中 mTORC2 水平降低[10]。虽然西莫罗司是 mTOR 的有效和特异的抑制药，但由于多种因素的影响，其抑制作用是部分的。首先，西罗莫司对细胞过程的影响是细胞抑制作用，而不是细胞毒性作用。一些研究表明，西罗莫司可以稳定和减小肿瘤的体积，但一旦停止使用，肿瘤就会恢复到原来的状态[2, 11, 12]。此外，多个负反馈环仅被西罗莫司暂时抑制，许多代偿通路因慢性治疗而上调[10]。西罗莫司治疗脉管疾病的确切作用机制尚不完全清楚，但可能是多因素作用的，包括抑制内皮细胞 mTOR 下游信号和淋巴细胞功能。

三、药物代谢动力学

西罗莫司的治疗指数相对较窄，患者间药代动力学差异较大，可能是由于肝脏和肠道代谢所需药物代谢酶（CYP3A4、CYP3A5、CYP2C8）的遗传差异[13]。口服生物利用度较低（片剂为 27%，液体药剂为 14%），这归因于细胞色素 P_{450}（CYP 3A4）引起的肠道和肝脏首过效应及肠道 p- 糖蛋白外排泵。西罗莫司的分布容积较大（平均 12L/kg），主要通过粪便 / 胆道排出，成人平均半衰期为 62h [14]。西罗莫司的半衰期随着肝脏损伤而延长 [15]。1 项 I 期临床试验评估了 45 例年龄在 19—36 岁的健康成人，显示单次口服西罗莫司的耐受性在 $0.3 \sim 8mg/m^2$ [16]。在研究期间没有发生严重的不良事件。

在儿童患者中应用西罗莫司，特别是在新生儿和婴儿中，需要进行密切监测，因为儿童期重要器官功能的发育程度有个体化差异，也就决定了药物清除能力不同 [17]。一项针对儿童和青壮年（0—31 岁）脉管疾病患者的 II 期临床试验中，西罗莫司以片剂或液体混悬剂的形式口服，初始剂量为 $0.8mg/m^2$，间隔 12h 给药 1 次，监测血药浓度，调整剂量，达到并维持目标血清谷浓度 $10 \sim 15ng/ml$。这一目标血药浓度是基于西罗莫司在儿童肾移植患者中的使用情况 [4]。然而，较低的西罗莫司剂量与较低的谷浓度相对应，对脉管疾病的患者也是有效的，所以考虑到药物的不良反应，很多医生倾向于选择可达到预期效果的最低剂量来治疗。较高的谷浓度（$8 \sim 13ng/ml$）用于复杂脉管疾病的初期治疗，如卡波西型血管内皮瘤（KHE）和 Kasabach-Merritt 现象（KMP）、淋巴管疾病（Gorham-Stout disease，GSD）、泛发性淋巴管异常（generalized lymphatic anomaly，GLA）、卡波西样淋巴管瘤病（Kaposiform lymphangiomatosis，KLA）和 Klippel-Trenaunay 综合征（Klippel-Trenaunay syndrome，KTS）。不太复杂的患者可以按 $4 \sim 8ng/ml$ 的浓度进行初期治疗，而维持量在 $<4ng/ml$ 时也可有效。剂量和药物浓度取决于疾病的严重程度和治疗目标。对于维持治疗，治疗的目标是提供最低剂量和最大效果。对于无并发症的患者，成人初始剂量为每天 2mg [18]。

对婴幼儿的给药剂量已经进行了研究，并且备受关注的 II 期临床研究于近期报道了相关数据 [19]。新生儿（0—1 月龄）需要较低的起始剂量，每日 2 次给药（目标浓度在 $10 \sim 15ng/ml$），起始剂量为每次 $0.4 \sim 0.45mg/m^2$，因为与较大的婴儿、儿童和成人相比，新生儿肝脏和肠道中的 CYP3A 酶较少。

西罗莫司的有效性

评估西罗莫司治疗复杂脉管疾病的安全性和有效性的 II 期临床试验，包括 12 个疗程，每个疗程 28 天 [4]。在第 12 个疗程结束时对 53 例患者进行了评估。对治疗敏感或病情稳定的患者在治疗机构的建议下继续接受治疗。在第 12 个疗程结束时，85% 的患者病情减轻。对于这些先天性疾病，想要疾病完全消失困难重重。由于西罗莫司的显著效果，53 例患者中有 42 例在 12 个疗程后选择继续治疗。6 例患者在第 12 疗程结束时停止治疗，但在症状复发后重新开始治疗。不同患者的起效时间不同，但最大效果通常要在达到西罗莫司血清目标谷浓度的几个月后才会出现。治疗的持续时间和时机尚无统一标准，根据患者个人情况确定。自此项研究初期，PI3K/Akt/mTOR 通路中的体细胞激活突变就已被报道 [20]。截至目前，已经有许多文献报道并确认了西罗莫司的有效性 [4-9]。

四、不良反应

常见的不良反应通常是剂量依赖性的，包括头痛、胃肠道不适、口腔溃疡、胆固醇水平升高和骨髓抑制。表 4-1 列出了罕见但重要的和（或）危及生命的不良反应。在西罗莫司治疗期间，需要进行定期监测（体格检查和血液检查），以确保有效的药物浓度水平并监测毒性。建议的监测评估频率为每 1～3 个月 1 次，具体取决于目标血液水平。

（一）免疫学：免疫抑制

T 细胞的产生和增殖是免疫应答的关键，通过复杂的细胞信号相互作用，由 mTOR 信号通路进行严格调控。一旦原始 T 细胞受体（T-cell receptor，TCR）在抗原暴露（"信号 1"）和识别后被激活，一连串的反应就依赖于免疫微环境。除了抗原识别，T 细胞还依赖于"信号 2"的共同刺激才能充分激活、产生和增殖。Waickman 等提出 mTOR 是来自免疫微环境的各种信号的中央集成器，这些信号构成"信号 2"[21]。

活化的 T 细胞消耗大量能量，这些能量是通过有氧糖酵解获得的 [22]。mTOR 途径，特别是 mTORC1，调节几种重要糖酵解酶的转录。其他几种代谢途径，如磷酸戊糖途径（pentose phosphate pathway，PPP）、三羧酸循环（tricarboxylic acid cycle，TCA）和脂肪酸氧化，都为静息和激活的 T 细胞提供了底物 [23, 24]。因此，抑制 mTOR 可减少一些重要基因和代谢底物的表达，这

表 4-1　西罗莫司的不良反应

不良反应	罕见但重要和（或）有生命危险
<ul><li>心血管：胸痛、水肿、高血压、外周水肿、心动过速</li><li>中枢神经系统：头晕、头痛</li><li>皮肤：寻常痤疮、皮疹</li><li>内分泌和代谢：闭经、高血糖、高胆固醇血症、高甘油三酯血症</li><li>胃肠道：腹痛、便秘、腹泻、恶心、口腔溃疡</li><li>泌尿生殖：尿路感染</li><li>血液学和肿瘤学：贫血、白细胞减少、血小板减少</li><li>感染：单纯疱疹、带状疱疹</li><li>神经肌肉和骨骼：关节痛、肌肉痛、骨坏死</li><li>肾脏：血肌酐升高、肾盂肾炎</li><li>呼吸：鼻出血、鼻咽炎、肺炎</li><li>其他：伤口愈合障碍</li></ul>	<ul><li>腹水</li><li>无精子症</li><li>心脏压塞</li><li>巨细胞病毒感染</li><li>EB 病毒感染</li><li>剥脱性皮炎</li><li>局灶性节段性肾小球硬化</li><li>溶血性尿毒症综合征</li><li>肝坏死</li><li>肝中毒</li><li>过敏性血管炎</li><li>间质性肺疾病<ul><li>肺炎</li><li>肺纤维化</li><li>闭塞性细支气管炎机化性肺炎</li></ul></li><li>淋巴水肿</li><li>淋巴瘤</li><li>心包积液</li><li>胸腔积液</li><li>耶氏肺孢子菌肺炎</li><li>进行性多灶性脑白质脑病</li><li>假膜性结肠炎</li><li>肺出血</li><li>可逆性后部白质脑病综合征</li><li>败血症</li><li>皮肤癌</li><li>血栓性血小板减少性紫癜</li></ul>

些基因和代谢底物为 T 细胞提供能量[23, 25]。

　　尽管也存在其他占比较小的类型，T 细胞通常被分为两大类，细胞毒 T 细胞和辅助 T 细胞[25, 26]。细胞毒 T 细胞包括 CD8$^+$T 细胞，其功能是通过直接释放细胞毒性颗粒来消除病原体感染的细胞。辅助 T 细胞包括 CD4$^+$T 细胞，其功能是激活特定的细胞因子或招募新的免疫细胞来对抗病原体感染的细胞。T 细胞辅助（T-cell helper，Th）亚群依靠 mTOR 信号进行代谢，产生某些细胞因子，负责抗击特定的感染[21]。因此，在西罗莫司抑制 mTOR 的情况下，CD4$^+$T 细胞不会分化为特异性效应细胞，使宿主易受感染[27]。

尽管该药物的耐受性非常好，西罗莫司最令人担忧的不良反应之一仍是免疫抑制。西罗莫司在治疗脉管疾病时引起的免疫抑制程度尚不清楚。脉管疾病，特别是"渗漏型"淋巴管疾病，如 KLA 和中央导管型淋巴管异常（central conducting lymphatic anomalies，CCLA）会并发蛋白丢失和低丙种球蛋白血症。此外，服用西罗莫司的脉管疾病患儿，本身免疫系统发育不完善，因此出现免疫抑制的风险更高。建议对这些高危患者进行免疫功能障碍的全套规范检测。

（二）预防耶氏肺孢子菌肺炎

耶氏肺孢子菌肺炎（pneumocystis jirovecii pneumonia，PJP）（原名卡氏肺孢子菌）是一种潜在威胁生命的真菌性肺部感染，发生在实体器官移植受者、人类免疫缺陷病毒（human immunodeficiency virus，HIV）感染患者和免疫缺陷患者。据报道，在实体器官移植后接受西罗莫司治疗的患者中发现了 PJP，并且已在 1 例患有脉管疾病且同时服用皮质类固醇的婴儿患者体内发现了 PJP[28]。

应用西罗莫司时，必须考虑到免疫受损个体（包括那些接受西罗莫司治疗的人）的 PJP 易感性，因为它可造成本可以预防的严重后果。目前的治疗观点认为，高危患者应按照疾病机构指南进行 PJP 预防。尚未确定老年患者或目标血清谷浓度较低的患者是否需要 PJP 预防。

（三）传染病筛查

西罗莫司治疗可能会重新激活或加剧潜在或现存的感染。对于计划开始使用西罗莫司的患者还没有建立专门的常规筛查，但可参考实体器官移植患者的感染筛查。移植前筛查包括艾滋病毒、单纯疱疹病毒、乙型肝炎病毒、丙型肝炎病毒、巨细胞病毒（cytomegalo virus，CMV）、EB 病毒（Epstein-Barr virus，EBV）和水痘 – 带状疱疹病毒（varicella-zoster virus，VZV）检测。根据详细的病史，包括接触史、活动性症状和既往感染史，有必要进行进一步的感染性筛查。

（四）疫苗接种

疫苗可以预防疾病，也可能会导致免疫受损患者发病率和死亡率显著升高。使用西罗莫司的疫苗接种指南尚未建立，特别是针对脉管疾病患者的疫苗接种指南。与感染筛查类似，有关疫苗接种建议的大部分数据来自对实体器官移植（solid organ transplantation，SOT）和造血干细胞移植（hematopoietic stem cell transplantation，HSCT）受者移植前后的研究。移植指南建议，如果没有免疫抑制，SOT 受者可以在移植前至少 4 周接种活疫苗[30]。终身免疫抑制可防止移植物排斥反应，但移植后不推荐接种活疫苗，如水痘、麻疹 – 流行性腮腺炎 – 风疹（measles，mumps，and rubella，MMR）疫苗。在需要显著免疫抑制的患者移植前，建议对破伤风、白喉、麻疹、腮腺炎和肺炎球菌疾病进行抗体滴度检测。

目前尚不清楚西罗莫司对疫苗引起的免疫力下降有什么作用。因此，如果可能的话，在西罗莫司使用之前进行疫苗接种。非活疫苗或死疫苗是安全的，建议正在接受西罗莫司治疗的患者使用。然而，目前还不清楚是否需要滴度监测和加强免疫接种[31]。

五、治疗前景

随着血管肿瘤和畸形中一些突变基因的发现，脉管疾病的研究已经进入了基因时代，这不仅能使我们更好地从病理生理学角度了解这些疾病，还可以将我们的药物治疗更加合理和靶向。PI3K/Akt/mTOR 或 Ras/ 丝裂原活化蛋白激酶（mitogen-activated protein kinase，MAPK）/MAP– 细胞外信号调节激酶（extracellular signal-regulated kinase，MEK）通路的激活突变，导致正常细胞功能失调，诱发细胞增殖、生存优势和血管生成，被认为是脉管疾病发生和（或）发展的驱动因素。BYL719（Alpelisib）是一种 PIK3CA 抑制药，于 2015 年首次用于先天性脂肪组织过度生长、脉管畸形、表皮痣、脊柱 / 骨骼异常 / 脊柱侧弯（congenital lipomatous overgrowth-vascular malformation-epidermal nevi-scoliosis/skeletal/spinal anomaly syndrome，CLOVES）综合征患者[32]。这种过度生长综合征已被发现有涉及 *PIK3CA* 基因的体细胞遗传突变，属于 PIK3CA 相关过度生长综合征群（PIK3CA-related overgrowth syndrome，PROS）。在用 PROS/CLOVES 建立小鼠模型并证明 BYL719 可以预防和改善过度生长后，Venot 等对 19 例患者（4 例成人和 15 例儿童）进行了同情用药❶。所有患者症状改善，肿瘤明显减少（影像表现和临床表现）。Venot 等报道没有明显的不良反应，但一些患者出现了可通过饮食控制的高血糖。BYL719 似乎通过降低 Akt 磷酸化而起作用，这导致结节性硬化复合物 2（tuberous sclerosis complex 2，TSC2）受抑制程度减轻，而 TSC2 是 mTORC1 的负调控因子，减轻对 TSC2 的抑制，会降低 mTORC1 的活化。Venot 等认为，与西罗莫司相比，BYL719 在这一患者群体中的有利作用是由于更完全地阻断了 Akt，而西罗莫司在抑制 mTORC2 磷酸化方面效果较弱，允许 Akt 持续磷酸化[32]。对于总体发病率和死亡率较高的 PROS 患者，尤其是那些对西罗莫司治疗反应不佳的患者，PIK3CA 抑制药是一种很有前途的治疗方法。

PIK3CA/Akt/mTOR 和 RAS/MAPK/MEK 信号通路通过交叉抑制和交叉激活相互作用和调节。RAS/MAPK 的激活导致 BRAF 和 MEK 激活的级联反应。*EPHB4*、*KRAS*、*HRAS*、*NRAS*、*BRAF*、*RAF1*、*PTPN11* 和 *SOS1* 基因突变最近在脉管疾病中被报道，这可能是由于 RAS 途径的失调所致。这些突变已经在淋巴水肿综合征、KHE、KLA、CCLA 和毛细血管畸形 / 动静脉畸形 2（capillary malformation/arteriovenous malformation 2，CM-AVM2）中被发现[33, 34]。RASA1 是 RAS/MAPK/MEK 通路的抑制性调节因子，因此，功能缺失的 *RASA1* 突变导致 RAS/MAPK 过度激活。*RASA1* 突变与几种脉管疾病有关，包括多发性毛细血管畸形综合征、Parkes-Weber 综合征和毛细血管畸形 – 动静脉畸形（CM-AVM）[35]。在动静脉畸形中也发现了 BRAF 和 MEK 突变。Al-Olabi 等用 BRAF 抑制药威罗菲尼在 *BRAF* 突变的转基因斑马鱼 AVM 模型中证明了其可以改善血流[36]。此外，一项研究发现，64% 的颅外 AVM 内皮细胞中存在编码 MEK1 的丝裂原激活蛋白激酶 1（mitogen-activated protein kinase 1，*MAP2K1*）基因突变[37]。MEK 和 BRAF 抑制药已被安全地用于某些良恶性肿瘤的治疗，并可能对某些复杂的脉管疾病有益。Barclay 等最近发表了 KLA 患

---

❶　译者注："同情用药"也叫"扩大使用"，实际上是一种"拓展性临床试验"，按照美国食品药品管理局（Food and Drug Administration，FDA）的定义，同情用药指对于患有严重或危及生命疾病的患者，在不能通过现有药品或入选临床试验来得到有效治疗时，可以申请在临床试验之外使用未经上市许可的试验用药物。

者的 *NRAS* 突变，促使人们考虑使用 MEK 抑制药和其他药物进行这种高危淋巴管疾病的诊治。

六、结束语

生殖细胞和体细胞基因突变的发现使人们更好地理解了脉管疾病的表型和基因型之间的相关性。其中许多突变发生在相同的细胞信号通路中，特别是与癌症有关的 PIK3CA/Akt/mTOR 和 RAS/MAPK/MEK。基于基因异常的脉管疾病分类方式及持续的科学和临床研究，将有可能揭示现有药物的新用法或新的靶向疗法，并最终扩大治疗选择和改善疾病预后[5]。因为脉管疾病是先天性的，所以可能需要终生用药，但所需的剂量可能比癌症少。对于脉管疾病患者来说，无论是短期还是长期服药，了解药物的不良反应都是至关重要的。

参 考 文 献

[1] Huber S, Bruns CJ, Schmid G, et al. Inhibition of the mammalian target of rapamycin impedes lymphangiogenesis. Kidney Int. 2007;71(8):771–7.

[2] Bissler JJ, McCormack FX, Young LR, et al. Sirolimus for angiomyolipoma in tuberous sclerosis complex or lymphangioleiomyomatosis. N Engl J Med. 2008;358(2):140–51.

[3] Hammill AM, Wentzel M, Gupta A, et al. Sirolimus for the treatment of complicated vascular anomalies in children. Pediatr Blood Cancer. 2011;57(6):1018–24.

[4] Adams DM, Trenor CC 3rd, Hammill AM, et al. Efficacy and safety of sirolimus in the treatment of complicated vascular anomalies. Pediatrics. 2016;137(2):e20153257.

[5] Adams DM, Ricci KW. Vascular anomalies: diagnosis of complicated anomalies and new medical treatment options. Hematol Oncol Clin North Am. 2019;33(3):455–70.

[6] Kim D, Benjamin L, Wysong A, Hovsepian D, Teng J. Treatment of complex periorbital venolymphatic malformation in a neonate with a combination therapy of sirolimus and prednisolone. Dermatol Ther. 2015;28(4):218–21.

[7] Akyuz C, Atas E, Varan A. Treatment of a tongue lymphangioma with sirolimus after failure of surgical resection and propranolol. Pediatr Blood Cancer. 2014;61(5):931–2.

[8] Vlahovic AM, Vlahovic NS, Haxhija EQ. Sirolimus for the treatment of a massive capillary-lymphatico- venous malformation: a case report. Pediatrics. 2015;136(2):e513–6.

[9] Triana P, Dore M, Cerezo VN, et al. Sirolimus in the treatment of vascular anomalies. Eur J Pediatr Surg. 2017;27(1):86–90.

[10] Sarbassov DD, Ali SM, Sengupta S, et al.

Prolonged rapamycin treatment inhibits mTORC2 assembly and Akt/PKB. Mol Cell. 2006;22(2):159–68.

[11] Li J, Kim SG, Blenis J. Rapamycin: one drug, many effects. Cell Metab. 2014;19(3):373–9.

[12] Marsh DJ, Trahair TN, Martin JL, et al. Rapamycin treatment for a child with germline PTEN mutation. Nat Clin Pract Oncol. 2008;5(6):357–61.

[13] Jacobsen W, Serkova N, Hausen B, Morris RE, Benet LZ, Christians U. Comparison of the in vitro metabolism of the macrolide immunosuppressants sirolimus and RAD. Transplant Proc. 2001;33(1–2):514–5.

[14] Stenton SB, Partovi N, Ensom MH. Sirolimus: the evidence for clinical pharmacokinetic monitoring. Clin Pharmacokinet. 2005; 44(8):769–86.

[15] Emoto C, Fukuda T, Cox S, Christians U, Vinks AA. Development of a physiologically-based pharmacokinetic model for sirolimus: predicting bioavailability based on intestinal CYP3A content. CPT Pharmacometrics Syst Pharmacol. 2013;2(7):e59.

[16] Brattstrom C, Sawe J, Jansson B, et al. Pharmacokinetics and safety of single oral doses of sirolimus (rapamycin) in healthy male volunteers. Ther Drug Monit. 2000;22(5): 537–44.

[17] Kearns GL, Abdel-Rahman SM, Alander SW, Blowey DL, Leeder JS, Kauffman RE. Developmental pharmacology--drug disposition, action, and therapy in infants and children. N Engl J Med. 2003;349(12):1157–67.

[18] McCormack FX, Inoue Y, Moss J, et al. Efficacy and safferty of sirolimus in lymphangioleiomyomatosis. N Engl J Med. 2011;364(17):1595–606.

[19] Mizuno T, Fukuda T, Emoto C, et al. Developmental pharmacokinetics of sirolimus: implications for precision dosing in neonates and infants with complicated vascular anomalies. Pediatr Blood Cancer. 2017;64(8):e26470.

[20] Kurek KC, Liks VL, Ayturk UM, et al. Somatic mosaic activating mutations in PIK3CA cause CLOVES syndrome. Am J Hum Genet. 2012;90(6):1108–15.

[21] Waickman AT, Powell JD. mTOR, metabolism, and the regulation of T-cell differentiation and function. Immunol Rev. 2012;249(1):43–58.

[22] Fox CJ, Hammerman PS, Thompson CB. Fuel feeds function: energy metabolism and the T-cell response. Nat Rev Immunol. 2005;5(11):844–52.

[23] Duvel K, Yecies JL, Menon S, et al. Activation of a metabolic gene regulatory network downstream of mTOR complex 1. Mol Cell. 2010;39(2):171–83.

[24] Sipula IJ, Brown NF, Perdomo G. Rapamycin-mediated inhibition of mammalian target of rapamycin in skeletal muscle cells reduces glucose utilization and increases fatty acid oxidation. Metabolism. 2006;55(12):1637–44.

[25] Michalek RD, Gerriets VA, Jacobs SR, et al. Cutting edge: distinct glycolytic and lipid oxidative metabolic programs are essential for effector and regulatory CD4+ T cell subsets. J Immunol. 2011;186(6):3299–303.

[26] Pennock ND, White JT, Cross EW, Cheney EE, Tamburini BA, Kedl RM. T cell responses: naive to memory and everything in between. Adv Physiol Educ. 2013;37(4):273–83.

[27] Delgoffe GM, Kole TP, Zheng Y, et al. The mTOR kinase differentially regulates effector and regulatory T cell lineage commitment. Immunity. 2009;30(6):832–44.

[28] Russell TB, Rinker EK, Dillingham CS, Givner LB, McLean TW. *Pneumocystis jirovecii* pneumonia during sirolimus therapy for Kaposiform hemangioendothelioma. Pediatrics. 2018;141(5):S421–S4.

[29] Fischer SA, Lu K, Practice ASTIDCo. Screening of donor and recipient in solid organ transplantation. Am J Transplant. 2013;13(S4):9–21.

[30] Chong PP, Avery RK. A comprehensive review of

immunization practices in solid organ transplant and hematopoietic stem cell transplant recipients. Clin Ther. 2017;39(8):1581–98.

[31] Miyairi I, Funaki T, Saitoh A. Immunization practices in solid organ transplant recipients. Vaccine. 2016;34(16):1958–64.

[32] Venot Q, Blanc T, Rabia SH, et al. Targeted therapy in patients with PIK3CA-related overgrowth syndrome. Nature. 2018;558(7711):540–6.

[33] Amyere M, Revencu N, Helaers R, et al. Germline loss-of-function mutations in EPHB4 cause a second form of capillary malformation-arteriovenous malformation (CM-AVM2) deregulating RAS-MAPK signaling. Circulation. 2017;136(11):1037–48.

[34] Barclay SF, Inman KW, Luks VL, et al. A somatic activating NRAS variant associated with kaposiform lymphangiomatosis. Genet Med. 2018; https://doi.org/10.1038/s41436-018-0390-0. [Epub ahead of print].

[35] Nguyen HL, Boon LM, Vikkula M. Vascular anomalies caused by abnormal signaling within endothelial cells: targets for novel therapies. Semin Intervent Radiol. 2017;34(3):233–8.

[36] Al-Olabi L, Polubothu S, Dowsett K, et al. Mosaic RAS/MAPK variants cause sporadic vascular malformations which respond to targeted therapy. J Clin Invest. 2018;128(4):1496–508.

[37] Couto JA, Huang AY, Konczyk DJ, et al. Somatic MAP2K1 mutations are associated with extracranial arteriovenous malformation. Am J Hum Genet. 2017;100(3):546–54.

第5章 婴幼儿血管瘤和先天性血管瘤：病史、并发症、治疗时机和治疗方法

Infantile and Congenital Hemangiomas: Natural
History, Complications, and When and How to Treat

Margaret T. Lee　Sheilagh Maguiness　著

一、婴幼儿血管瘤

（一）自然病程和生长特点

婴幼儿血管瘤发生在约 4% 的新生儿中 [1]，在皮肤白皙、早产、低出生体重的婴儿和女性中更为常见。虽然病变在出生时通常不显现，但先兆病变的存在并不少见，如瘀伤样斑块或苍白 / 血管收缩区域。随后，血管瘤的边界会在早期就显现出来，生长最快的时期（至少在浅表部分）发生在 5～7 周龄 [2]。之后的 3～6 个月里，深部病变的体积往往会比浅表病变的面积增长得更快。最后，进入稳定期，病变在多年后缓慢消退。对于婴幼儿浅表血管瘤或增厚型病变，自然消退并不一定预示皮肤外观完全恢复正常。在许多情况下，皮肤变得松弛，呈"布袋样"外观，质地看起来像瘢痕。在其他情况下，瘤体消退后可能会残留纤维脂肪组织，患者和父母可能希望通过治疗干预来预防或治疗这些病变组织。

（二）类型和形态

血管瘤有四种不同的临床变异型，即浅表型、深部型、混合型和顿挫 / 微增型。浅表型婴幼儿血管瘤表现为典型的鲜红色斑块，略微隆起，通常看起来似草莓状（图 5–1A）。深部型婴幼儿血管瘤，通常在出生后几周内不明显，但在出生后 3～6 个月会扩大，表现为柔软、有弹性的蓝紫色皮下肿块（图

5–1B ）。混合型血管瘤可以有浅层和深层两种成分（图 5–1C ）。此外，还有一些婴幼儿血管瘤保持平坦，看起来不会有很大的增殖，这被称为"轻微生长或停滞的婴幼儿血管瘤"[3]，即顿挫 / 微增型（图 5–1D ）。所有类型的婴幼儿血管瘤具有相似的组织病理学特征，均表达免疫组织化学标志物 GLUT-1，该标志物是婴幼儿血管瘤组织所特有的，鉴别诊断时有助于临床确诊。

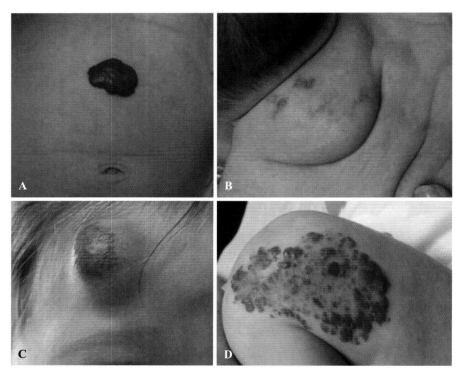

▲ 图 5–1　A. 浅表型婴幼儿血管瘤；B. 深部型婴幼儿血管瘤；C. 混合型（浅表型和深部型）婴幼儿血管瘤；D. 顿挫 / 微增型婴幼儿血管瘤（IH-MAG）

　　婴幼儿血管瘤的发生形态包括单发型、节段型 / 区域型或多灶型。单发型婴幼儿血管瘤最常见，而且大多数并不复杂，发生在非美容敏感区域的甚至可能不需要干预。同时，婴幼儿血管瘤还可能会覆盖整个区域或身体的一部分。当位于头颈部或腰骶部位时尤其需要警惕。区域型 / 节段型婴幼儿血管瘤比局限型婴幼儿血管瘤有更多的潜在并发症（图 5–2A 和 B），如节段型婴幼儿血

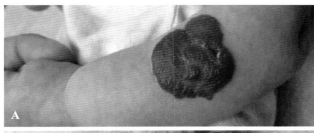

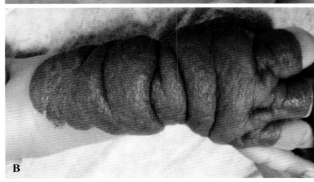

◀ 图 5–2　**A.** 前臂局部浅表型婴幼儿血管瘤伴小溃疡；**B.** 前臂节段型 / 区域型浅表婴幼儿血管瘤

管瘤往往更大，更容易溃烂。此外，节段型病变通常预示着潜在的结构异常或相关综合征。最后，当众多的病变随机分布在全身时，婴幼儿血管瘤可出现多灶型表现。如果皮肤血管瘤 ≥ 5 个，还需要注意一些特殊的潜在并发症，如肝脏受累（见表 5–1 和本章的肝血管瘤）。

（三）并发症

　　婴幼儿血管瘤是一种异质性很强的肿瘤，可以发生在身体的任何部位。因此，潜在并发症的差异也很大，从危及生命或功能，到毁容和美容缺陷。血管瘤的预后差异较大，虽然可以根据亚型和解剖位置预测并发症，但仍建议在5～7 周的增殖早期进行密切随访[2]。了解和熟悉婴幼儿血管瘤的生长特点及潜在并发症，对于医生们确定每位患者的个体化治疗时机和治疗方法至关重要。随着普萘洛尔的出现，作为一种安全有效的治疗方法，其在患儿出生后 2～3个月的早期干预，可能在远期并发症的预防中发挥最大的作用。因此，对于可能出现并发症的高危血管瘤，应尽早在快速增殖时期开始治疗，最好是在前3 个月。

表 5–1 概述了基于解剖部位的潜在并发症及建议进行的必要检查。高危解剖部位包括眼眶周围、下颌或"胡须状分布"、鼻尖、耳郭、腰骶、面部大面积病变和多灶性病变。在所有这些病例中，早期干预治疗是有益的，可能预防并发症和（或）避免未来的矫形手术。

表 5–1　婴幼儿血管瘤：位置、潜在并发症和建议的检查

解剖分布	潜在并发症	建议的检查
眼眶周围：上、下眼睑和眶内	视力障碍、弱视、散光	眼科检查，基础检查，每月 1 次
下颌"胡须样分布"	气道受累、呼吸受阻	立即／紧急转到小儿耳鼻咽喉科。做直接喉镜检查评估气道情况
腰骶部，面积>2.5cm	潜在的脊髓闭合不全／脊髓拴系	3 个月前做超声检查，6 个月后做 MRI 检查
多灶性	肝脏受累、甲状腺功能减退、高输出量心力衰竭	腹部超声。如果有肝血管瘤，进行甲状腺功能检测和心脏评估
面部大面积	面部≥5cm 的血管瘤可能预示 PHACE 相关	头颈部 MRI/MRA、眼部检查、超声心动图
鼻尖 [a]	软骨破坏、溃疡、鼻畸形	通常不需要影像学检查，除非在疑似 PHACE 综合征的情况下
耳 [a]	软骨破坏、溃疡、螺旋扭曲	通常不需要进一步检查，除非在疑似 PHACE 综合征的情况下

a. 存在美学并发症的高危部位

（四）复杂区域型婴幼儿血管瘤

在一些特殊的病例中，婴幼儿血管瘤可能伴发潜在的结构异常。这种情况常见于高危解剖部位（如面部或腰骶部）上的巨大血管瘤。潜在的病变，本质上是结构性或发育性的，因此，评估这些区域的节段型／区域型婴幼儿血管瘤时，有必要进行进一步的检查。

1. PHACE 综合征

PHACE（颅后窝畸形、血管瘤、动脉畸形、主动脉缩窄和心脏缺陷、眼部异常）是面部大面积婴幼儿血管瘤合并其他结构性或发育性异常。它于 1996 年被首次报道，多年来特征逐渐鲜明。但其病因尚不清楚。对于面

部＞5cm 的大面积婴幼儿血管瘤，特别是当病变位于面部额颞区时，应考虑到 PHACE 综合征。在一项前瞻性研究中，面部婴幼儿血管瘤＞22cm² 的患者中，约 30% 合并 PHACE 综合征[4]。PHACE 综合征的诊断标准此前已发表[5]。PHACE 综合征皮肤病变以外的最常见表现是脑血管畸形，其次是先天性心脏病、眼部异常和中线型缺陷。重要的是，脑血管和心脏 / 主动脉弓异常经常发生在同一患者身上，这增加了缺血性事件和脑卒中的风险[6]。有关 PHACE 综合征的临床特征摘要参见表 5–2。

血液学家 / 肿瘤学家经常被邀请参加这些复杂患者的多学科治疗，此类患者潜在的脑血管和心脏血管结构异常，增加了脑缺血的风险。患有 PHACE 综合征和面部巨大婴幼儿血管瘤的患者，通常需要对血管瘤进行系统治疗。在这种情况下，必须考虑潜在的脑血管疾病，治疗前完善头颈部的 MRI/MRA 检查，并建议在治疗前进行心脏评估。

表 5–2　**PHACE 综合征的临床特征（改编自 2009 年 PHACE 的 Metry 诊断标准）**[5]

器　官	发育异常
皮肤	<ul><li>面部巨大血管瘤（＞5cm）</li><li>额颞部位置或面部多节段受累是 PHACE 的高危因素</li><li>中线或腹侧瘢痕性缺陷</li></ul>
大脑	<ul><li>脑血管异常包括发育不良、狭窄 / 闭塞、发育不全 / 不发育、起源异常、永存三叉动脉、囊性动脉瘤</li><li>永存胚胎动脉</li><li>小脑畸形（Dandy-Walker 畸形）</li></ul>
心脏	主动脉弓异常包括主动脉缩窄、主动脉发育不良、锁骨下动脉异常、右侧主动脉弓异常
眼	后节异常，牵牛花综合征

2. LUMBAR 综合征

LUMBAR（下半身先天性婴幼儿血管瘤和其他皮肤缺损、泌尿生殖系统异常和溃疡、脊髓病变、骨畸形、肛门直肠畸形和动脉异常、直肠异常）是腰骶部大面积婴幼儿血管瘤伴其他潜在结构或发育异常的综合征[7]。现存多种不同的缩写形式，来描述这同一系列的疾病[8, 9]。LUMBAR 被认为是与 PHACE 综合征对应的下肢病变，婴幼儿血管瘤位于此部位时，应进一步检查并密切监测可能出现的并发症。在一项前瞻性研究中，位于腰骶区＞2.5cm 的血管瘤并发脊柱发育不良的风险较高，50% 的患者表现出脊柱异常。超声检查对潜在脊髓异常的诊断缺乏特异性；因此，建议对腰骶椎进行 MRI 检查。

位于腰骶部和臀部的婴幼儿节段型血管瘤还伴有很高的溃疡风险（图 5–3）。在某些情况下，溃疡是腰骶部婴幼儿血管瘤的首发症状。因此，这个部位较大的血管瘤通常需要积极治疗，可以视为预防疼痛性溃疡的一种措施。

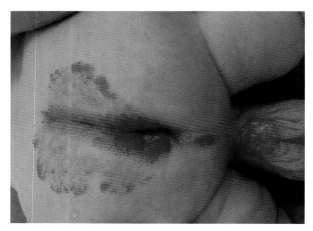

▲ 图 5–3　腰骶部婴幼儿血管瘤（IH-MAG）
易合并脊柱闭合不全、肛周的小溃疡

（五）治疗时机和治疗方法

大多数病情较轻的婴幼儿血管瘤不需要干预。密切观察和告知注意事项是最常见的治疗建议。表 5–1 中总结的复杂血管瘤和高危解剖部位的血管瘤，通常需要积极干预。下面我们将讨论目前婴幼儿血管瘤的治疗方法，包括全身治疗、局部治疗、病灶内治疗和激光治疗。此外，还将总结介绍溃疡的治疗方式，包括婴幼儿血管瘤合并溃疡的针对性创面护理和局部治疗。尽管血液学家／肿瘤学家可能并不经常亲自诊治婴幼儿血管瘤患者，但随着复杂型婴幼儿血管瘤的多学科治疗日益增多，熟悉并了解婴幼儿血管瘤的治疗方法非常必要。

二、溃疡

溃疡是婴幼儿血管瘤最常见、最紧急的并发症。溃疡的危险因素包括瘤体大小、明显凸出的浅表型病变、黏膜处（嘴唇、肛门）、上背部、胸部、腰骶部和臀部病变。溃疡往往发生在增殖过程的早期，即 4 月龄之前[10]。浅表型血管瘤表面早期的白色/灰色变色可能预示着溃疡[11]。由于溃疡会导致疼痛和瘢痕形成，建议尽早治疗。不同的溃疡状况，决定了具体的治疗方法，常用方法包括基本的创面护理及局部或全身治疗，其中口服普萘洛尔是首选治疗方法。

对于已经发生疼痛性溃疡的血管瘤治疗，主要有以下目的：①创面护理；②控制疼痛；③阻断溃疡进展。

用软膏（如优色林万用膏或白色凡士林）进行适当的创面护理，有助于减少结痂和摩擦。在肛门、生殖器或其他黏膜部位，它们也可以提供重要的屏障。使用非黏性敷料，如薄的水胶体敷料或凡士林纱布，也会起到一定的屏障作用。当有结痂时，需用稀释的过氧化氢水溶液或盐水每天浸泡 2～3 次来清创，因为结痂会阻碍上皮再生，并可能导致双重感染。可用 5% 的利多卡因软膏直接涂在溃疡上来减轻疼痛症状，尤其是在清洁或更换尿布之前使用，效果明显，用量很小（豌豆大小），每天最多 3～4 次。溃疡治疗的其他外用药物还包括外用抗生素，如甲硝唑乳膏和莫匹罗星软膏。脉冲染料激光是另一种治疗溃疡性血管瘤的方法，据报道，它在缓解疼痛和加速愈合方面都具有一定效果[12]。

为了阻断溃疡的进展，普萘洛尔系统治疗是首选的治疗方法（图 5-4）。然而，目前一些报道表明，外用马来酸噻吗洛尔凝胶也有一定作用，噻吗洛尔可安全有效地治疗所有部位的溃疡性血管瘤，与未经治疗的血管瘤相比，溃疡愈合及疼痛减轻所用时间更短[13]。根据作者的经验，全身应用皮质类固醇对溃疡的益处微乎其微。早期预防溃疡的发生显然是最理想的方法。识别出易发生溃疡的高危血管瘤，并早期应用普萘洛尔进行系统治疗，可能有助于预防溃疡的发生。在病变较小或有普萘洛尔禁忌证时，局部应用噻吗洛尔和（或）脉冲染料激光治疗也可能有帮助。

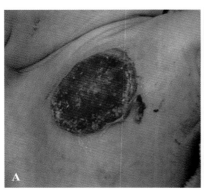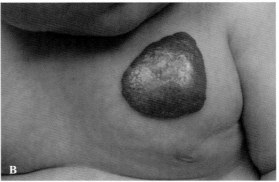

▲ 图 5-4　溃烂的胸部浅表型血管瘤

A. 胸壁婴幼儿血管瘤，伴有较大溃疡；B. 口服普萘洛尔 2.5 周后溃疡完全愈合

（一）系统治疗

纵观历史，直到 2008 年都没有美国食品药品管理局（Food and Drug Administration，FDA）批准的婴幼儿血管瘤治疗药物，口服皮质类固醇是婴幼儿血管瘤的主要治疗方法。口服皮质类固醇可以有效地阻止婴幼儿血管瘤的增殖；然而，长期使用口服皮质类固醇的典型不良反应也较常见，如体重增加、生长迟缓、睡眠障碍、易怒、库欣样面容和高血压。因此，这种治疗只用于危及生命或功能的病变。同样，干扰素 α 和长春新碱等化疗药物也只被用于需要积极治疗的严重复杂的婴幼儿血管瘤，两者都有明显的不良反应。研究发现，干扰素用于 1 岁以下的婴儿时，有可能会引起痉挛性双瘫；而长春新碱通常需要中心静脉给药，并会导致其他不良反应。

普萘洛尔作为一种安全有效的治疗方法，最近被 FDA 批准了对婴幼儿血管瘤适应证的应用，导致复杂婴幼儿血管瘤的治疗模式在短时间内发生了转变。口服普萘洛尔具有良好的疗效和安全性，是需治型婴幼儿血管瘤的一线治疗药物。

1. 普萘洛尔

自从 Leaute-Labreze 等偶然观察到，儿童口服 β 受体拮抗药治疗其他适应证时，他们的皮肤婴幼儿血管瘤也有所改善，此后陆续出现许多病例报道、系列报道和两项随机对照试验（randomized controlled trial，RCT），证明了普萘洛尔治疗婴幼儿血管瘤的安全性和有效性[14]。众多文献证实，普萘洛尔在大多数临床情况下作为一线治疗方法，有效率高且不良反应低[15]（治疗示例见图 5-5）。在一项目前为止规模最大的随机对照试验中，401 例接受了普萘洛尔治疗的患儿与 55 例接受安慰剂治疗的患儿进行了对比，在 24 周时，治疗组 60% 的患儿血管瘤完全或接近完全消退，而安慰剂组只有 5% 的患者达到此结果[16]。3mg/kg、每日 2 次、疗程 6 个月的疗效优于 1mg/kg。停药后约 10% 的病变出现反弹性增长。普萘洛尔最常见的不良反应包括睡眠障碍、腹泻、四肢

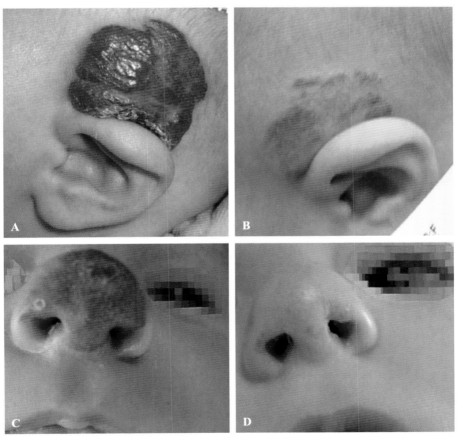

▲ 图 5-5　耳周婴幼儿血管瘤并溃烂，普萘洛尔治疗前（**A**）和普萘洛尔治疗 **3** 个月后（**B**）；鼻尖部婴幼儿血管瘤，普萘洛尔治疗前后 **6** 周对比（**C**）（图片由 Ingrid Polcari 博士提供）

发冷和支气管高反应性。有文献报道症状性低血糖是一种潜在的严重不良反应，但这种情况很少见。由于普萘洛尔可穿过血脑屏障，理论上有可能对晚期神经发育产生影响；然而，截至目前，尚未见到这方面报道。在一项研究中，接受普萘洛尔治疗的婴儿行走迟缓的发生率较高，但在 20 月龄时，研究中的 4 个儿童的行走迟缓即消失[17]。一项随机对照试验比较了口服普萘洛尔和口服泼尼松龙的疗效。这项研究显示两种方式的疗效相似，但普萘洛尔的严重不良反应较少；然而，由于规模较小，其结果有一定的局限性[18]。口服普萘洛尔的作用机制尚不清楚。最近的研究和文献综述表明，可能有多种机制共同作用，包括促进周细胞介导的血管收缩、抑制血管发生／血管生成、破坏血流动力诱导的细胞存活及肾素－血管紧张素系统的失活[19]。

　　普萘洛尔适用于复杂或高危的婴幼儿血管瘤（表 5-1）。通常在门诊环境下使用，在几天到几周内进行剂量递增，最终达到治疗量递增。剂量在 1～3mg/(kg·d)，分 2～3 次使用是最广泛的给药方式。禁忌证包括体重＜2kg、窦性心动过缓、低血压、心源性休克、心脏传导阻滞、充血性心力衰竭、气道高反应性疾病、潜在低血糖和已知的超敏反应。

　　来自美国、加拿大[20]和欧洲的专家组[21]制订了 2 份口服普萘洛尔治疗婴幼儿血管瘤的专家共识和指南。一般来说，在没有任何禁忌证的情况下，大多数健康的婴儿推荐门诊使用普萘洛尔。治疗前应详细了解病史并进行全面体格检查。当病史或体格检查显示有心律异常时，建议进行基线心电图检查。建议 2 月龄以下的婴儿（早产儿纠正月龄）和（或）体重＜3.5kg 的婴儿住院治疗。住院的其他指征包括危及生命的血管瘤（声门下或弥漫性肝脏血管瘤）、社会支持不健全，以及严重的心脏或其他器官并发症。住院期间，在严密的监护下可以迅速增加剂量，多数婴儿可以在达到目标剂量后出院。第 1 个 24h 的初始剂量为每次 0.33mg/kg，每 8 小时给药 1 次，每次给药后 1～2h 监测心率和血压。接下来的 24h 剂量为每次 0.66mg/kg，每 8 小时给药 1 次，监测同前。如果可以耐受，生命体征稳定，婴儿可在 48h 后出院。由于用药后婴儿低血糖的风险增加，所以普萘洛应该在喂养后服用，如果婴儿进食不佳，则暂时停用普萘洛尔。

　　尽管在 2013 年就已达成了门诊应用普萘洛尔的专家共识，但推荐剂量和剂量递增间隔时间仍然存在一些争议。病史采集、体格检查及治疗前心电图检查必不可少。3 个月以上，体重＞3.5kg 的患儿可以门诊服用普萘洛尔 1mg/(kg·d)，分 2～3 次使用，每隔 3～7 天递增剂量，每次 0.5～1mg/(kg·d)，直至达到目标剂量 [2～3mg/(kg·d)]。建议家长在喂药前一定要给患儿喂食，当患儿存在摄入量不足、呕吐、长期腹泻或反应性气道疾病时，应控制剂量，减少甚至停药。

2. 注意事项

对于有 PHACE 综合征风险的面部大面积婴幼儿血管瘤，必须谨慎使用普萘洛尔，因为这些患者的脑血管疾病发病率高，易发生脑卒中。普萘洛尔在这种情况下有时也可以安全使用，但建议在治疗前完善心电图（electrokardiogram，EKG）、头颈部 MRI/MRA 和超声心动图检查。当患儿合并心脏或主动脉弓异常、多根大脑血管明显狭窄而没有足够的侧支循环、单根大脑血管严重狭窄而缺乏侧支循环、并发烟雾病及这些情况的变异时，有高危的卒中风险 [20]。此时，建议在服用普萘洛尔之前咨询心内科和神经内科医生，因为在该情况下使用 β 受体拮抗药，理论上会增加卒中的风险。

（二）局部治疗

浅表局限型血管瘤可能会受益于局部治疗，具体取决于病变部位。在头部和颈部，特别是在中央面部，局部治疗已经被证实能够加速血管瘤的消退。在某些情况下，即使是深层或溃疡型病变，局部治疗也会有一定的效果。历史上，强效外用类固醇药物曾被用于血管瘤的治疗，以期加速特殊部位血管瘤的消退。但是其不良反应（皮肤变薄和色素沉着）限制了此类药物的应用。近年越来越多的报道显示，外用 β 受体拮抗药（如马来酸噻吗洛尔凝胶）是一种安全有效的疗法。大多数儿科皮肤科医生选择局部应用马来酸噻吗洛尔凝胶治疗浅表甚至深层的婴幼儿面部血管瘤，偶尔也会用来治疗预期会出现并发症的眼眶周围血管瘤。在最近的一项随机试验中，噻吗洛尔有效地降低了婴幼儿浅表血管瘤的颜色和预测体积，并且没有任何严重不良反应 [22]。尽管外用 β 受体拮抗药安全性较高，但仍须小心，因为马来酸噻吗洛尔比口服普萘洛尔浓度更高，有通过结膜、大的溃疡或黏膜部位全身吸收的风险。

（三）病灶内注射治疗

对于婴幼儿血管瘤，特别是眼眶周围、鼻尖或嘴唇部位的血管瘤，肿瘤内注射糖皮质激素治疗已经有几十年的历史了。最近的一篇综述显示，在病灶内注射不超过每次 3mg/kg 的曲安奈德，具有良好的安全性和有效性。大多数血管瘤对治疗敏感，67% 好转，33% 不再增大。然而，反弹性增长很常见（40%），需要重复注射[23]。眼眶周围病灶内注射存在一定的安全性问题，包括因注射糖皮质激素导致视网膜动脉栓塞伴血栓形成。虽有报道，但仍属罕见。病灶内注射治疗的其他不良反应包括注射区域萎缩和药物的全身吸收。虽然许多内科医生和儿科皮肤科医生经常对婴幼儿血管瘤进行病灶内注射治疗，但为了更好地利用这种方法，仍需进行必要的培训。当存在全身用药的禁忌证时，较小的病灶也可选择病灶内注射糖皮质激素治疗。在最近一份关于婴幼儿血管瘤治疗的欧洲专家共识中，病灶内注射糖皮质激素不再是一线治疗，甚至不再被推荐。

（四）激光治疗

脉冲染料激光（pulsed dye laser，PDL）过去曾用于治疗婴幼儿血管瘤。它的主要用途是治疗消退后的残留病变和毛细血管扩张，消除或减轻红色外观。然而，在婴幼儿血管瘤的增殖期使用 PDL，并不比自然消退结局更好，而且会增加溃疡、瘢痕形成和局部萎缩的风险[24]。因此，随着普萘洛尔的出现，PDL 的使用仅限于消退后的残留病变。同样，其他激光，如掺钕钇铝石榴石（Nd:YAG）或剥脱性点阵激光可能对残留病灶的消退有帮助。然而，我们还需更多的研究来评估远期结果。此外，口服普萘洛尔的应用可能会使将来不再需要这些治疗方法和（或）手术治疗。

三、先天性血管瘤

（一）自然病史和生长特点

先天性血管瘤（congenital hemangiomas，CH）以其独特的组织病理学和生长特点与典型的婴幼儿血管瘤相区别。先天性血管瘤在出生时就已经完成生长，在子宫内完成了大部分的增殖。在妊娠早期就可以在产前超声检查中发现。虽然先天性血管瘤的发病率尚不确定，但有 1 篇文献报道了 0.3% 的新生儿中存在先天性血管瘤 [1]。先天性血管瘤缺乏 GLUT-1 的表达，GLUT-1 是一种组织化学标志物，存在于所有典型的婴幼儿血管瘤中，因此可用于鉴别这两种不同的血管瘤。最近已经阐明了 CH 的遗传学基础，下面描述的两种 CH 亚型都被发现与 *GNAQ* 的突变有关 [46]。先天性血管瘤有两种主要的临床亚型，即快速消退型先天性血管瘤（rapidly involuting congenital hemangiomas，RICH）和不消退型先天性血管瘤（noninvoluting congenital hemangioma，NICH）。考虑到它们在遗传学、临床和组织病理学上的相似性，有些人开始怀疑这两者是否共存于同一个疾病系列或连续谱 [25]。事实上，其他形态学变异也支持这一关系，正如最近报道的其他变异，包括那些只随时间部分消退的病变（partially involute with time，PICH），以及 RICH 被推测为在产前就可能开始了消退 [26, 27]。

（二）类型和形态

1. 快速消退型先天性血管瘤（RICH）

RICH 在出生时已经完全形成，经常可以在产前超声检查中观察到。通常表现为大的、外生的蓝紫色血管肿瘤，周围有苍白色晕圈（图 5-6）。Boon 在 1996 年最初的论文中描述了三种形态学类型：①隆起的蓝紫色肿瘤伴扩张的静脉；②隆起的灰白色肿瘤伴多个微小的毛细血管扩张；③周围环绕着苍白的光晕及扁平浸润性肿瘤，上面覆盖着蓝紫色的皮肤。RICH 是高流速的脉管病变，手持式多普勒评估可显示快速血流。类似地，正规的超声检查可显示局限于皮肤和皮下脂肪的不均匀病变、弥漫性血管、多条动脉和静脉，血流速度快，偶有钙化 [28]。较大的病灶可形成溃疡，导致疼痛和出血。它们的产后过程是在数周到数月的时间内迅速消退，病变处恢复平坦甚至凹陷，留下典型的皮肤萎缩和松弛样外观。

2. 不消退型先天性血管瘤（NICH）

NICH 也是在出生时完全形成。他们通常终生存在，不会消退。多数情况下无症状；但随着病变部位的不同，有时会出现疼痛或其他症状。在发育期或青春期激素水平增高时，症状可能会加剧。NICH 可以有两种临床亚型，即斑片型或斑块型／结节型[29]。与 RICH 相比，NICH 病变通常更平坦，非外生性。NICH 最常位于躯干和四肢（图 5-7）。在迄今为止规模最大的系统性研究中，该病在女性中的发病率略高（57%）[29]。与 RICH 相似，NICH 在超声检查和手持多普勒检查上也表现为高流量病变，并且这种高流速会随着时间的推移而持续存在。

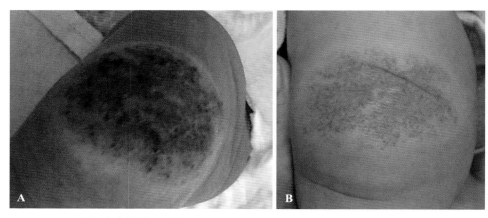

▲ 图 5-6　快速消退型先天性血管瘤在 4 周（**A**）和 11 周（**B**），随着时间的推移明显变平、颜色变浅。注意周围苍白的光晕，是这些 **RICH** 病变的特征

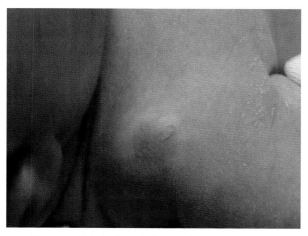

▲ 图 5-7　新生儿肩膀上小的不消退型先天性血管瘤

（三）并发症

与常见的婴幼儿血管瘤相似，溃疡也是皮肤先天性血管瘤可能出现的并发症，最常见于 RICH。先天性血管瘤的溃疡尤其令人担忧，因为其潜在的高血流量可导致危及生命的出血[30]。短暂性血小板减少和轻度低纤维蛋白原血症也曾被报道[31]，但血小板减少的程度不像其他血管肿瘤（如丛状血管瘤或卡波西型血管内皮瘤）的 Kasabach-Merritt 现象那样严重和持久。少数情况下先天性血管瘤可以表现为高输出量心力衰竭[32, 33]，有报道称较大的先天性血管瘤可并发胎儿水肿[34, 35]。持续性疼痛也有报道，尤其是在 NICH 中，可能是由于血管收缩导致局部组织缺血[29]。在 RICH 中，退化完全后，残留的皮肤病变可导致毁容或毁形。

（四）治疗时机和治疗方法

大多数先天性血管瘤不需要治疗。对于 RICH，在快速消退阶段最好的治疗方式，是持续观察。当出现溃疡、出血、血流动力学障碍或显著血小板减少等并发症时，需要治疗。与婴幼儿血管瘤不同的是，目前尚无药物被证实对这些病变有效。当溃疡发生时，正确的创面护理、疼痛控制和对继发性感染的治疗是必要的（参见前面的溃疡章节）。当药物治疗不能控制溃疡、心力衰竭或出血时，需要手术切除。还可以通过手术切除残留的松弛皮肤或整复消退完成后的其他毁容及毁形。当 NICH 导致毁容或问题性疼痛时，如果病变是单发局限且所处部位是适合手术处理的，推荐外科手术切除。在切除较大的病变之前可能需要进行术前栓塞，因为这些较大的病变呈现高度血管化，可能会出血较多。脉冲染料激光和（或）硬化治疗有时被用于治疗 RICH 或 NICH 患者残留的毛细血管扩张或粗大的引流静脉。

四、肝血管瘤

（一）自然病史和临床亚型

肝脏是血管瘤最常见的皮肤外发病部位。多数情况下可通过皮肤血管瘤的特征诊断出肝血管瘤，但偶尔肝血管瘤仅表现出肝脏症状，或通过产前常规围产期超声诊断出来[36, 37]，而不伴有相关的皮肤病变。通常根据其在磁共振成像（MRI）上的特征性表现，即 T_1 加权像上呈低信号，T_2 加权像上呈高信号来诊断。穿刺活体组织检查具有诱发出血的风险，因此通常不推荐进行，并且可能被视为禁忌。血液学家／肿瘤学家经常被邀请协助诊断和检查肝血管瘤，因为它们可能会被误诊为其他肝脏肿瘤，需要进一步的影像学检查或活体组织检查。肝血管瘤是婴儿期最常见的肝脏良性肿瘤。与普通皮肤血管瘤相比，它们具有相同的生长和退化特征。与皮肤血管瘤相似，肝血管瘤也包括婴幼儿血管瘤和先天性血管瘤。它们又细分为三种不同的类型，即局灶性、多灶性和弥漫性。局灶性肝血管瘤表现为肝脏内边界清楚、孤立的、体积较大、富含血管的肿瘤，在出生时就已完成生长（图 5-8）。它们不是典型的婴幼儿血管瘤，而是最常见的快速消退型先天性血管瘤。肝脏 RICH 通常在产前超声检查中被诊断，是高流速血管病变，在组织病理学检查中不表达 GLUT-1。相比之下，多灶性和弥漫性肝血管瘤是真正的婴儿血管瘤，GLUT-1 阳性，在出生后的最初几周到几个月内经历典型的自然增殖史，然后缓慢消退。多灶性肝血管瘤的特点是病变多发，中间有正常肝组织（图 5-9），而弥漫性肝血管瘤则涉及更广泛的肝脏，几乎完全替代肝实质（图 5-10）。局灶性肝血管瘤必须与肝母细胞瘤、间叶错构瘤和血管肉瘤相鉴别，而多灶性和弥漫性病变可能与转移性肿瘤如神经母细胞瘤相混淆[38]。由于富含血管，肝血管瘤也可能被误认为肝动静脉畸形[39]。

（二）并发症

肝血管瘤的临床表现多种多样，从无症状到出现危及生命的并发症，差异巨大。局灶性肝血管瘤可表现为新生儿肝大、高胆红素血症、病灶内出血和（或）血栓形成引起的血小板减少和贫血，以及动静脉分流引起的充血性心力衰竭。多灶性，尤其是弥漫性肝血管瘤，已被证实会引起肝大，可导致腹腔间室综合征（abdominal compartment syndrome，ACS），伴有严重的心肺功能损害和暴发性肝衰竭。在几乎所有的弥漫性和部分多灶性肝血管瘤中，都可发现严重的获得性甲状腺功能减退。婴幼儿肝血管瘤组织产生Ⅲ型碘化甲状腺原

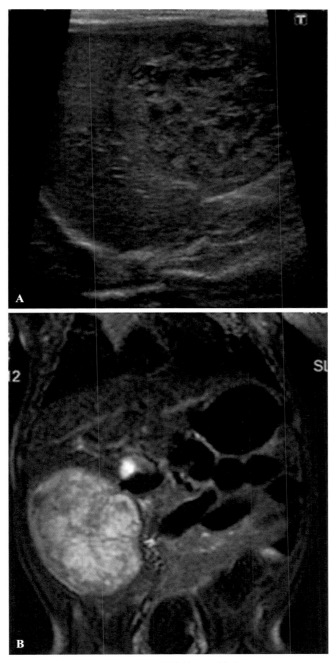

▲ 图 5-8　局灶性肝血管瘤

A. 超声；B. MRI（©Elsevier 2014，经许可转载，引自 His Dickie 等 [38]）

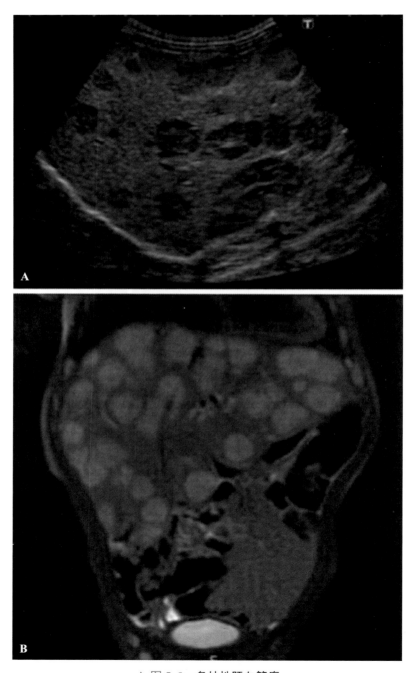

▲ 图 5-9 多灶性肝血管瘤

A. 超声；B. MRI（©Elsevier 2014，经许可转载，引自 His Dickie 等[38]）

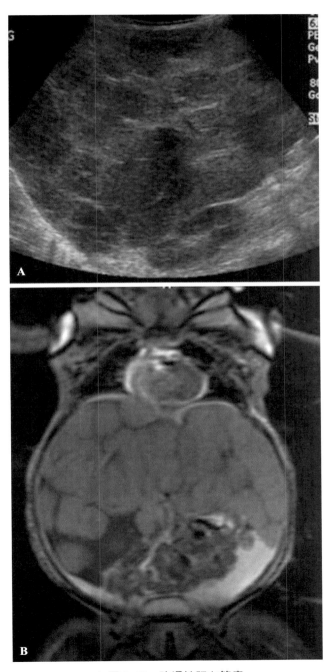

▲ 图 5-10　弥漫性肝血管瘤

A. 超声；B. MRI（©Elsevier 2014，经许可转载，引自 His Dickie 等[38]）

氨酸脱碘酶，可以使甲状腺激素失活，引起甲状腺功能减退。如果未被发现或不予治疗，甲状腺功能减退可导致神经功能损害和低心排血量充血性心力衰竭[40]。最近有报道称在肝脏 RICH 退化期可合并严重的腹水[41]。

（三）治疗时机和治疗方法

大多数肝血管瘤患者在病变消退时情况稳定，其消退方式与皮肤血管瘤相似。然而，在某些亚型中，有显著的死亡风险。Rialon 等报道，在 123 例弥漫性和多灶性肝血管瘤患者中，死亡率为 16%[42]。预后不良的危险因素包括弥漫性病变以及合并的充血性心力衰竭。对患有 ≥ 5 个多发性皮肤血管瘤的婴儿应该进行肝血管瘤筛查，可以在危及生命的进展出现之前对患者进行早期诊断和治疗，从而改善预后，降低死亡率[43]。一些肝血管瘤诊断与治疗指南已经见刊出版[36, 37]。推荐的基础检查包括经腹部超声检查和 MRI 检查、肝功能测试、全血细胞计数、凝血功能测定、甲状腺功能测试和甲胎蛋白测定。心功能评价也被推荐用于评估和监测心脏衰竭。随访时需要进行超声检查，监测病变的进展，检查频率根据增生和消退的阶段确定。当发现上述任何并发症，尤其是充血性心力衰竭和甲状腺功能减退时，有必要进行早期和积极的治疗干预。婴幼儿血管瘤的常规系统治疗，主要是口服普萘洛尔或糖皮质激素，可加速肝血管瘤的消退[44, 45]。在弥漫性或多灶性肝血管瘤合并获得性甲状腺功能减退时，通常需要非常高剂量的激素替代才能达到正常甲状腺水平。在药物治疗对高输出量心力衰竭患者起效之前，可以进行栓塞治疗作为一种暂时性措施，以减少动静脉和门静脉 – 肝静脉分流。如果不具备栓塞条件，有时仍然可使用选择性肝动脉结扎术。在极少数情况下，对于接受了药物治疗但仍有症状的患者来说，手术切除是必要的。在弥漫性肝血管瘤合并腹腔间室综合征的极端病例中，当所有其他治疗方法都失败时，肝移植可能被认为是最后的治疗手段。

参 考 文 献

[1] Kanada KN, Merin MR, Munden A, Friedlander SF. A prospective study of cutaneous findings in newborns in the United States: correlation with race, ethnicity, and gestational status using updated classification and nomenclature. J Pediatr. 2012;161(2):240–5.

[2] Tollefson MM, Frieden IJ. Early growth of infantile hemangiomas: what parents' photographs tell us. Pediatrics. 2012;130(2):e314–20.

[3] Suh KY, Frieden IJ. Infantile hemangiomas with minimal or arrested growth: a retrospective case series. Arch Dermatol. 2010;146(9):971–6.

[4] Haggstrom AN, Garzon MC, Baselga E, Chamlin SL, Frieden IJ, Holland K, et al. Risk for PHACE syndrome in infants with large facial hemangiomas. Pediatrics. 2010;126(2):e418–26.

[5] Metry D, Heyer G, Hess C, Garzon M, Haggstrom A, Frommelt P, et al. Consensus statement on diagnostic criteria for PHACE syndrome. Pediatrics. 2009;124(5):1447–56.

[6] Bayer ML, Frommelt PC, Blei F, Breur JM, Cordisco MR, Frieden IJ, et al. Congenital cardiac, aortic arch, and vascular bed anomalies in PHACE syndrome (from the international PHACE syndrome registry). Am J Cardiol. 2013;112(12):1948–52.

[7] Iacobas I, Burrows PE, Frieden IJ, Liang MG, Mulliken JB, Mancini AJ, et al. LUMBAR: association between cutaneous infantile hemangiomas of the lower body and regional congenital anomalies. J Pediatr. 2010;157(5):795–801 e1–7.

[8] Frade F, Kadlub N, Soupre V, Cassier S, Audry G, Vazquez MP, et al. PELVIS or LUMBAR syndrome: the same entity. Two case reports. Arch Pediatr. 2012;19(1):55–8.

[9] Yadav DK, Panda SS, Teckchandani N, Bagga D. SACRAL syndrome. BMJ Case Rep. 2013;2013.

[10] Chamlin SL, Haggstrom AN, Drolet BA, Baselga E, Frieden IJ, Garzon MC, et al. Multicenter prospective study of ulcerated hemangiomas. J Pediatr. 2007;151(6):684–9, 9 e1.

[11] Maguiness SM, Hoffman WY, McCalmont TH, Frieden IJ. Early white discoloration of infantile hemangioma: a sign of impending ulceration. Arch Dermatol. 2010;146(11):1235–9.

[12] Di Maio L, Baldi A, Dimaio V, Barzi A. Use of flashlamp-pumped pulsed dye laser in the treatment of superficial vascular malformations and ulcerated hemangiomas. In Vivo. 2011; 25(1):117–23.

[13] Oranje AP, Janmohamed SR, Madern GC, de Laat PC. Treatment of small superficial haemangioma with timolol 0.5% ophthalmic solution: a series of 20 cases. Dermatology. 2011;223(4):330–4.

[14] Leaute-Labreze C, Dumas de la Roque E, Hubiche T, Boralevi F, Thambo JB, Taieb A. Propranolol for severe hemangiomas of infancy. N Engl J Med. 2008;358(24):2649–51.

[15] Hogeling M, Adams S, Wargon O. A randomized controlled trial of propranolol for infantile hemangiomas. Pediatrics. 2011;128(2):e259–66.

[16] Leaute-Labreze C, Hoeger P, Mazereeuw-Hautier J, Guibaud L, Baselga E, Posiunas G, et al. A randomized, controlled trial of oral propranolol in infantile hemangioma. N Engl J Med. 2015;372(8):735–46.

[17] Gonski K, Wargon O. Retrospective follow up of gross motor development in children using propranolol for treatment of infantile haemangioma at Sydney Children's Hospital. Australas J Dermatol. 2014;55(3):209–11.

[18] Bauman NM, McCarter RJ, Guzzetta PC, Shin JJ, Oh AK, Preciado DA, et al. Propranolol vs prednisolone for symptomatic proliferating infantile hemangiomas: a randomized clinical trial. JAMA Otolaryngol Head Neck Surg. 2014;140(4):323–30.

[19] Ji Y, Chen S, Xu C, Li L, Xiang B. The use of propranolol in the treatment of infantile haemangiomas: an update on potential mechanisms of action. Br J Dermatol. 2015;172(1):24–32.

[20] Drolet BA, Frommelt PC, Chamlin SL, Haggstrom A, Bauman NM, Chiu YE, et al. Initiation and use of propranolol for infantile hemangioma: report of a consensus conference. Pediatrics. 2013;131(1):128–40.

[21] Hoeger PH, Harper JI, Baselga E, Bonnet D, Boon LM, Atti MC, et al. Treatment of infantile haemangiomas: recommendations of a European expert group. Eur J Pediatr. 2015;174(7):855–65.

[22] Chan H, McKay C, Adams S, Wargon O. RCT of timolol maleate gel for superficial infantile hemangiomas in 5– to 24–week-olds. Pediatrics. 2013;131(6):e1739–47.

[23] Couto JA, Greene AK. Management of problematic infantile hemangioma using intralesional triamcinolone: efficacy and safety in 100 infants. J Plast Reconstr Aesthet Surg. 2014;67(11):1469–74.

[24] Batta K, Goodyear HM, Moss C, Williams HC, Hiller L, Waters R. Randomised controlled study of early pulsed dye laser treatment of uncomplicated childhood haemangiomas: results of a 1–year analysis. Lancet. 2002; 360(9332):521–7.

[25] Mulliken JB, Enjolras O. Congenital hemangiomas and infantile hemangioma: missing links. J Am Acad Dermatol. 2004;50(6):875–82.

[26] Nasseri E, Piram M, McCuaig CC, Kokta V, Dubois J, Powell J. Partially involuting congenital hemangiomas: a report of 8 cases and review of the literature. J Am Acad Dermatol. 2014;70(1):75–9.

[27] Maguiness S, Uihlein LC, Liang MG, Kozakewich H, Mulliken JB. Rapidly involuting congenital hemangioma with fetal involution. Pediatr Dermatol. 2015;32(3):321–6.

[28] Gorincour G, Kokta V, Rypens F, Garel L, Powell J, Dubois J. Imaging characteristics of two subtypes of congenital hemangiomas: rapidly involuting congenital hemangiomas and non-involuting congenital hemangiomas. Pediatr Radiol. 2005;35(12):1178–85.

[29] Lee PW, Frieden IJ, Streicher JL, McCalmont T, Haggstrom AN. Characteristics of noninvoluting congenital hemangioma: a retrospective review. J Am Acad Dermatol. 2014;70(5):899–903.

[30] Liang MG, Frieden IJ. Infantile and congenital hemangiomas. Semin Pediatr Surg. 2014;23(4):162–7.

[31] Boon LM, Enjolras O, Mulliken JB. Congenital hemangioma: evidence of accelerated involution. J Pediatr. 1996;128(3):329–35.

[32] Cole P, Kaufman Y, Metry D, Hollier L. Non-involuting congenital haemangioma associated with high-output cardiomyopathy. J Plast Reconstr Aesthet Surg. 2009;62(10):e379–82.

[33] Weitz NA, Lauren CT, Starc TJ, Kandel JJ, Bateman DA, Morel KD, et al. Congenital cutaneous hemangioma causing cardiac failure: a case report and review of the literature. Pediatr Dermatol. 2013;30(6):e180–90.

[34] Daniel SJ, Cassady G. Non-immunologic hydrops fetalis associated with a large hemangioendothelioma. Pediatrics. 1968; 42(5):828–33.

[35] McGahan JP, Schneider JM. Fetal neck hemangioendothelioma with secondary hydrops fetalis: sonographic diagnosis. J Clin Ultrasound. 1986;14(5):384–8.

[36] Dickie B, Dasgupta R, Nair R, Alonso MH, Ryckman FC, Tiao GM, et al. Spectrum of hepatic hemangiomas: management and outcome. J Pediatr Surg. 2009;44(1):125–33.

[37] Christison-Lagay ER, Burrows PE, Alomari A, Dubois J, Kozakewich HP, Lane TS, et al. Hepatic hemangiomas: subtype classification and development of a clinical practice algorithm and registry. J Pediatr Surg. 2007;42(1):62–7; discussion 7–8.

[38] Hsi Dickie B, Fishman SJ, Azizkhan RG. Hepatic vascular tumors. Semin Pediatr Surg. 2014;23(4):168–72.

[39] Alomari AI. Hepatic arteriovenous malformation or rapidly involuting congenital hemangioma? Tex Heart Inst J. 2015;42(4):408.

[40] Huang SA, Tu HM, Harney JW, Venihaki M, Butte AJ, Kozakewich HP, et al. Severe hypothyroidism caused by type 3 iodothyronine deiodinase in infantile hemangiomas. N Engl J Med. 2000;343(3):185–9.

[41] Klein M, Chang AK, Vasudevan SA, Blatt J, Iacobas I, Lee S. Clinically significant ascites as an indication for resection of rapidly involuting congenital hepatic hemangiomas. Pediatr Blood Cancer. 2018;65(8):e27222.

[42] Rialon KL, Murillo R, Fevurly RD, Kulungowski AM, Christison-Lagay ER, Zurakowski D, et al. Risk factors for mortality in patients with multifocal and diffuse hepatic hemangiomas. J Pediatr Surg. 2015;50(5):837–41.

[43] Rialon KL, Murillo R, Fevurly RD, Kulungowski AM, Zurakowski D, Liang M, et al. Impact of screening for hepatic hemangiomas in patients with multiple cutaneous infantile hemangiomas. Pediatr Dermatol. 2015;32(6):808–12.

[44] Mhanna A, Franklin WH, Mancini AJ. Hepatic infantile hemangiomas treated with oral propranolol-- a case series. Pediatr Dermatol. 2011;28(1):39–45.

[45] Marsciani A, Pericoli R, Alaggio R, Brisigotti M, Vergine G. Massive response of severe infantile hepatic hemangioma to propranolol. Pediatr Blood Cancer. 2010;54(1):176.

[46] Ayturk UM, Couto JA, Hann S, Mulliken JB, Williams KL, Huang AY, Fishman SJ, Boyd TK, Kozakewich HP, Bischoff J, Greene AK. Somatic activating mutations in GNAQ and GNA11 are associated with congenital hemangioma. Am J Human Genet. 2016;98(4):789–95.

第6章 卡波西型血管内皮瘤与 Kasabach-Merritt 现象：凝血功能障碍的处理和治疗选择

Kaposiform Hemangioendothelioma and Kasabach-Merritt Phenomenon: Management of Coagulopathy and Treatment Options

Taizo A. Nakano　Ilona J. Frieden　著

缩略语

HHV-8	human herpesvirus-8	人类疱疹病毒 8 型
ISSVA	International Society for the Study of Vascular Anomalies	国际脉管疾病研究学会
KHE	Kaposiform hemangioendothelioma	卡波西型血管内皮瘤
KLA	Kaposiform lymphangiomatosis	卡波西样淋巴管瘤病
KMP	Kasabach-Merritt phenomenon	Kasabach-Merritt 现象
MRI	magnetic resonance imaging	磁共振成像
mTOR	mammalian target of Rapamycin	雷帕霉素哺乳动物靶点
NICH	non-involuting congenital hemangioma	不消退型先天性血管瘤
rF Ⅶ a	recombinant activated factor Ⅶ	重组活化因子Ⅶ
RICH	rapidly involuting congenital hemangioma	快速消退型先天性血管瘤
TA	tufted angioma	丛状血管瘤
VEGFR-3	vascular endothelial growth factor receptor-3	血管内皮生长因子受体 –3

一、概述

卡波西型血管内皮瘤（Kaposiform hemangioendothelioma，KHE）是一种罕见的婴幼儿局部侵袭性血管瘤。尽管该病的精准分类和诊断仍然具有一定的难度和挑战性，在对其病变特征的总结和规范化诊疗方面已经取得了很大的进展。快速识别和干预对该病的治疗至关重要，因为并发症的出现与发病率和死亡率相关。

在脉管疾病的发展史中，KHE 经常与婴儿时期的其他"血管瘤"混为一谈[1]。而在这些被混为一谈的"血管瘤"中，有一部分被认为更具侵袭性、局部浸润性，偶尔还会合并危及生命的消耗性凝血功能障碍。这一部分病变的大体组织学检查中呈现出一种由圆形和纺锤形内皮细胞组成的片状和小叶结构，此结构特征让人联想到卡波西肉瘤，卡波西肉瘤是一种由感染人类疱疹病毒 8 型（human herpesvirus-8，HHV-8）引发的侵袭性恶性肿瘤，常发生于免疫功能低下的成年人[2]。虽然存在病理特征上的相似性，但基于两种疾病病理生理学上的本质性差异，临床研究人员曾使用各种名称来指代这种性质的病变，包括先天性血管内皮瘤、卡波西样婴幼儿血管内皮瘤、卡波西样血管瘤和具有卡波西样特征的血管瘤[3, 4]。

1993 年，Zukerberg 等创造了卡波西型血管内皮瘤这一术语，用于命名这种侵袭性血管肿瘤[5]。1996 年，国际脉管疾病研究学会（ISSVA）通过了脉管疾病的分类，认为 KHE 是一种罕见而独特的发生在婴幼儿时期血管肿瘤[6]。2014 年更新的分类模式中，将 KHE 归类为与严重血小板减少、低纤维蛋白原血症和（或）消耗性凝血功能障碍相关的局部侵袭性血管肿瘤，也称为 Kasabach-Merritt 现象（KMP）。最初描述于 1940 年时，Kasabach-Merritt 现象一直不恰当地与脉管畸形和血管肿瘤中发现的各种临床凝血功能异常关联在一起。然而，我们现在认识到 KMP 是 KHE 和丛状血管瘤（tufted angioma，TA）的标志，TA 现在被认为是 KHE 组织病理学谱的一部分。

儿科血液肿瘤学家在多学科评估和治疗疑似 KHE 患者中发挥着关键作用。尽管从历史上看，手术和介入治疗在该病的治疗中发挥了一线作用，但随后的临床经验表明，KHE 对许多药物治疗和化疗敏感。因此需要儿科血液肿瘤学家们参与给药方案的制订及临床监测的执行。对于合并 KMP 危及生命的 KHE（多见于婴儿期巨大 KHE），医生的首要任务是维持正常的凝血功能和处理出血并发症。为便于快速诊断和迅速制订治疗方案，应积极组建由儿科皮肤科、诊断和介入放射科及普通外科医师构成的交叉学科团队。本章旨在概述合并 KMP 的 KHE 诊断和治疗方法。

二、卡波西型血管内皮瘤

卡波西型血管内皮瘤（KHE）是一种发生在婴儿期和儿童期的血管肿瘤，其本质是内皮细胞和淋巴细胞的异常侵袭性增殖。鉴于 KHE 的浸润性生长和低分化组织形态学特征，世界卫生组织和 ISSVA 将 KHE 归类为中度恶性肿瘤。虽然偶尔有局部扩散和局部淋巴结受累的报道，但不认为该肿瘤具有转移潜能[2]。与典型的婴幼儿血管瘤（infantile hemangiomas，IH）不同，这种局部侵袭性病变不会自行消退，更重要的是，生长期的病变可并发血小板减少及严重的凝血因子消耗。虽然 KHE 肿瘤发生的机制尚未明确，但在一些 KHE 中已经发现了体细胞激活 GNA14 突变，并发现通过激活 MAPK 来诱导细胞形态的改变和加速细胞生长[7]。

（一）流行病学

目前，关于婴幼儿 KHE 准确发病率的研究非常有限。2013 年，Croteau 等报道了一项关于 KHE 的单中心队列回顾性研究，发病率约为每 10 万儿童 0.07 例[8]。该研究结果表明，60% 的 KHE 病例在 1 月龄前出现症状，93% 的病例在 1 岁以前出现症状。据估计，50%～70% 的 KHE 病例合并 Kasabach-Merritt 现象[2, 9]。目前尚无明确的性别或种族发病倾向。

（二）临床表现

大多数患儿的 KHE 在出生时或出生后早期即被发现。虽然部分 KHE 在出生时就已完全形成并以病变的形式表现，但更多的时候它仍被误认为是"胎记"或瘀伤。最初的表现可能是皮内或皮下肿块，边界不清，呈蓝紫色，或为不同程度硬化的棕红色血管性病变[5, 10, 11]（图 6–1 A 和 B）。皮肤病变有时会合并多毛症和（或）多汗症[12]。虽然 KHE 在静止状态下像是良性血管肿瘤，可一旦暴露于创伤或感染等炎症诱因后，KHE 可迅速生长并出现严重的凝血功能障碍[1]。这种早期的突然恶化可能与分娩创伤相关，也可延迟数月才出现。偶尔也会发生在子宫内，表现为早产和胎儿水肿。

当 KHE 合并 KMP 时，肿瘤通常显著增大，颜色变深至蓝紫色，表面水肿或皮革样变加重（图 6–2 A 和 B）。常可见病变周边的紫癜明显延伸到肿瘤边界外[9]。肿瘤通常有明显的触痛，特别是合并 KMP 时。1 岁以内的 KHE 快速增大，通常出现在以下部位：四肢和躯干（75% 的病例）、腹膜后（18% 的病例）、面颈部、内脏和骨[13]。虽然有少量多灶性 KHE 的病例报道，但绝大多数病变是局限性的，没有多灶性发病或转移的潜能[14, 15]。

随着 KHE 的增大，会对周围组织器官的结构和功能产生负面影响。肿瘤

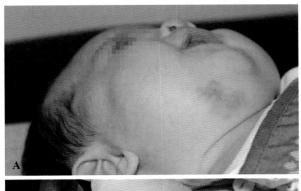
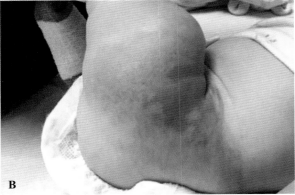

◀ 图 6–1　**KHE 的临床表现**
A. 1 月龄，KHE 累及右下颌皮肤，呈淤血、边界不清的软组织肿块；B. 2 月龄，左腿大面积 KHE 延伸至躯干且合并 KMP

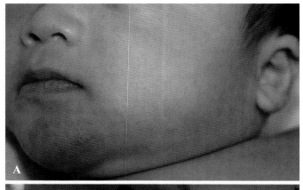
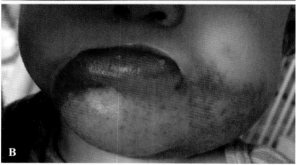

◀ 图 6-2 **KMP 的急性进展**

A. 2 月龄时，活体组织检查证实为丛状血管瘤的婴儿。D- 二聚体最初轻微升高（1100ng/ml），但血小板保持正常。B. 9 月龄时，病变表现为软组织肿胀、压痛、紫癜和严重血小板减少

可能损害肌肉和关节功能，引起肌肉骨骼疼痛或压迫神经，导致继发性神经麻痹或感觉受损。根据出现部位的不同，它还可阻碍静脉回流或压迫气道。受累皮肤可能出现炎症样反应，并发展为浅表水肿、糜烂或溃疡。即使在严重的凝血功能障碍缓解后，随着时间的推移，KHE 仍可能在创伤或感染因素的刺激下，病情再次突然加重。

尽管大多数 KHE 病变存在于皮肤和皮下组织，并有典型的皮肤表现，但单发的内脏、腹膜后、胸廓内 / 纵隔和骨骼病变也有报道 [8, 16]。孤立的骨和内脏 KHE 往往不会伴发 KMP，而腹膜后或纵隔病变发生 KMP 风险较高。报道骨 KHE 的文献中强调，X 线片表现为无骨膜反应的溶骨性病变，常误诊为软骨母细胞瘤 [16]（图 6-3 A 和 B）。一些学者提出这种假说，孤立的骨内病变在物理上受到限制，不能肆意扩张，从而限制了肿瘤向周围组织浸润的能力 [8]。

虽然 KHE 最严重和典型的症状和体征通常发生在婴儿期，但残余的肿瘤

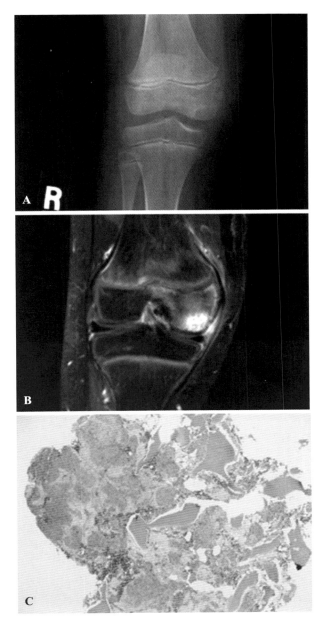

▲ 图 6–3　孤立的骨 KHE

A. 右膝 X 线片显示股骨远端溶骨性病变。病变最初被误认为软骨母细胞瘤，但活体组织检查显示组织学特征符合 KHE。B. 右膝关节冠状位磁共振增强扫描 T_1 加权像显示，股骨内髁骨骺处病变被增强，周围骨髓水肿。C. 肿瘤结节浸润至骨板间的骨髓腔隙（HE，4×）

组织可能会导致长期的功能障碍和美容影响。KHE 可导致纤维化或淋巴水肿，以疼痛或功能受损为特征，肌肉骨骼系统、皮肤和神经组织均可长期受累[17]。正是由于这些长期并发症的存在，对 KHE 患者进行长期临床随访和监测是非常必要的[18]。

（三）组织病理学

KHE 的病理表现具有明显的浸润性，这一特征有助于 KHE 与其他脉管畸形和婴幼儿期肿瘤的鉴别诊断。随着肿瘤的增大，受累皮肤呈现局部炎症性改变和颜色变化，皮下和深层组织浸润显示出一种侵袭性特征，其扩张可突破组织界面，可能延伸至真皮、真皮下、皮下脂肪、肌肉和骨骼[8]（图 6-4 A 和 B）。虽然有病例报道显示可能有区域淋巴结受累，但 KHE 并未显示转移潜能[2]。此外，与典型的婴幼儿血管瘤不同，KHE 不会自发性消退[9]。

苏木精 – 伊红（hematoxylin and eosin，HE）染色可见，KHE 组织学特征

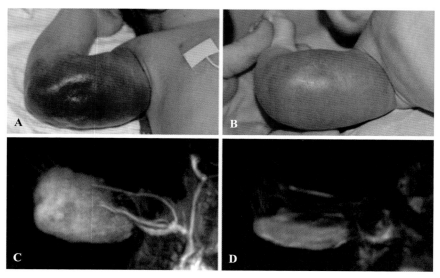

▲ 图 6-4　右臂 KHE 伴 KMP

A. 男性新生儿，右上臂迅速增大的 KHE，包绕状，伴有 KMP；B. 治疗 1 个月后症状显著改善，初期口服泼尼松和西罗莫司，后西罗莫司单药治疗；C. 治疗前右臂冠状位 MRA 显示，粗大的供血血管突然转变为迂曲的病灶内血管；D. 初诊时右臂 MRI 增强扫描冠状面 T_1 相显示真皮下和肌肉有肿瘤浸润

为层状和小叶状的圆形或密集的梭形内皮细胞，浸润至进行性纤维化的组织区域[5, 9]（图 6-3C 和 6-5A）。梭形内皮细胞排列形成裂隙状腔隙，以类似卡波西肉瘤的组织学模式捕获破坏红细胞[19, 20]。然而，KHE 与 HHV-8 病毒没有关联，而 HHV-8 病毒是卡波西肉瘤的已知诱因[2]。病灶内布满与薄壁淋巴管相连的浸润性不规则结节，历史上被称为"淋巴管瘤病"[5]。广泛的淋巴管受累被认为是 KHE 的固有特征，而不是肿块效应或肿瘤阻塞的结果[1, 2]。与卡波西肉瘤相似，肿瘤可能起源于淋巴管内皮细胞，并表达淋巴管标志物，如 D2-40 和血管内皮生长因子受体 -3（vascular endothelial growth factor receptor-3，VEGFR-3）[2]。结节内的上皮样或"肾小球样"岛，代表血小板捕获与血液破坏增多的区域（图 6-5B）。在这些区域内可见纤维蛋白、微血栓和含铁

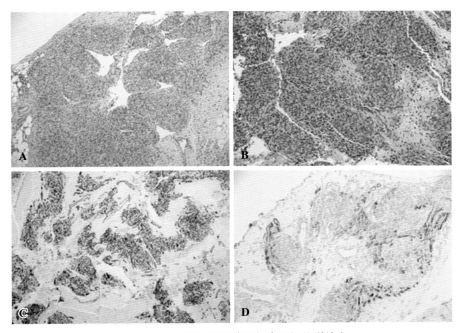

▲ 图 6-5　KHE 组织学和免疫组织化学染色

A. 图示浸润性肿瘤结节，局部可见较大的薄壁淋巴管管腔（HE 染色，10×）；B. 图示特征性的肾小球样结构，由上皮样内皮细胞和周细胞组成的漩涡状巢状结构，周围有小的裂隙状血管（HE 染色，20×）；C. 图示病灶结节样结构，结节内可见小而圆的裂隙状血管间隙，结节间存在较大的薄壁血管间隙（CD34 免疫组织化学染色，10×）；D. 图示裂隙状淋巴管，主要位于结节和肾小球样结构的边缘（D2-40 免疫组织化学染色，20×）

血黄素颗粒[5, 9, 21]（图 6-6A）。在这些肾小球样岛中还可以发现淋巴细胞和巨噬细胞[20]。

免疫组织化学染色显示，KHE 广泛表达血管内皮细胞标志物 CD31、CD34 和内皮细胞核标志物 FLI1，三种标志物在大多数血管肿瘤中均可见（图 6-5C，表 6-1）。KHE 中淋巴管内皮标志物 D2-40 和 VEGFR-3 染色阳性，VEGFR-3 是淋巴管生成的标志物[22, 23]（图 6-5D）。淋巴管内皮细胞标志物 LYVE-1 和 Prox1（核表达）在 KHE 内的肿瘤梭形细胞中染色阳性[19]。肾小球样岛 CD61 染色呈阳性，CD61 也被称为血小板糖蛋白 Ⅲ a，它由血小板和巨核细胞表达（图 6-6B）。值得注意的是，KHE 中 GLUT-1（婴幼儿血管瘤的特异性标志物）染色阴性，HHV-8 阴性，LeY 阴性[2, 9]。

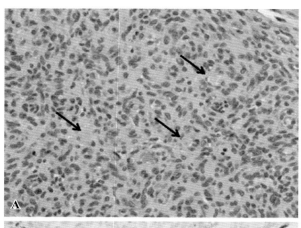
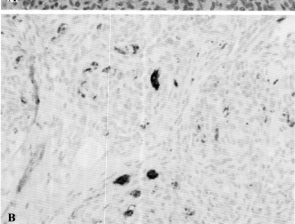

◀ 图 6-6　KHE 血小板捕获

A. 高倍视野（40×），较大结节内显示多个血管间隙，内含粉红色微血栓（黑箭），与红细胞和血小板破坏并存；B. CD61 免疫组织化学染色标示出的微血栓（40×）

表 6-1　**KHE** 的免疫组织化学特征

标　志	着　色	功　能
CD34	阳性	早期造血和血管细胞的标志，促进细胞迁移
CD31	阳性	血小板内皮细胞黏附分子（PECAM-1），存在于内皮细胞间连接处
D2-40	阳性	淋巴管内皮细胞的标志物
VEGFR-3	阳性	血管内皮生长因子 3 介导淋巴管生成，淋巴管内皮细胞标志物
FLI1	阳性	Friend 白血病整合 1 转录因子，原癌基因和血管肿瘤广泛的免疫组织化学标志物
CD61	阳性	整合素 β-3，发现于血小板上，用作血小板和巨核细胞的标志物
GLUT-1	阴性	一种红细胞型葡萄糖转运蛋白，是婴幼儿血管瘤和胎盘组织的敏感标志物
LeY	阴性	Lewis Y 抗原，来自 Lewis 人类血型系统，是婴幼儿血管瘤的已知标志

三、丛状血管瘤

当合并 KMP 的 KHE 进行鉴别诊断时，应简要提及一种相关的血管肿瘤——丛状血管瘤（TA）。目前认为，TA 与 KHE 属于同一疾病谱系，是一种生长较慢的血管肿瘤，通常局限于浅表皮肤[24]。组织学上，TA 表现为分散的毛细血管结节，聚集成团或呈"炮弹状""丛生"，主要位于真皮和真皮下[1, 25]。淋巴管管腔特征与 KHE 类似，两种病变具有相同的免疫表型[9, 19]。此外，至少一个病例报道显示，随着时间的推移，TA 可以进展为 KHE[26]。这些特征进一步证实 KHE 和 TA 属于同一疾病的不同过程[27]。与 KHE 不同的是，TA 可能出现在年龄较大的人群中，并且较少合并血小板减少及消耗性凝血障碍（KMP）。在有些病例中，TA 也可以自行消退。

四、Kasabach-Merritt 现象

（一）概述

KHE 最重要的并发症是 Kasabach-Merritt 现象，该现象存在于大多数 KHE

病例中。这是一个可能危及生命的症候群，包括血小板减少症、低纤维蛋白原血症和消耗性凝血功能障碍，1940 年 Kasabach 和 Merritt 首次将其描述为继发于"巨大毛细血管瘤"的"广泛紫癜"[28]。他们最初的病例报道中，描述了 1 例 2 月龄的婴儿患者，以腿部迅速增大的血管肿瘤为主要表现，伴有严重的血小板减少和出血。参考目前的命名方式，他们所报道的病例，很可能就是对 KHE 合并 KMP 的首次描述[1, 29]。KMP 的发展伴随着 10%～30% 的死亡风险[10]。死亡原因通常与出血、功能障碍、高输出量心力衰竭和休克相关。

在这篇报道之后，KMP 被认为是婴幼儿血管瘤（IH）的并发症；直到 1997 年，随着一篇区分 KHE 和 IH 的两个疾病的文章发表，这一观点被推翻了[1, 29]。即使是非常大的 IH 也不表现为血小板捕获和消耗性凝血功能障碍。许多研究者已经报道过 KHE 导致 KMP 的病理生理机制，而 IH 缺乏这种机制。KHE 的血管结构与 IH 有很大的不同。KHE 的供血动脉有典型特征，表现为从粗大血管突然转变为小而曲折的毛细血管，血流变为急湍流，血液淤滞并激活初级凝血[5, 30]（图 6-4C）。此外，还有一些特征明显的淋巴管上皮细胞肿瘤表现出凝血因子消耗失调和纤维蛋白溶解功能失调，包括卡波西肉瘤和卡波西样淋巴管瘤病[31]。在 KHE 中，异常淋巴管内皮细胞的快速扩张可能会营造一个促进血栓形成的血管内环境，表现为 KMP。

综上所述，血管内环境中的湍流和血流淤滞、异常的淋巴管内皮细胞功能障碍和高凝状态，类似于 Virchow 三联征。然而，经典血栓形成与伴有 KMP 的 KHE，存在明显的环境条件差异，后者会伴发纤维蛋白溶解亢进，而这种纤维蛋白溶解亢进造就了血小板捕获和消耗的持续循环[30]。最终，全身血管系统中的血小板（血小板减少通常 $< 20 \times 10^9 /L$）、纤维蛋白原（通常 $< 100 mg/dl$）和凝血因子（PT/aPTT 通常正常到轻度延长）也会随着时间的推移而耗尽。全身性出血风险巨大，且病灶内出血常见。红细胞在通过这个过度活跃的血管系统时，所受到的切应力可导致微血管病性溶血，并导致轻度或重度贫血，这一现象可在患者的外周血涂片上看到[32]。

KHE 对炎症和损伤非常敏感，对这些触发因素之一做出反应后，病变将表现出间歇性的血小板捕获、消耗、纤维蛋白溶解亢进和出血。虽然其机制尚不完全清楚，但 KHE 中散布的淋巴管内皮细胞，可能象征着细胞对全身或局部免疫及炎症变化的敏感性增加。其临床结果是 KHE 迅速增大并引起剧烈疼痛（图 6-4A 和 6-7A）。KHE 所处的解剖位置不能预测 KMP，但病变的体积大小可以预测。尤其是较大的病变，那些侵犯深层组织和肌肉的病变及出现在小月龄婴儿身上的病变，都会增加患 KMP 的风险。

值得注意的是，某些脉管畸形，特别是静脉畸形和静脉 - 淋巴联合畸形，与 KMP 在几个方面有截然不同的凝血功能障碍。这些畸形通常表现为局

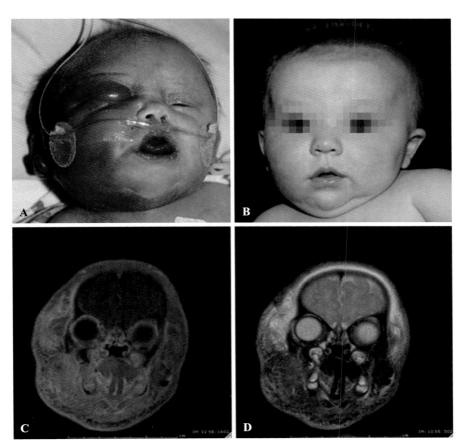

▲ 图 6-7　面部 KHE 合并 KMP

A. 新生儿，女性，面部迅速扩大的 KHE 伴发 KMP；B. 4 月龄，药物联合治疗后随访检查，最初每天注射泼尼松，每周注射长春新碱，每天注射西罗莫司，8 周时改用西罗莫司单药治疗；C. 初诊时 MRI 冠状位 T_1 加权像显示，肿瘤浸润至皮下及肌层，累及右侧面部、头部和颈部，呈弥漫性强化；D. 初诊时 MRI 冠状位 T_2 加权像显示病变弥漫性强化

部或弥散性血管内凝血（localized or disseminated intravascular coagulopathy，LIC/DIC），其特征是 D- 二聚体显著升高，但血小板却仅有轻微减少[33]。血管内血流淤滞和异常激活的内皮细胞似乎是静脉畸形中消耗性凝血功能障碍的主要原因，可能导致血栓形成、慢性静脉结石形成和疼痛[30, 33]。随着时间的推移，纤维蛋白原、凝血因子 V、凝血因子 VIII 和凝血因子 XIII 在病灶内慢性缓慢消耗，增加了这些患者围术期（手术或介入）大出血的风险。在伴有 KMP 的 KHE 中，血小板捕获是主要原因，严重的血小板减少和低纤维蛋白原血症是该病的标志。正确区分这些凝血异常很重要，因为它们的处理方法不同[6]。

（二）诊断评估

任何发生于婴儿期或儿童期、局部或区域分布的血管肿瘤，在鉴别诊断时，均应考虑 KHE。快速诊断非常重要，因为它可以引导早期治疗干预，从而预防并发症并改善疾病预后。KHE 的临床诊断应根据病史、体格检查、实验室检查、影像学检查及组织学和免疫组织化学检查（如有）（表 6-2；另见"临床表现"）。最常见的临床表现发生在出生后的第 1 年，表现为伴有瘀斑的皮下肿块，皮肤可有黄斑样改变，边界不清。病变可以侵袭性地扩展并浸润深部组织，甚至有可能累及整个解剖区域（如整个肢体）。

表 6-2　KHE 的诊断评估

诊断性评估		描述 / 理由
临床病史		婴儿期和儿童期局部侵袭性血管肿瘤；常发生于四肢、躯干、颈、面部或腹膜后；表现为恶性生长，影响周围的结构和功能
临床检查		皮肤或皮下质地稍硬的淡红色，锈红色或紫癜性软组织肿瘤或斑块，边界不清。迅速增大或发生血小板捕获时，局部压痛明显
实验室评估	全血细胞计数 *	评估血小板减少和贫血的程度
	• 外周血涂片复查	评估有无血小板减少症、微血管病性溶血性贫血
	D- 二聚体	D- 二聚体升高与血栓形成和纤维蛋白溶解活性增加的程度相关
	纤维蛋白原	评估纤维蛋白原的消耗程度

（续表）

诊断性评估		描述 / 理由
实验室评估	PT/INR/aPTT	数值延长反映凝血因子不足
	• 肾功能 #	评估肾功能不全的证据
	• 肝功能 #	评估肝功能不全的证据
	• 总胆红素 #	评估微血管病理性溶血性贫血和（或）肝功能障碍的证据
	• LDH #	微血管病理性溶血性贫血证据的评估
影像学检查△	超声	界限不清富含血管的皮下病变
	MRI	首选的成像方式。KHE 在增强 MRI T_1 加权像（等信号）和 T_2 加权像（高信号）上呈弥漫性增强
活体组织检查评估		根据临床出血风险和治疗前明确诊断的必要程度决定是否活体组织检查
组织学		片状和小叶状的圆形和紧密排列的梭形内皮细胞浸润组织区域
免疫组织化学		CD34$^+$、CD31$^+$、D2-40$^+$、PROX1$^+$、CD61$^+$、GLUT-1$^-$（表 6-1）

*. 包括分化细胞；#. 二级实验室检查；△. MRI 仍为首选检查方式

　　当怀疑 KHE 诊断时，医生应迅速进行实验室筛查，以排除 KMP。初级实验室检查应包括有血小板和分化细胞的全血细胞计数、D- 二聚体、纤维蛋白原和 PT/INR/aPTT。应进行外周血涂片检查，以证实血小板减少，并记录红细胞和白细胞的形态。有证据表明，红细胞碎裂往往继发于微血管病性溶血，在高达 60% 的病例中有报道[30, 32]。分析实验室检查结果时，应考虑快速风险分层，将那些有明显血小板消耗和消耗性凝血功能异常早期证据的病变划分到高危组。二级实验室检查包括 LDH 和分级胆红素测定，以评估红细胞溶血程度，并在启动药物治疗之前进行基础肝肾功能检查。

　　虽然可以使用多种影像学检查方式来辅助诊断 KHE，但磁共振成像（MRI）仍然是首选。T_1 加权成像平扫时为等信号，增强时 KHE 表现为弥漫性增强且边缘不清的软组织肿块，常累及多个组织层面（图 6-4D 和 6-7C）。T_2 相平扫病变呈高信号，皮下脂肪淤滞，并能进一步显示含铁血黄素沉积和扩张的小供血动脉及引流静脉[9, 11, 13]（图 6-7D）。如果条件允许，磁共振血管成像（magnetic resonance angiography，MRA）有助于显示供血动脉、引流静脉和病灶内血管的曲折结构（图 6–4C）。

如果在结合临床病史、体格检查、实验室检查和影像学后，仍无法确诊为 KHE，医生应该考虑手术活体组织检查以进行组织学和免疫组织化学评估。虽然病理评估通常能为 KHE 提供更明确的诊断，但由于重症 KMP 并发出血的风险，使其作为初始诊断工具受到限制。需要外科医生、麻醉师、血液学家和病理学家之间多学科的协作，才能安全有效地完成活组织检查。血液学家／肿瘤学家应在围术期通过输注冷沉淀、新鲜冰冻血浆（fresh frozen plasma，FFP）、压缩红细胞，甚至在危重情况下输注血小板来维持凝血稳定性。一般情况下，血小板输注会导致 KHE 增大和 KMP 恶化。只有在围术期或活动性出血的情况下，可以输注血小板来减少出血，其他情况下应尽量避免以纠正血小板数量为目的的血小板输注。KHE 的组织学和免疫组织化学特征之前在本章的"组织病理学"部分描述过。简单地说，组织学显示片状和小叶状圆形紧密排列的梭形内皮细胞浸润真皮、真皮下和肌肉。免疫组织化学染色显示 $CD34^+$、$CD31^+$、$D2–40^+$、$PROX1^+$ 和 $GLUT–1^-$（表 6–1）。

（三）鉴别诊断

卡波西型血管内皮瘤与常见的血管畸形、婴幼儿肿瘤甚至一些恶性肿瘤，有许多相似的特征[34, 35]。因此，在开始治疗前进行正确的鉴别诊断是至关重要的。

1. 婴幼儿血管瘤

婴幼儿血管瘤（infantile hemangioma，IH）是婴儿期的良性血管肿瘤，出生后生长并随时间自然消退。边界清晰，不合并凝血功能障碍。组织学上可见分叶状的团块及增殖的内皮细胞，GLUT-1 免疫组织化学染色阳性。IH 通常质地柔软，无触痛，其红色比 KHE 更鲜艳。可自行消退，大多数 IH 在 4—5 岁时就已经完成了消退。

2. 先天性血管瘤

先天性血管瘤（congenital hemangioma，CH）是婴儿时期的良性血管瘤，出生时即已完全形成，可以［快速消退型先天性血管瘤（RICH）］或不能［不消退型先天性血管瘤（NICH）] 自发消退。组织学上，可见分叶状毛细血管增生，并嵌入纤维基质。出生时，RICH 可能合并一过性血小板减少和一过性轻度消耗性凝血功能障碍，因此可能与 KHE 混淆。RICH 的短暂性凝血障碍通常不严重，出血的风险很低，随着肿瘤快速的自然消退，短暂性凝血障碍在几天到几周内就会消失。在这种情况下，需要密切持续随访，并行影像学检查或活体组织检查以区分这些病变 [36]。已经发现 *GNAQ* 和 *GNA11* 的体细胞激活突变与 RICH 和 NICH 相关，并可能成为一种有用的基因筛查方式，以协助诊断不典型的病变 [37]。

3. 卡波西样淋巴管瘤病

卡波西样淋巴管瘤病（Kaposiform lymphangiomatosis，KLA）是一个新发现的疾病，它与 KHE 有许多相似之处，但有一个显著的区别——它的多灶性。与大多数 KHE 不同，KLA 患者常有多个区域的肿瘤和淋巴管异常 [38]。KLA 患者通常表现为胸腔内疾病，表现为症状性出血或乳糜性积液。当初步诊断为 KHE 的患者伴有 / 出现其他部位病变（如偶然发现或有症状的骨溶解性病变）时，应进一步考虑 KLA 的诊断。

4. 婴幼儿纤维肉瘤

婴幼儿纤维肉瘤是一种婴幼儿恶性肿瘤，表现为圆形、质韧的深部组织病变。它们呈现红色到蓝色，表面皮肤伴有毛细血管扩张 [35]。肿瘤可能合并血小板减少和消耗性凝血障碍。

5. 静脉畸形

静脉畸形是一种低流速脉管畸形，出生时表现为质软、可压缩的蓝紫色病变。如前所述，静脉畸形可导致局部血管内凝血，这与 KMP 的特征和并发症有很大不同。

6. 卡波西肉瘤

卡波西肉瘤是一种由人类疱疹病毒 8 型（human herpesvirus-8，HHV-8）的病毒基因组引发的真皮血管肿瘤。这在发达国家的儿科年龄组中极为罕见。

7. 横纹肌肉瘤

横纹肌肉瘤是婴幼儿头颈部最常见的软组织肉瘤。通过 MRI 检查和活体组织检查显示向骨骼肌细胞分化，即可诊断。早期诊断，积极的化学药物治疗、放射治疗和手术干预是获得最佳结果的必要途径。

8. 婴幼儿血管周细胞瘤

婴幼儿血管周细胞瘤是一种高度血管化的婴儿期恶性软组织肿瘤，目前被认为是婴幼儿肌纤维瘤病家族的一部分。婴幼儿血管周细胞瘤可出现类似 KMP 的消耗性凝血功能障碍和出血并发症。组织学上，肿瘤呈边界清楚的圆形和梭形细胞结节，有薄壁分叉的"鹿角"血管[39]。有报道显示其对化学药物治疗敏感，并能自发消退。

（四）治疗选择

虽然 KHE 存在巨大的个体差异，但相似的治疗目标可以指导临床治疗。这些目标包括降低严重 Kasabach-Merritt 现象（包括潜在死亡率）的风险，降低侵袭性、浸润性肿瘤导致的功能及结构损伤，以及降低各种非致命因素造成的远期畸形（如疼痛和外观缺陷）。前期的风险分层应将合并 KMP 的 KHE 患者（需要更迅速和积极的干预）与那些不合并 KMP 且发生危及生命并发症风险较低的患者区分开来。KMP 治疗目标的实现情况，是通过凝血指标的恢复来衡量的，其最低有效标准为血小板 $> 20 \times 10^9/L$ 和纤维蛋白原 $> 100mg/dl$[32]。功能和外观损伤的缓解程度，一般通过体格检查结果来判断，包括肿瘤体积的减小和周围脏器和肌肉骨骼功能的改善。应采用多学科模式来制订个体化的治疗方案。虽然药物治疗使 KMP 可控甚至消失，但仅靠药物治疗 KHE 不能完全消退，除非病灶较小并能够手术切除。随着西罗莫司近年来发挥的作用越来越重要，推荐的治疗方法也在不断发展变化，在决定最佳治疗方法时，需要查阅最新的文献和专家共识。应该让患者和家属意识到，即使他们达到了所有的治疗目标，皮肤和皮下残留的病变往往仍然存在。

五、伴有 Kasabach-Merritt 现象的 KHE

（一）凝血功能异常的支持性治疗

维持血流动力学稳定应是 KHE 合并 KMP 患者的优先目标，以预防出血性并发症。除了减少不必要的患者操作和程序外，应该密切监测血细胞计数和凝血功能参数。纠正凝血异常的干预措施应遵循以下准则。

1. 血小板输注

如前所述，KHE 合并 KMP 时，输注的血小板会被迅速捕获和消耗，并大大增加全身出血的风险。尽管血小板计数低得令人担忧（通常 $<10 \times 10^9/L$），但除非患者有活动性出血或正在为有创性手术干预做准备[30]，否则应避免输注血小板[30]。血小板输注本质上是"火上浇油"，输注的血小板半衰期明显缩短，因为它们立即被捕获到病变中[32, 40]，从而导致病灶内血栓增大和瘤体的迅速扩张[41]。多学科团队应该治疗的是"患者"而不是"数值"[32]。当需要补充血小板时，缓慢的输注或滴注可能会更好耐受（译者注：译者所在团队临床经验为，术前单次大剂量快速输注效果最佳。论著发表于《中华整形外科杂志》2018 年第 34 卷第 5 期）。

2. 冷沉淀

KMP 中纤维蛋白原的快速消耗极大地增加了整体出血风险。虽然新鲜冷冻血浆（fresh frozen plasma，FFP）同时含有纤维蛋白原和凝血因子，但婴儿可能无法耐受较大的量，特别是当婴儿有心力衰竭迹象时[32]。FFP 更适合 PT 和 aPTT 延长、需要更换所有凝血因子的弥散性血管内凝血患者。另外，低温沉淀物可以相对较小的体积提供高度浓缩的纤维蛋白原。KMP 患者活动性出血时，应考虑用冷沉淀输血，为有创外科手术做准备，预防性地维持血清纤维蛋白原＞100mg/dl。

3. 红细胞压积

微血管病变的病灶内溶血和潜在的活动性出血，共同导致轻度至中度贫血。症状性贫血应该予以纠正，以支持适当的心血管功能。

4. 重组人凝血因子Ⅶ a

目前，重组激活的人凝血因子Ⅶ（rFⅦa）已被美国 FDA 批准用于治疗使用高滴度抑制药的血友病患者和血小板无力症患者。一个孤立的病例报道显示，在伴有 KMP 的 KHE 患者手术中使用 rFⅦa（剂量为 90mg/kg）来控制活动性出血[42]。由于支持在 KMP 中使用 rFⅦa 的数据很少，目前缺乏 rFⅦa 在治疗中的使用建议。

（二）外科切除

完整切除 KHE 可迅速使血液学参数恢复正常，目前为止，在疗效上具有不可替代的优势[43, 44]。条件允许时，手术切除是 KHE 的一线治疗方法；然而，更大、更具浸润性的 KHE 病变通常无法手术切除。此外，在合并 KMP 的情况下，手术治疗有相当大的出血风险。切除不完全可导致肿瘤复发。对于体积较小的、早期局限性 KHE 病变，手术切除仍然是优先的治疗选择[43, 45, 46]。然而目前更常用的治疗方案是药物作为一线治疗，手术切除作为一种挽救性治疗，仅在瘤体对患者构成迫在眉睫的威胁时，才予以考虑。对于不再合并 KMP 但对周围组织结构（如关节）有负面功能影响的残留病变，也可以考虑手术切除。

（三）糖皮质激素

糖皮质激素历来是治疗 KHE 合并 KMP 的一线药物[32]。许多专家仍然在开始治疗时使用口服泼尼松［2～4mg/(kg·d)］或静脉注射甲泼尼龙［1.6mg/(kg·d)］。然而，只有 10% 的患者可仅靠单一糖皮质激素治疗达到治疗目标，多达 30% 的患者可能对糖皮质激素完全无反应[47]。大剂量的甲泼尼龙［30mg/(kg·d)，连续 3 天］已被报道用于疗效不确定的难治性病例[48]。大多数对糖皮质激素敏感的患者会在第 1 周内表现出一定程度的效果，如果在 2 周内没有反应，则应被认为是治疗无效[32]。

在婴儿和儿童中长期使用糖皮质激素有许多不可忽视的不良反应，包括高血压、生长障碍、骨质减少和机会性感染。如果在治疗的前 2 周内发现血小板计数增加，则应在接下来的 4 周内逐渐减少糖皮质激素，以减少累积毒性。最新的专家共识中建议，同时使用糖皮质激素和长春新碱作为 KHE 合并 KMP 的一线药物治疗[43]。

（四）长春新碱

长春新碱是治疗 KHE 合并 KMP 的有效一线或早期二线药物[49]。天然长春花碱从长春花属植物长春花叶中分离而来，长春新碱是一种干扰有丝分裂纺锤体微管的抗有丝分裂化疗药物。用于治疗 KHE 时，它可以减少内皮细胞增殖，诱导内皮细胞凋亡，并抑制血管生成[50]。体重<10kg 的患儿应用长春新碱时，常用剂量为每周 0.05mg/kg，可以纠正血液学指标的异常，特别是血小板计数和纤维蛋白原水平恢复正常范围，同时能够缩小 KHE 病变体积并降低病灶硬度及张力[47, 49]（图 6-7B）。治疗通常持续到血小板计数得到持续改善[51]。如果治疗有效，可以考虑将给药频率降至每 2 周 1 次，持续 2 个月，然后再降至每 3 周 1 次，持续 2 个月。

如果剂量和监测恰当，婴儿和儿童中每周使用长春新碱表现出良好的耐受性。常见的不良反应包括外周多发性神经病变、肌腱反射丧失、自主神经病变（便秘，肠梗阻）及长期使用后的骨髓抑制。服药前应完成体格检查。监测血细胞计数，以及时发现获得性红细胞减少症和电解质紊乱；监测肝功能，以及时掌握药物清除能力。建议使用抗生素预防肺孢子虫感染。由于长春新碱对血管刺激性大，给药需要通过中心静脉导管。在 KMP 患者中放置中心静脉导管有相当大的出血风险，因此使用长春新碱的决定可能会因此而受到影响。

（五）西罗莫司

西罗莫司，也被称为雷帕霉素，正在成为 KHE 的重要治疗选择，并已在几项研究中作为一线治疗方法报道[52, 53]。西罗莫司是美国 FDA 批准的雷帕霉素哺乳动物靶点（mTOR）抑制药，在 KHE 中发挥作用，阻止下游蛋白合成、血管生成和随后的细胞增殖。使用西罗莫司治疗 KMP 的初步报告显示，血小板计数在几天内迅速正常化，肿瘤软化（图 6-4B）；而联合使用糖皮质激素和长春新碱，血液学参数恢复正常可能需要数周[54-56]。这些研究中的大多数都建议对 1 岁以下的婴儿起始剂量为每次 0.8mg/m^2，每日 2 次，间隔 12h[55]。将剂量进行滴定，以获得 10～15ng/ml 的目标血清谷水平。值得注意的是，需要 2～4 周才能达到稳定的血清西罗莫司治疗水平。在新生儿和早产儿中，如果药物清除能力不成熟，应进一步减少西罗莫司的剂量[57, 58]，建议同时预防肺孢子虫感染。

Adams 等最近发表了一项 Ⅱ 期临床试验，评估西罗莫司治疗复杂脉管疾病[59]的有效性和安全性。此外，由于西罗莫司广泛应用于肾移植患者，以防止同种异体肾移植排斥反应，因此其安全性已得到证实。虽然在维持血清治疗浓度水平时患者可以很好地耐受，但其毒性也已被证实，可诱发中性粒细胞减少、黏膜炎、外周水肿、高血压、高甘油三酯血症、高胆固醇血症、伤口愈合不良、头痛和肝转氨酶升高。在接受西罗莫司治疗时，应考虑使用抗生素预防肺孢子虫感染，特别是＜2 岁的儿童[60]。

其疗效的基础尚不完全清楚，但 mTOR 是细胞生长和血管生成的重要激活剂 / 调节因子。涉及上调 mTOR 活性的突变情况，如结节性硬化症和淋巴管肌瘤病，已经证明对西罗莫司敏感且安全[61]。mTOR 在一些脉管疾病中过度表达，西罗莫司已被建议作为治疗儿童脉管畸形和肿瘤的选择之一[55, 62]。其他西罗莫司类似物（替西罗莫司、依维莫司和 Deforolimus）也显示出治疗晚期成人肿瘤的临床疗效，包括肾细胞癌和其他难治性实体肿瘤[63]。

（六）联合化疗

其他化疗药物，如环磷酰胺和放线菌素，与长春新碱的联合使用，已有少数病例报道[64-66]。很难从如此少的患者和文献中推断联合化疗的效果，这些文献中报道不同方案有效率差异较大。

（七）抗纤维蛋白溶解药物

抗纤维蛋白溶解药物氨基己酸和氨甲环酸是赖氨酸的类似物。它们的作用是抑制纤溶酶分解，并被广泛用于治疗已知出血疾病患者的轻度出血。如前所述，KHE 合并 KMP 时，表现出纤维蛋白溶解活性亢进，在疾病恶化和活动性出血的情况下，抗纤维蛋白溶解药可以被认为是目前推荐治疗方案的辅助用药[40, 67]。

（八）抗血小板药

当血小板被捕获到 KHE 曲折的血管中时，它们会黏附、聚集和激活，这是不受控制的初级止血的一部分。抗血小板药物（如阿司匹林和噻氯匹定）已被用于减少血小板黏附、聚集和激活[51]。阿司匹林通过抑制前列腺素内过氧化物合成酶，减少血栓素 A_2 和前列环素的合成。使用阿司匹林作为辅助治疗已证实可缩小病变体积，改善颜色，改善病灶区域的功能[68, 69]。噻氯匹定通过抑制纤维蛋白原与血小板膜的二磷酸腺苷结合而降低血小板黏附。已有多个病例报道描述了噻氯匹定作为长春新碱治疗的辅助用药，或者与阿司匹林同时作为长春新碱的辅助用药[70]。加入抗血小板药物是否会增加 KHE 合并 KMP 的出血风险，目前尚无研究报道。尽管抗血小板药物治疗 KHE 不再被认为是一线治疗，但在不合并 KMP 的 KHE 或丛状血管瘤中，抗血小板药仍被用于长期维持治疗。

（九）干扰素 α

在早期研究中，干扰素 α_{2a} 在糖皮质激素无效且危及生命的"巨大"或"高危"血管瘤中，发挥纠正凝血障碍和缩小肿瘤体积的功效[71]。根据他们的描述，这些血管瘤很可能是伴有 KMP 的 KHE。然而，在接受治疗的患者中，有很大一部分不可逆性痉挛性双瘫的病例报道。不良反应还包括嗜睡和流感样症状。由于潜在的神经毒性（特别是在较小的婴儿中）[30, 72]，干扰素 α 应该只考虑用于一线药物无效的危及生命的病变。

（十）普萘洛尔

普萘洛尔在加速典型婴幼儿血管瘤消退方面，效果显著。虽然许多人已经尝试将普萘洛尔用于治疗 KHE 合并 KMP，但效果报道不一，在一线药物治疗无效的病例中，普萘洛尔至多被认为是二线治疗[73, 74]。

（十一）介入栓塞治疗

对于存在粗大供血血管的 KHE 病例，同时也被影像学检查证实，那么供血动脉栓塞可作为一种治疗选择[75]。多数情况下该方案可实现 KMP 的暂时抑制，因此通常需要多个连续的疗程来维持疗效[32]。对于危及生命的病变，血管栓塞术应该被认为是一线治疗药物的辅助治疗。介入治疗在技术上具有挑战性，特别是当只有小的供血血管存在时，可能会导致一些并发症，如血栓形成和远期结构及功能缺陷[32]。

（十二）放射治疗

尽管低剂量放射治疗可能改善 KMP 并减少 KHE 肿瘤的扩张，但已明确的继发性恶性肿瘤、神经内分泌功能障碍和生长迟缓的风险，导致其被视为婴幼儿的标准治疗禁忌。它应该只考虑在难治性、危及生命的 KHE 合并 KMP 患者中使用[76, 77]。

（十三）临床治疗总结（KHE 合并 KMP）

快速评估和诊断危及生命的 KMP，依赖于对 KHE 病变的敏锐识别。首诊时如果考虑 KHE，治疗方案可选择糖皮质激素的系统治疗。随着进一步的实验室检查、病史采集和更彻底的体格检查，医疗团队应该决定是否放置中心静脉导管，并每周应用长春新碱或口服西罗莫司作为一线治疗[43]。药物的选择应该根据患者临床情况，特别是他们发生大出血的风险和其家庭的选择进行个性化治疗。

当使用糖皮质激素治疗时，一旦患者表现出良好的临床反应，就应该相对较快地减量维持；如果无效，应该在 2 周后停药。血液学指标恢复后，可联合应用长春新碱，只要患者在用药后症状有显著的持续改善，且药物不良反应较小，通常用药 20～24 周；西罗莫司与之类似，可在血液学指标恢复后联合使用，只要患者在用药后症状有显著的持续改善，并且药物不良反应可以耐受，通常可持续应用 1～2 年。长期随访研究表明，有相当数量的患儿在 4—5 岁时仍在接受西罗莫司治疗，并已确定停药过早会有复发风险[78]。

一线治疗无效且继续显示危及生命特征的病变应进行二线干预，包括其他药物治疗方案和条件允许下的外科手术或介入治疗。如果双药或多药联合治疗不能纠正血液学指标，手术切除和（或）栓塞供血血管可能会为药物治疗提供更多的起效时间。为了给合并 KMP 的 KHE 患者提供全面而有效的治疗，密切的多学科合作，特别是血液学家／肿瘤学家、皮肤科医生、外科医生和介入放射科医生之间的密切合作是必不可少的。

六、不伴有 Kasabach-Merritt 现象的 KHE

不伴 Kasabach-Merritt 现象的 KHE 诊断，通常是具有挑战性的，因为婴儿和儿童的局限性脉管疾病有广泛的鉴别诊断。活体组织检查是为了确认组织学和免疫组织学诊断，更具体地说，是为了排除恶性肿瘤（如纤维肉瘤）。目前仍然很难提出标准化的治疗方法，因为目前关于这些病变的文献仅限于小样本的病例研究和个案报道。然而，根据现有的临床经验和最近发表的专家共识，我们可以提出该病治疗的一般准则[43]。

对于体积较小、病变局限且不损害周围结构或功能的病变，可不进行临床干预，但需要进行密切临床观察。一旦病变对其周围组织有负面影响，则通常需要进行干预。如果 KHE 界限清楚，且部位易于手术切除，对于不合并 KMP 的患者，完全切除可能是更合理的治疗选择。如果病变累及多个组织平面、侵袭性强，手术切除可行性较低，药物治疗可以采用糖皮质激素单药治疗［口服泼尼松 2mg/(kg·d)］或西罗莫司单药治疗[43, 79, 80]。阿司匹林［5～10mg/(kg·d)］或其他抗血小板药物可作为辅助用药。药物治疗的持续时间应个体化，治疗的目标是降低该侵袭性、浸润性肿瘤的功能性和结构性损伤，以及降低包括疼痛和美容缺陷在内的各种非致命并发症的远期发生率。

七、结束语

获益于现今脉管疾病明确的分类方式，对脉管疾病病理生理学特征的熟悉及新型治疗药物的广泛使用，KHE 合并 KMP 患者的诊断和治疗有了显著的改善。治疗方案在持续演变，这使得医生也必须关注和了解此领域最新的研究进展。尽管大家都认同，及早认识 KHE 并进行干预，可以显著降低远期后遗症，但仍鲜有远期研究数据的记录。根据十多年前进行的有限的流行病学研究，KMP 的死亡率仍被报道为 10%～30%，但在当前的治疗方式和多学科护理下，这一数据要低得多[81]。大多数患者从多模式治疗中获益，他们的凝血功能可长期稳定，肿瘤体积和外观能够持续改善。然而，体积较大的病变可能持续存在[17]。那些侵入肌肉、骨骼和关节的病变会影响肌肉骨骼的远期活动能力，并导致慢性疼痛和淋巴水肿。有必要进行多机构合作研究，以改善预后并更好地研究 KHE 的基本病理生理学原理[82]。

参 考 文 献

[1] Enjolras O, Wassef M, Mazoyer E, Frieden IJ, Rieu PN, Drouet L, et al. Infants with Kasabach-Merritt syndrome do not have "true" hemangiomas. J Pediatr. 1997;130(4):631–40.

[2] Lyons LL, North PE, Mac-Moune Lai F, Stoler MH, Folpe AL, Weiss SW. Kaposiform hemangioendothelioma: a study of 33 cases emphasizing its pathologic, immunophenotypic, and biologic uniqueness from juvenile hemangioma. Am J Surg Pathol. 2004;28(5):559–68.

[3] Niedt GW, Greco MA, Wieczorek R, Blanc WA, Knowles DM 2nd. Hemangioma with Kaposi's sarcoma-like features: report of two cases. Pediatr Pathol. 1989;9(5):567–75.

[4] Tsang WY, Chan JK. Kaposi-like infantile hemangioendothelioma. A distinctive vascular neoplasm of the retroperitoneum. Am J Surg Pathol. 1991;15(10):982–9.

[5] Zukerberg LR, Nickoloff BJ, Weiss SW. Kaposiform hemangioendothelioma of infancy and childhood. An aggressive neoplasm associated with Kasabach-Merritt syndrome and lymphangiomatosis. Am J Surg Pathol. 1993;17(4):321–8.

[6] Akbayrak T, Orhan C, Baran E, Kaya S, Coskun G, Varan A. Effects of physiotherapy combined with sirolimus in a patient with vascular malformation: a case report. Turk J Pediatr. 2016;58(2):203–7.

[7] Lim YH, Bacchiocchi A, Qiu J, Straub R, Bruckner A, Bercovitch L, et al. GNA14 somatic mutation causes congenital and sporadic vascular tumors by MAPK activation. Am J Hum Genet. 2016;99(2):443–50.

[8] Croteau SE, Liang MG, Kozakewich HP, Alomari AI, Fishman SJ, Mulliken JB, et al. Kaposiform hemangioendothelioma: atypical features and risks of Kasabach-Merritt phenomenon in 107 referrals. J Pediatr. 2013;162(1):142–7.

[9] Kelly M. Kasabach-Merritt phenomenon. Pediatr Clin N Am. 2010;57(5):1085–9.

[10] Mulliken JB, Anupindi S, Ezekowitz RA, Mihm MC Jr. Case records of the Massachusetts General Hospital. Weekly clinicopathological exercises. Case 13–2004. A newborn girl with a large cutaneous lesion, thrombocytopenia, and anemia. N Engl J Med. 2004;350(17): 1764–75.

[11] Gruman A, Liang MG, Mulliken JB, Fishman SJ, Burrows PE, Kozakewich HP, et al. Kaposiform hemangioendothelioma without Kasabach-Merritt phenomenon. J Am Acad Dermatol. 2005;52(4):616–22.

[12] Adams D, Frieden IJ. Tufted angioma, kaposiform hemangioendothelioma, and the Kasabach-Merritt phenomenon. Up ToDate, Post TW (Ed), Up ToDate, Waltham, MA (Accessed on December 3, 2015). 2015.

[13] Fernandez Y, Bernabeu-Wittel M, Garcia-Morillo JS. Kaposiform hemangioendothelioma. Eur J Intern Med. 2009;20(2):106–13.

[14] Veening MA, Verbeke JI, Witbreuk MM, Kaspers GJ. Kaposiform (spindle cell) hemangioendothelioma in a child with an unusual presentation. J Pediatr Hematol Oncol. 2010;32(3):240–2.

[15] Deraedt K, Vander Poorten V, Van Geet C, Renard M, De Wever I, Sciot R. Multifocal

kaposiform hemangioendothelioma. Virchows Arch. 2006;448(6):843–6.

[16] Ma J, Shi QL, Jiang SJ, Zhou HB, Zhou XJ. Primary kaposiform hemangioendothelioma of a long bone: two cases in unusual locations with long-term follow up. Pathol Int. 2011;61 (6):382–6.

[17] Enjolras O, Mulliken JB, Wassef M, Frieden IJ, Rieu PN, Burrows PE, et al. Residual lesions after Kasabach-Merritt phenomenon in 41 patients. J Am Acad Dermatol. 2000;42(2 Pt 1):225–35.

[18] Schaefer BA, Wang D, Merrow AC, Dickie BH, Adams DM. Long-term outcome for kaposiform hemangioendothelioma: a report of two cases. Pediatr Blood Cancer. 2017;64(2):284–6.

[19] Le Huu AR, Jokinen CH, Rubin BP, Mihm MC, Weiss SW, North PE, et al. Expression of prox1, lymphatic endothelial nuclear transcription factor, in Kaposiform hemangioendothelioma and tufted angioma. Am J Surg Pathol. 2010;34(11):1563–73.

[20] Yuan SM, Hong ZJ, Chen HN, Shen WM, Zhou XJ. Kaposiform hemangioendothelioma complicated by Kasabach-Merritt pheno- menon: ultrastructural observation and immunohistochemistry staining reveal the trapping of blood components. Ultrastruct Pathol. 2013;37(6):452–5.

[21] Seo SK, Suh JC, Na GY, Kim IS, Sohn KR. Kasabach-Merritt syndrome: identification of platelet trapping in a tufted angioma by immunohistochemistry technique using monoclonal antibody to CD61. Pediatr Dermatol. 1999;16(5):392–4.

[22] Saito M, Gunji Y, Kashii Y, Odaka J, Yamauchi T, Kanai N, et al. Refractory kaposiform hemangioendothelioma that expressed vascular endothelial growth factor receptor (VEGFR)–2 and VEGFR-3: a case report. J Pediatr Hematol Oncol. 2009;31(3):194–7.

[23] Debelenko LV, Perez-Atayde AR, Mulliken JB, Liang MG, Archibald TH, Kozakewich HP. D2–40 immunohistochemical analysis of pediatric vascular tumors reveals positivity in kaposiform hemangioendothelioma. Mod Pathol. 2005;18(11):1454–60.

[24] Arai E, Kuramochi A, Tsuchida T, Tsuneyoshi M, Kage M, Fukunaga M, et al. Usefulness of D2–40 immunohistochemistry for differentiation between kaposiform hemangioendothelioma and tufted angioma. J Cutan Pathol. 2006;33(7):492–7.

[25] Jones EW, Orkin M. Tufted angioma (angioblastoma). A benign progressive angioma, not to be confused with Kaposi's sarcoma or low-grade angiosarcoma. J Am Acad Dermatol. 1989;20(2 Pt 1): 214–25.

[26] Chu CY, Hsiao CH, Chiu HC. Transformation between Kaposiform hemangioendothelioma and tufted angioma. Dermatology. 2003; 206(4):334–7.

[27] Croteau SE, Gupta D. The clinical spectrum of kaposiform hemangioendothelioma and tufted angioma. Semin Cutan Med Surg. 2016;35(3):147–52.

[28] Kasabach HHMK. Capillary hemangioma with extensive purpura: report of a case. Am J Dis Child. 1940;59:1063.

[29] Sarkar M, Mulliken JB, Kozakewich HP, Robertson RL, Burrows PE. Thrombocytopenic coagulopathy (Kasabach-Merritt phenomenon) is associated with Kaposiform hemangioendothelioma and not with common infantile hemangioma. Plast Reconstr Surg. 1997;100(6):1377–86.

[30] Rodriguez V, Lee A, Witman PM, Anderson PA. Kasabach-Merritt phenomenon: case series and retrospective review of the mayo clinic experience. J Pediatr Hematol Oncol. 2009;31(7):522–6.

[31] Sondel PM, Ritter MW, Wilson DG, Lieberman LM. Use of 111In platelet scans in the detection and treatment of Kasabach-Merritt syndrome. J Pediatr. 1984;104(1):87–9.

[32] Ryan C, Price V, John P, Mahant S, Baruchel S, Brandao L, et al. Kasabach-Merritt phenomenon: a single centre experience. Eur J Haematol. 2010;84(2):97–104.

[33] Dompmartin A, Acher A, Thibon P, Tourbach S, Hermans C, Deneys V, et al. Association of localized intravascular coagulopathy with venous malformations. Arch Dermatol. 2008; 144(7):873–7.

[34] Frieden IJ, Rogers M, Garzon MC. Conditions masquerading as infantile haemangioma: part 1. Australas J Dermatol. 2009;50(2):77–97.. quiz 8

[35] Frieden IJ, Rogers M, Garzon MC. Conditions masquerading as infantile haemangioma: part 2. Australas J Dermatol. 2009;50(3):153–68.. quiz 69–70

[36] Rangwala S, Wysong A, Tollefson MM, Khuu P, Benjamin LT, Bruckner AL. Rapidly involuting congenital hemangioma associated with profound, transient thrombocytopenia. Pediatr Dermatol. 2014;31(3):402–4.

[37] Ayturk UM, Couto JA, Hann S, Mulliken JB, Williams KL, Huang AY, et al. Somatic activating mutations in GNAQ and GNA11 are associated with congenital hemangioma. Am J Hum Genet. 2016;98(6):1271.

[38] Croteau SE, Kozakewich HP, Perez-Atayde AR, Fishman SJ, Alomari AI, Chaudry G, et al. Kaposiform lymphangiomatosis: a distinct aggressive lymphatic anomaly. J Pediatr. 2014;164(2):383–8.

[39] Fernandez-Pineda I, Parida L, Jenkins JJ, Davidoff AM, Rao BN, Rodriguez-Galindo C. Childhood hemangiopericytoma: review of St Jude Children's Research Hospital. J Pediatr Hematol Oncol. 2011;33(5):356–9.

[40] Shulkin BL, Argenta LC, Cho KJ, Castle VP. Kasabach-Merritt syndrome: treatment with epsilon-aminocaproic acid and assessment by indium 111 platelet scintigraphy. J Pediatr. 1990;117(5):746–9.

[41] Phillips WG, Marsden JR. Kasabach-Merritt syndrome exacerbated by platelet transfusion. J R Soc Med. 1993;86(4):231–2.

[42] Janic D, Brasanac D, Krstovski N, Dokmanovic L, Lazic J, Krstic Z. The use of recombinant activated factor VII during major surgery in a child with Kasabach-Merritt syndrome. Paediatr Anaesth. 2009;19(2):177–9.

[43] Drolet BA, Trenor CC 3rd, Brandao LR, Chiu YE, Chun RH, Dasgupta R, et al. Consensus-derived practice standards plan for complicated Kaposiform hemangioendothelioma. J Pediatr. 2013;163(1):285–91.

[44] Guo X, Gong Y, Dong C. Surgical treatment of a huge kaposiform hemangioendothelioma in the chest wall: A case study. SAGE Open Med Case Rep. 2016;4:2050313X16684742.

[45] Drolet BA, Scott LA, Esterly NB, Gosain AK. Early surgical intervention in a patient with Kasabach-Merritt phenomenon. J Pediatr. 2001;138(5):756–8.

[46] Schmid I, Klenk AK, Sparber-Sauer M, Koscielniak E, Maxwell R, Haberle B. Kaposiform hemangioendothelioma in children: a benign vascular tumor with multiple treatment options. World J Pediatr. 2018;14:322.

[47] Wang Z, Li K, Yao W, Dong K, Xiao X, Zheng S. Steroid-resistant kaposiform hemangioendothelioma: a retrospective study of 37 patients treated with vincristine and long-term follow-up. Pediatr Blood Cancer. 2015;62(4):577–80.

[48] Ozsoylu S. Megadose methylprednisolone for Kasabach-Merritt syndrome. Eur J Pediatr. 2003;162(7–8):562.. author reply 3–4

[49] Haisley-Royster C, Enjolras O, Frieden IJ, Garzon M, Lee M, Oranje A, et al. Kasabach-Merritt phenomenon: a retrospective study of treatment with vincristine. J Pediatr Hematol Oncol. 2002;24(6):459–62.

[50] Fahrtash F, McCahon E, Arbuckle S. Successful treatment of kaposiform hemangioendothelioma

and tufted angioma with vincristine. J Pediatr Hematol Oncol. 2010;32(6):506–10.

[51] Fernandez-Pineda I, Lopez-Gutierrez JC, Ramirez G, Marquez C. Vincristine-ticlopidine-aspirin: an effective therapy in children with Kasabach-Merritt phenomenon associated with vascular tumors. Pediatr Hematol Oncol. 2010;27(8):641–5.

[52] Kai L, Wang Z, Yao W, Dong K, Xiao X. Sirolimus, a promising treatment for refractory Kaposiform hemangioendothelioma. J Cancer Res Clin Oncol. 2014;140(3):471–6.

[53] Jahnel J, Lackner H, Reiterer F, Urlesberger B, Urban C. Kaposiform hemangioendothelioma with Kasabach-Merritt phenomenon: from vincristine to sirolimus. Klin Padiatr. 2012; 224(6):395–7.

[54] Wang H, Guo X, Duan Y, Zheng B, Gao Y. Sirolimus as initial therapy for kaposiform hemangioendothelioma and tufted angioma. Pediatr Dermatol. 2018;35(5):635–8.

[55] Hammill AM, Wentzel M, Gupta A, Nelson S, Lucky A, Elluru R, et al. Sirolimus for the treatment of complicated vascular anomalies in children. Pediatr Blood Cancer. 2011;57(6): 1018–24.

[56] Ji Y, Chen S, Xiang B, Li K, Xu Z, Yao W, et al. Sirolimus for the treatment of progressive kaposiform hemangioendothelioma: a multicenter retrospective study. Int J Cancer. 2017;141(4):848–55.

[57] Emoto C, Fukuda T, Mizuno T, Schniedewind B, Christians U, Adams DM, et al. Characterizing the developmental trajectory of Sirolimus clearance in neonates and infants. CPT Pharmacometrics Syst Pharmacol. 2016; 5(8):411–7.

[58] Czechowicz JA, Long-Boyle JR, Rosbe KW, Mathes EF, Frieden IJ, Shimano KA. Sirolimus for management of complex vascular anomalies – a proposed dosing regimen for very young infants. Int J Pediatr Otorhinolaryngol. 2018;105:48–51.

[59] Adams DM, Trenor CC 3rd, Hammill AM, Vinks AA, Patel MN, Chaudry G, et al. Efficacy and safety of Sirolimus in the treatment of complicated vascular anomalies. Pediatrics. 2016;137(2):e20153257.

[60] Russell TB, Rinker EK, Dillingham CS, Givner LB, McLean TW. *Pneumocystis Jirovecii* pneumonia during Sirolimus therapy for Kaposiform Hemangioendothelioma. Pediatrics. 2018;141(Suppl 5):S421–S4.

[61] McCormack FX, Inoue Y, Moss J, Singer LG, Strange C, Nakata K, et al. Efficacy and safety of sirolimus in lymphangioleiomyomatosis. N Engl J Med. 2011;364(17):1595–606.

[62] Blatt J, Stavas J, Moats-Staats B, Woosley J, Morrell DS. Treatment of childhood kaposiform hemangioendothelioma with sirolimus. Pediatr Blood Cancer. 2010;55(7): 1396–8.

[63] Wong MK, Yang H, Signorovitch JE, Wang X, Liu Z, Liu NS, et al. Comparative outcomes of everolimus, temsirolimus and sorafenib as second targeted therapies for metastatic renal cell carcinoma: a US medical record review. Curr Med Res Opin. 2014;30(4):537–45.

[64] Hauer J, Graubner U, Konstantopoulos N, Schmidt S, Pfluger T, Schmid I. Effective treatment of kaposiform hemangioendotheliomas associated with Kasabach-Merritt phenomenon using four-drug regimen. Pediatr Blood Cancer. 2007;49(6):852–4.

[65] Blei F, Karp N, Rofsky N, Rosen R, Greco MA. Successful multimodal therapy for kaposiform hemangioendothelioma complicated by Kasabach-Merritt phenomenon: case report and review of the literature. Pediatr Hematol Oncol. 1998;15(4):295–305.

[66] Fuchimoto Y, Morikawa N, Kuroda T, Hirobe S, Kamagata S, Kumagai M, et al. Vincristine, actinomycin D, cyclophosphamide chemotherapy resolves Kasabach-Merritt syndrome resistant to conventional therapies.

Pediatr Int. 2012;54(2):285–7.

[67] Ortel TL, Onorato JJ, Bedrosian CL, Kaufman RE. Antifibrinolytic therapy in the management of the Kasabach Merritt syndrome. Am J Hematol. 1988;29(1):44–8.

[68] Javvaji S, Frieden IJ. Response of tufted angiomas to low-dose aspirin. Pediatr Dermatol. 2013;30(1):124–7.

[69] MacFarland SP, Sullivan LM, States LJ, Bailey LC, Balamuth NJ, Womer RB, et al. Management of refractory pediatric Kaposiform Hemangioendothelioma with Sirolimus and aspirin. J Pediatr Hematol Oncol. 2018;40(4):e239–e42.

[70] Fernandez-Pineda I, Lopez-Gutierrez JC, Chocarro G, Bernabeu-Wittel J, Ramirez-Villar GL. Long-term outcome of vincristine-aspirin-ticlopidine (VAT) therapy for vascular tumors associated with Kasabach-Merritt phenomenon. Pediatr Blood Cancer. 2013;60(9): 1478–81.

[71] Ezekowitz RA, Mulliken JB, Folkman J. Interferon alfa-2a therapy for life-threatening hemangiomas of infancy. N Engl J Med. 1992;326(22):1456–63.

[72] Barlow CF, Priebe CJ, Mulliken JB, Barnes PD, Mac Donald D, Folkman J, et al. Spastic diplegia as a complication of interferon alfa-2a treatment of hemangiomas of infancy. J Pediatr. 1998;132(3 Pt 1):527–30.

[73] Chiu YE, Drolet BA, Blei F, Carcao M, Fangusaro J, Kelly ME, et al. Variable response to propranolol treatment of kaposiform hemangioendothelioma, tufted angioma, and Kasabach-Merritt phenomenon. Pediatr Blood Cancer. 2012;59(5):934–8.

[74] Wang Z, Li K, Dong K, Xiao X, Zheng S. Variable response to propranolol treatment of kaposiform hemangioendothelioma, tufted angioma, and Kasabach-Merritt phenomenon. Pediatr Blood Cancer. 2014;61(8):1518–9.

[75] Zhou SY, Li HB, Mao YM, Liu PY, Zhang J. Successful treatment of Kasabach-Merritt syndrome with transarterial embolization and corticosteroids. J Pediatr Surg. 2013;48(3):673–6.

[76] Leong E, Bydder S. Use of radiotherapy to treat life-threatening Kasabach-Merritt syndrome. J Med Imaging Radiat Oncol. 2009;53(1):87–91.

[77] Kwok-Williams M, Perez Z, Squire R, Glaser A, Bew S, Taylor R. Radiotherapy for life-threatening mediastinal hemangioma with Kasabach-Merritt syndrome. Pediatr Blood Cancer. 2007;49(5):739–44.

[78] Adams DM, Trenor III C, Ricci K, Patel M, Chaudry G, Mobberley-Schuman P, Klajn J, Gupta A, Chute C, Merrow A, Dasgupta R, Dickie B, Hammill AM. Phase II Study of Sirolimus and complicated vascular Anomalies: Long term outcomes in Kaposiform Hemangioendothelioma [abstract]. International Society for the Study of vascular anomalies; June 1, 2018; Amsterdam, Netherlands.

[79] Patel S, Kamath S, Shillingford NM, Zeinati C, Tolo V, Luu M. Restricted range of motion and a cold upper extremity in a two-year-old boy: Kaposiform Hemangioendothelioma of the bone and the brachial plexus: a case report. JBJS Case Connect. 2017;7(4):e79.

[80] Oza VS, Mamlouk MD, Hess CP, Mathes EF, Frieden IJ. Role of Sirolimus in advanced Kaposiform Hemangioendothelioma. Pediatr Dermatol. 2016;33(2):e88–92.

[81] Wong BL, Lee VN, Tikka T, Kim D, Dwivedi RC. Kaposiform hemangioendothelioma of the head and neck. Crit Rev Oncol Hematol. 2016;104:156–68.

[82] Adams DM, Hammill AM, Mobberley-Schuman PS, Trenor CC 3rd. Comment on: steroid-resistant kaposiform hemangioendothelioma: a retrospective study of 37 patients treated with vincristine and long-term follow-up. Pediatr Blood Cancer. 2015;62(11):2056.

第 7 章 罕见血管肿瘤

Rare Vascular Tumors

Roshni Dasgupta　Ionela Iacobas　Kristen Snyder　著

一、概述

血管肿瘤在儿童和成人中都很少见。相对较少的病例、不同的表型和差异巨大的临床预后，使得它们的分类非常困难。2013 年，世界卫生组织（World Health Organization，WHO）更新了软组织血管肿瘤的分类[1]。儿童肿瘤没有被独立分类，但创建了一个中间的肿瘤类别，随后进一步划分为局部侵袭性和很少转移的肿瘤。国际脉管疾病研究学会（International Society for the Study of Vascular，Anomalies，ISSVA）在 1996 年罗马会议上创建了一个脉管疾病分类系统。该分类系统将脉管疾病分为肿瘤和畸形，并为该领域的研究和治疗提供了基础框架。分类系统在 2014 年墨尔本 ISSVA 研讨会上进行了扩展[2]，并在 2018 年阿姆斯特丹会议中再次更新（ISSVA 脉管疾病分类 ©2018 国际脉管疾病研究学会），可在 "issva.org/classification" 访问［2018 年 8 月 21 日］。

这些修订至关重要，不仅涵盖了新的研究进展，使分类系统更加全面，还便于我们更加深入地认识和了解脉管疾病。最新的分类系统中，脉管疾病依旧被归类为肿瘤和畸形。血管肿瘤分为良性、局部侵袭性 / 交界性和恶性。

二、良性肿瘤

（一）上皮样血管瘤

上皮样血管瘤（epithelioid hemangiomas，EH）最早由 Wells 和 Whimster 于 1969 年首次描述[3]。EH 是一种非常罕见的病变，在所有血管肿瘤中所占比例不到 1%。EH 为良性病变，常发生于皮肤和皮下组织，也可能发生在其他区域（如骨组织），并且容易与恶性肿瘤混淆[4, 5]。EH 不应与上皮样血管内皮瘤或上皮样血管肉瘤相混淆，后两种病变侵袭性更强。临床上，EH 表现为红色肿块或斑块，并可出现局部溃疡和疼痛；常被误认为血管瘤或化脓性肉芽肿。EH 可能是一个反应性过程，与创伤、感染或高雌激素水平有关。EH 可以累及长骨的干骺端和骨干，可能是单灶性或多灶性的，也可导致溶骨性骨折[4, 6]。

从组织学上看，EH 是由围绕在较大中央血管周围的毛细血管增生而成。这种增生通常源于淋巴细胞的炎症浸润。EH 有时也会出现不典型的实性团块，增加诊断难度。EH 中内皮细胞和淋巴管标志物 CD31、ERG 和 D2-40 阳性，细胞角蛋白和 CAMTA1 阴性。病变缺乏正常的管腔结构，不具有细胞异型性或有丝分裂活性[7]。这些病变的主要治疗方法是手术切除。刮除和硬化疗法也有报道。EH 经常在局部复发，尚无远处扩散的记录，必要时可以再次手术切除[5]。

最近的一项研究发现，与成人相比，小儿多灶性疾病的发生率较高（45%），复发率更高（43%，而成人为 8%～24%）[8]。

EH 可单发或多灶性发病。当 EH 表现为多灶性，或位于不能手术切除的区域（如多灶性骨或肝脏病变）时，使用抗血管生成药物治疗可能会稳定病灶，并达到延迟破坏的目的。西罗莫司和干扰素都用于不具备手术切除条件的患者，取得了良好的远期效果[8]。一些 EH 患者被发现存在 FOS 重排，用 FOS 抑制药进行靶向治疗，可能在不久的将来为这些患者带来福音[9]。

（二）化脓性肉芽肿

化脓性肉芽肿（pyogenic granuloma，PG）也被称为"分叶状毛细血管瘤"，是一种良性反应性病变，主要累及儿童和青年。在儿童中的发病率为 0.5%～1%，通常在患儿出生 4 个月后出现。病变可自发出现，也可继发于外伤、湿疹、虫咬、烧伤或毛细血管畸形。化脓性肉芽肿也与维 A 酸化合物和避孕药的使用有关。其特征为好发于头颈部的红色血管性丘疹，但也可发生于全身各处。

PG 的大小从 1mm 到几厘米不等。这些病变表现为大小不一、光滑或分叶状的血管性结节，在数周或数月内迅速增大，甚至在微小创伤后也会出现大量出血[12]。PG 的病理生理学尚不完全清楚，目前认为继发于反应性血管新生。镜下可见毛细血管小叶增生伴纤维黏液样基质，表面上皮细胞菲薄或缺失，常出现溃疡和中性粒细胞浸润[13]。

一些未经治疗的皮损最终会萎缩、纤维化并逐渐消退；然而，由于病变反复的出血，绝大多数病变都需要治疗。体积较小的 PG（＜0.5cm），局部治疗包括冷冻治疗和化学凝固，如硝酸银或激光治疗[14, 15]；直径＞0.5cm 的病变，通常需要对皮下组织进行全层切除。不幸的是，PG 的复发相当常见[13]。外用咪喹莫特可能有助于防止复发，但长期治疗可能会引起刺激症状，特别是病变位于面部时[16]。也有报道称，超过一半的患者在使用 1% 普萘洛尔软膏后病变消退[17]。在化脓性肉芽肿中发现了体细胞激活 RAS 突变，此发现可能引导未来新的治疗方式[18]。

三、罕见的局部侵袭性肿瘤

（一）网状血管内皮瘤

网状血管内皮瘤（retiform hemangioendothelioma，RH）最初于 1994 年由 Calonje 报道，他描述了 15 例低度恶性的血管肉瘤[19]。该肿瘤已被 WHO 重新分类为中间型（很少转移）血管肿瘤[20]。这些肿瘤通常见于年轻人，好发于上肢和下肢，表现为缓慢生长的孤立性肿块，斑块样外观或位于皮下的质硬结节[21]。

病理上，RHE 累及整个真皮层，并经常延伸到皮下组织。常见深染的鞋钉样内皮细胞。有丝分裂象很少见。血管细长，排列类似于睾丸网。鞋钉样细胞表达血管内皮细胞标志物，包括血管性血友病因子（von Willebrand factor，vWF）、CD31 和 CD34[22]。目前尚不确定该肿瘤是否表达淋巴管内皮标志物，因为现有文献中关于 podoplanin（平足蛋白）和其他淋巴管标志物表达情况的报道并不一致，甚至相互矛盾[23, 24]。RH 的治疗主要靠手术切除，要求有足够的切除范围，并进行淋巴结取样（最好是通过前哨淋巴结技术）。在报道的病例中，局部复发似乎很常见[21]。有文献报道，15 例患者中 2 例出现区域淋巴结转移，并无患者死于远处转移[25]。我们建议对患者进行长期随访，监测局部复发情况。

（二）乳头状淋巴管内血管内皮瘤

乳头状淋巴管内血管内皮瘤（papillary intralymphatic angioendothelioma，PILA）也被称为 Dabska 瘤，由 Maria Dabska 于 1969 年最早描述，当时她报道了 6 例局部侵袭性血管内皮瘤[26]。这些病变起源于躯干、头颈部或四肢的真皮和浅表软组织。另据报道，PILA 起因于原本存在的淋巴管或静脉淋巴管畸形，见于淋巴水肿患者[27]。临床表现为蓝紫色结节，可隆起。PILA 在临床和病理上都与网状血管内皮瘤相似。

组织学上，低倍镜下 PILA 类似于淋巴管畸形，具有扩张的淋巴管道并聚集成团。特征性表现是鞋钉样内皮细胞沿管腔排列[28]。肿瘤内可见血管内皮簇。内皮细胞也表达 vWF、CD31 和 CD34。淋巴管标志物 VEGFR3 和 podoplanin，也以较小的细胞异型性表达。由于在所有报道中，该肿瘤均表现为管腔内的乳头状增生，并且管腔被证实为淋巴管，因此将其命名为乳头状淋巴管内血管内皮瘤（PILA)[29]。

推荐进行广泛的手术切除并进行淋巴结取样（使用前哨淋巴结技术）。已知 PILA 可扩散到局部区域淋巴结，但远处转移并不常见[30]。然而，在最初报道的两个病例中，病变发生了转移并导致了死亡。当需要进行全身化学药物治疗时，化学药物治疗方案应以肉瘤的治疗方案为基础[29]。建议对局部复发和远处转移进行长期监测。

（三）复合性血管内皮瘤

复合性血管内皮瘤（composite hemangioendothelioma，CHE）于 2000 年首次被报道，视作真皮浅层和皮下血管内皮瘤的一个亚群，组织学成分复杂，包含上皮样、网状和梭形细胞血管内皮瘤，单个肿瘤内可能同时出现血管肉瘤样区域、含有空泡状内皮细胞的区域[31]及其他血管病变，但未发现包含所有亚型的单个肿瘤。2013 年，世界卫生组织将 CHE 重新定义为"局部侵袭性、很少转移的血管肿瘤，是含有不同组织学成分的 复合物"。需要注意的是，小的活体组织检查不太可能同时采样到病变众多的成分，因此可能会限制诊断的准确性。

到目前为止，文献中报道的病例不足 40 例 [32]。已有从婴儿期到成年后期的病例报道，该病可能与其他脉管疾病有关，包括动静脉畸形、淋巴管畸形和淋巴水肿 [32]。已发表的文献中，大多数 CHE 病变发生在四肢，但也有发生在舌头、下颌前庭、脸颊、下咽、躯干和腹股沟淋巴结的病例。CHE 呈大小 0.7～30cm（中位数 3.2cm），红色至蓝紫色的斑块状或结节状病变。多数病变的实验室检查结果并无异常 [32-34]。

一般情况下，局部或广泛的切除而不进行化学药物治疗或放射治疗即可实现治愈。文献中有 11%～57% 局部复发病例 [32, 35]，很少发生转移，无肿瘤相关死亡。建议使用 CT 或 MRI 进行随访监测。

四、恶性肿瘤

（一）上皮样血管内皮瘤

上皮样血管内皮瘤（epithelioid hemangioendothelioma，EHE）最早由 Weiss 和 Enzinger 于 1982 年提出，是一种中度恶性肿瘤，常被误诊为癌 [36]。EHE 通常发生于中年患者，表现为深部软组织、内脏或骨内的孤立性肿块 [37]。世界卫生组织将此肿瘤归类为血管肉瘤的变种，血管肉瘤是一种具有转移潜能的局部侵袭性肿瘤。估计 EHE 的发病率低于 1/100 万。大多数患者为女性，平均年龄 36 岁 [5]。一些流行病学研究表明慢性巴尔通体感染与 EHE 的发展有关 [5]。

肝脏似乎是最常见的 EHE 发病部位，其次是肺和骨骼，现已有多个其他部位发病的报道。30% 的软组织病例与转移有关，当存在转移时，通常很难区分原发灶和转移灶。病变通常为红棕色，可呈隆起或结节状 [39]。

EHE 通常是偶然诊断的，症状与病变的位置有关。罕见合并溶血性贫血和消耗性凝血功能障碍。原发部位的 MRI 检查对于确定肿瘤的范围、确定手术的可行性非常重要。胸膜 EHE 患者可能有肺结节，通常位于肺下部，伴肺门结节肿大[40]。对潜在转移部位（如肝、骨和肺）应该进行定期的监视成像。骨病在 X 线片和横断面影像上表现为单个或多个溶骨性病变。骨转移通常累及 >50% 的骨皮质，是病理性骨折的高危因素。早期使用正电子发射断层成像 – 计算机断层成像（positron emission tomography-computer tomography，PET-CT）对病变进行分期，积累了一些经验，如今使用 ^{18}F– 脱氧葡萄糖（^{18}F-fluorodeoxyglucose，^{18}F-FDG）的摄取，作为评估治疗有效性的一种手段[41, 42]。

EHE 的特征是 t（1；3）（p36；q23–25）易位。该易位将 3q23–24 中的 WWTR1 基因与 1p36[43] 中的 CAMTA1 基因融合。这可能是 EHE 特有的一种易位，对诊断很有帮助。在 Yes 相关蛋白 1（YAP1）基因和转录因子 E3（TFE3）基因之间发现了融合蛋白[44]。Lee 等最近记录了一些患者中 TFE3 和 CAMTA1 的共同表达。与 TFE3 阴性相比，TFE3 阳性的病变体积更大，核异型性及细胞增殖更明显[45]。

镜下可见上皮样病变，呈巢状或条索状排列，可见梭形细胞。免疫组织化学显示，这些细胞表达 Fli-1 和 CD31，病灶内的淋巴管内皮细胞表达 podoplanin[38]。成年患者的瘤体中如发现细胞异型性增高、梭形细胞数量增加和局灶性坏死区，多为瘤体侵袭性增强的表现[46]。

应根据病变类型和转移情况制订个性化治疗方案。瘤体位于软组织和骨中时，应该积极手术切除，并扩大切除范围。区域淋巴结是最常见的转移部位，治疗时需进行评估。当出现细胞异型性时，转移风险更高。病变在组织学上呈现侵袭性时，截肢可作为一种治疗手段[47]。肝 EHE 经积极切除和移植治疗，效果良好。对于多发的胸膜 EHE 结节，很难达到根治性切除，通常需要在手术切除之前进行辅助治疗[48]。

放射治疗可一定程度上预防局限性 EHE 局部复发。大多数病例需要配合辅助化学药物治疗。目前临床上已有多种药物投入使用，包括类固醇、贝伐单抗、紫杉醇、沙利度胺、索拉非尼、舒尼替尼[50] 和西罗莫司[38]。西罗莫司的治疗原理是基于其血管肿瘤中 Ras/PI3K/PTEN/mTOR 通路的激活。在一个多机构研究中，评估了 24 例年龄在 2—26 岁的上皮样血管内皮瘤患者，其中 3 例患者接受西罗莫司治疗，病情稳定或部分缓解时间超过 2.5 年[51]，目前研究

EHE 靶向治疗效果的开放临床试验非常有限。其中一项研究为 MEK 抑制药曲美替尼，用于 >15 岁的 EHE 患者和进展性疾病患者（NCT 03148275）。

有关生存期、敏感性和复发率的数据大多源于成人患者的研究。生存期 6 个月至 24 年，平均 4.6 年。死亡率取决于发病部位：位于软组织的病变死亡率为 13%，肝脏病变的死亡率为 35%，肺部 EHE 的死亡率为 65%。5 年总存活率（overall survival，OS）为 73%[52]。然而，进展性疾病的 OS 只有 24%[52]。这部分侵袭性进展病变的患者，需要对局部和远处复发进行长期监测[38]。

（二）血管肉瘤

非正式的"血管肉瘤"一词通常包括两个病变："血管肉瘤"（典型的血管肉瘤）和"淋巴管肉瘤"（起源于慢性淋巴水肿区域的淋巴管内皮细胞血管肉瘤，最早报道于 1948 年）[53]。淋巴管肉瘤将单独讨论，WHO 或 ICD-10（美国医学编码）均未将其作为一种明确诊断。

血管肉瘤约占软组织肉瘤的 2%[54]，美国每年确诊 600 例，约每 100 万人 2 例。发病人群主要为老年人，在儿童中很少见。已经有文献报道血管肉瘤与氯乙烯暴露[55]和辐射[56]相关。

在成人中，最常见的发病部位是头部和颈部（阳光暴露区）或乳腺癌放射治疗后的乳房，但它可能出现在任何位置。在儿童中，血管肉瘤可局限在皮肤层，也可能发生在深层组织或内脏。位于皮肤的病变，似乎与同区域的既往疾病有显著相关性[57]，如着色性干皮病[58-61]或有过局部放射治疗史的其他原发肿瘤[58-61]。尽管放射治疗是许多原发恶性肿瘤的标准治疗方式之一，但乳腺癌放射治疗后的放射诱导性血管肉瘤在医学文献中占据了主导地位[62]，而其他部位则很少报道。此外，c-myc 扩增是乳腺放射诱导性血管肉瘤的特异性标志物[63,64]，可用来鉴别诊断乳腺癌放射治疗后出现的其他不典型血管病变[65]。

临床上，血管肉瘤表现为迅速增大的紫色斑块或结节，后期溃烂并可有血性渗出。具有相同特征的多发斑块或结节样卫星灶，临床上也比较常见[66]。

96% 的成人皮肤血管肉瘤出现在头颈部，而在儿童中下肢病变似乎更常见。在成人中，男性病例比较多见，而在儿童中，女性病例占多数。

深部血管肉瘤似乎没有特定的发病位置，目前已在心包、心脏、肝脏、脾脏和骨盆内等部位发现了病例。由于肝血管肉瘤独有特征，我们将单独讨论。组织学上，血管肉瘤表现出一些异质性，有时会给病理学家的诊断造成困难并带来挑战。在经典病例中，它们由蔓状和树枝状血管组成，表现出细胞异型性，有丝分裂指数升高（在一些出版物中，每 10 个高倍视野有丝分裂像高达 27 个）。它们可能表现为内皮细胞分层，虽然大多数具有上皮样形态（儿童），但也有一些包含梭形细胞。

免疫组织化学显示血管肉瘤 CD31 和 CD34（内皮细胞标志物）阳性，荆豆凝集素（Ulex europaeus）和血管性血友病因子（vWF）阳性。约 20% 的肝血管肉瘤表现为 GLUT-1 阳性，并且由于这种 GLUT-1 阳性，一些中度恶性的肝脏血管肉瘤仍然被标记为婴幼儿血管瘤。因此，需要进行更多的研究，来确定能够全面反映其特征的最佳免疫检测方式、正确的分类方式，并形成血管病理学专家共识[67]。

坏死和出血在肿瘤内很常见，可能影响肿瘤的大部分组织。偶尔，血管肉瘤细胞是非整倍体（特别是位于放射后皮肤区域的病变）。

MRI 是首选的成像方法，对病变区域进行增强对比。全面的转移评估，至少应包括肺部 CT，由于它具有高度的肺转移倾向，因此在肿瘤最初发病时和定时随访中，均应进行肺部 CT 检查。

儿童肝血管瘤可常规行多普勒超声监测，如果病变不符合典型的临床病程（正常的增生、稳定、消退期，详见婴幼儿血管瘤章节），应行 MRI 增强扫描。

由于血管肉瘤发展迅速，且具有局部侵袭和远处转移能力，所以目前已经尝试了多种治疗措施。完全性手术切除是首选，但往往受限于疾病范围而可行性不高。截肢或局部肿瘤的完全切除已有报道，当结合深度全身性化学药物治疗时，似乎预后更好。

对于大多数病例，在部分切除后，异环磷酰胺 / 多柔比星 / 长春新碱或吉西他滨 / 多西他赛化学药物治疗有效（详情见肝血管瘤章节）。放射治疗主要用于原发性皮肤血管肉瘤，疗效有限。

对血管肉瘤组织样本的分子研究证实了 PI3K/mTOR 和 MAPK 通路的激活。对这些具有激活突变的血管肉瘤小鼠模型进行研究显示，联合使用 mTOR

抑制药（如西罗莫司）和 MEK 抑制药（如曲美替尼）能够显著诱导肿瘤衰退并防止转移。希望在未来，类似的治疗方案可以改善患者的预后[68]。

血管肉瘤目前预后非常差，无进展生存期为 3～7 个月，中位总生存期为 14～18 个月，5 年存活率（OS）为 20%～35%[54]。在不同的文献中这些数据存在一定差异，但都表明血管肉瘤具有高度的转移性和侵袭性，具有很高的死亡率。大多数转移瘤累及肺部和肝脏。值得注意的是，当比较原发性和继发性血管肉瘤时，两者的结果非常相似。人们可能会认为继发性血管肉瘤（发生在以前接受过放射治疗的区域或已经因其他恶性肿瘤接受过化学药物治疗的患者）会更具侵袭性，但研究结果显示此差异并没有统计学意义，因此认为原发性血管肉瘤与继发性血管肉瘤的恶性程度相同[56]。

（三）肝血管肉瘤

最近报道的儿童早期诊断的肝血管肉瘤及其有趣的特征值得特别关注[67]。

患者最常见于 1—5 岁（中位数为 3 岁）。临床主诉包括腹胀、腹痛、便秘、呕吐、发热、黄疸或因腹腔容积增大而导致的呼吸困难。患儿通常有婴幼儿血管瘤病史，且病变处于消退期[69]。有时，病史包括婴幼儿肝血管瘤（infantile hepatic hemangioma，IHH），在诊断为血管肉瘤之前用糖皮质激素或普萘洛尔治疗了一段时间。

多篇文章描述了儿童肝血管肉瘤与 IHH（曾称为血管内皮瘤 I 型）共存的典型病例[70,71]，其他文章概括了血管瘤向血管肉瘤的恶变[72]。这一观察结果将儿童肝血管肉瘤与成人肝血管肉瘤区分开来，而两种血管肿瘤（良性和恶性）的共存从未被描述过。

有趣的是，在同时患有皮肤和肝脏婴幼儿血管瘤的患者中，只有肝脏病变似乎会进展为血管肉瘤，而皮肤病变则遵循 IH 的自然病史，并如预期的那样自然消退。此外，从肝脏以外的其他部位出现的数量相当多的侵袭性、复杂性 IH 来看，没有一例进展为血管肉瘤，这表明肝脏环境本身可能在转化中发挥了作用。

对于肝血管肉瘤的评估和诊断，磁共振对比成像与动态成像方案来评估充盈模式是首选的影像学手段。对于任何新的肝肿瘤，鉴别诊断包括肝母细胞瘤，间叶错构瘤，肝血管瘤（无论是婴幼儿或先天性），局灶性结节增生，肝动静脉畸形，或继发性转移。在血管肉瘤中，肿块（单发的或多灶性的）表现为 T_2 高信号和 T_1 低信号。它具有强烈的弥散限制和不均一性强化，提示血管密集（图 7-1A 和 B）。常见病灶内出血和坏死。

由于病灶内出血，患者可能会出现贫血和（或）血小板减少症。甲胎蛋白（alpha-fetoprotein，AFP）正常或仅轻微升高（与肝母细胞瘤的鉴别诊断）。肝功能检查可能会受到影响，但儿童很少表现为完全肝功能衰竭。

基于正确诊断的重要性，几乎所有病例都必须进行活体组织检查（图 7-1C）。但此活体组织检查复杂且难度大，由于病变内的血管密度很高，并且有破裂引起腹腔出血的潜在风险。

肝血管肉瘤的自然病程是迅速转移（尤其是转移到肺部）（图 7-1D）。局

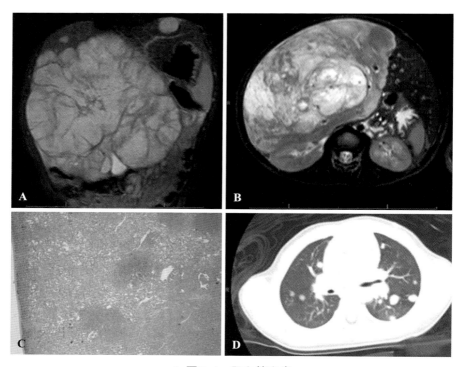

▲ 图 7-1　肝血管肉瘤

A. 3 岁女性，多灶性肝肿瘤，证实为血管肉瘤；B. 3 岁男性，单灶性巨大肝血管肉瘤；C. HE 染色显示高度增生的低分化肿瘤，与散在分布的实性结节；D. 患者 B 诊断时的肺转移

部浸润也很常见，可在未受影响的肝叶出现新的肿瘤病灶。

只要有手术机会，就应尝试完整的切除肿瘤，并进行全身性化学药物治疗。目前临床应用的化学药物治疗方案有多种，报道最多的是异环磷酰胺 / 多柔比星 / 长春新碱或吉西他滨 / 多西他赛[72]。前者对软组织肉瘤有效率较高。建议每 3 周 1 次，共治疗 6 个周期，期间需要经常进行病情评估。吉西他滨 / 多西他赛也是一种有效的化学药物治疗方案，而且作为门诊治疗用药，它的耐受性更好。不幸的是，由于病例数量非常有限，缺乏两种方案之间的对比研究，各个医疗机构通常会根据自己的经验和用药习惯，来选择一线治疗方法。

治疗方案中经常会加入其他抗血管生成药物，如贝伐单抗、索拉非尼、西罗莫司甚至普萘洛尔，但效果各不相同。由于其非常高的转移能力，即便是局灶性病变，绝大多数医疗机构都不会选择肝脏移植作为治疗方案。完全治愈很罕见，化学药物治疗和手术干预也只能一定程度延长存活时间。

正是基于上述介绍中 IHH 与血管肉瘤之间的相关性，在最近出版的《肝血管瘤诊断和监测指南》[73] 中，专家共识建议对患有婴幼儿肝血管瘤的儿童进行监测，直到血管瘤完全消退。

（四）淋巴管肉瘤

淋巴管肉瘤作为一种新的肿瘤，首次报道于乳腺癌治疗引起的上肢慢性淋巴水肿患者中[53]。多个成人病例报道和小型队列研究，均证实淋巴管肉瘤与淋巴引流不足的明确关系。由于乳腺癌和因此导致的淋巴水肿发病率很高，继发性淋巴管肉瘤在医学文献中占主导地位，几乎没有描述原发病变的病例（在恶变前几年不伴有慢性淋巴水肿[74, 75]或淋巴管畸形）。

在儿童中，乳腺癌非常少见，其他癌症的治疗几乎不会导致淋巴水肿，因此淋巴管畸形成为儿童淋巴管肉瘤的主要诱发因素。

皮肤淋巴管肉瘤的临床表现与血管肉瘤非常相似，为一个或多个红紫色质硬斑块或结节，形成慢性溃疡并渗出血性液体。伴有疼痛，有时甚至是顽固性疼痛。当淋巴管肉瘤未累及皮肤成分，却以乳糜胸或乳糜性腹水为主要表现时，诊断更加困难，需要高度警惕[76]。

淋巴管肉瘤组织学类似于血管肉瘤，具有分区生长的不典型血管，内衬上皮样细胞。核分裂指数高，坏死和出血在肿瘤中非常普遍。免疫组织化学可区分这两种肿瘤：淋巴管肉瘤中淋巴管标志物 Prox-1 和（或）podoplanin（D2–40）呈强阳性，CD31 和 CD34（内皮标志物）呈弱阳性或完全阴性。小鼠模型实验发现，内皮细胞中 mTORC1 的组成型激活可能通过 VEGF 信号通路导致淋巴管肉瘤的发生和发展[77]。此外，淋巴管肉瘤的 c-myc 扩增似乎与乳腺血管肉瘤放射治疗后的 c-myc 扩增相同[64]。

淋巴管肉瘤与血管肉瘤有许多共同特点，包括影像学特征、肉瘤型尝试治疗方案及不良预后。由于大多数病例累及四肢，截肢是最常用的完全手术切除方式。尽管如此，由于肝、肺和骨骼的高转移潜能，许多病例在确诊时就出现了转移，并且无论治疗与否都会继续进展。化学药物治疗方案包括异环磷酰胺／多柔比星、吉西他滨／多西他赛及多种靶向抗血管生成药物（如索拉非尼、舒尼替尼、贝伐单抗和 mTOR 抑制药西罗莫司）。

癌症治疗后继发的慢性淋巴水肿在儿童中很少见，但复杂的淋巴管畸形，可引起淋巴水肿、乳糜胸和乳糜腹水已经逐渐被早期发现，尤其是在拥有多学科团队的脉管疾病中心。至少在理论上，如果泛发性淋巴管异常（generalized lymphatic anomaly，GLA）在儿童时期被诊断后就能被细心照料，通过药物治疗（如 mTOR 抑制药）来减少积液、压迫，并通过淋巴按摩完全解除充血，则淋巴管肉瘤的发病率有望降低[78]。

参考文献

[1] Fletcher CDM, Bridge JA, Hogendoorn PCW, Mertens F. WHO classification of tumours of soft tissue and bone: IARC Press; 2013.

[2] Dasgupta R, Fishman SJ. ISSVA classification. Semin Pediatr Surg. 2014;23(4):158–61.

[3] Wells GC, Whimster IW. Subcutaneous angiolymphoid hyperplasia with eosinophilia. Br J Dermatol. 1969;81(1):1–14.

[4] Kleck CJ, Seidel MJ. Epithelioid hemangioma of the distal humerus with pathologic fracture. Orthopedics. 2012;35(1):e116–9.

[5] Ko JS, Billings SD. Diagnostically challenging epithelioid vascular tumors. Surg Pathol Clin. 2015;8(3):331–51.

[6] Schenker K, Blumer S, Jaramillo D, Treece AL, Bhatia A. Epithelioid hemangioma of bone: radiologic and magnetic resonance imaging characteristics with histopathological correlation. Pediatr Radiol. 2017;47(12): 1631–7.

[7] Fetsch JF, Sesterhenn IA, Miettinen M, Davis CJ Jr. Epithelioid hemangioma of the penis: a

clinicopathologic and immunohistochemical analysis of 19 cases, with special reference to exuberant examples often confused with epithelioid hemangioendothelioma and epithelioid angiosarcoma. Am J Surg Pathol. 2004;28(4):523–33.

[8] Liu KX, Duggan EM, Al-Ibraheemi A, Shaikh R, Adams DM. Characterization of long-term outcomes for pediatric patients with epithelioid hemangioma. Pediatr Blood Cancer. 2019;66(1):e27451.

[9] Huang SC, Zhang L, Sung YS, et al. Frequent FOS gene rearrangements in epithelioid hemangioma: a molecular study of 58 cases with morphologic reappraisal. Am J Surg Pathol. 2015;39(10):1313–21.

[10] Pagliai KA, Cohen BA. Pyogenic granuloma in children. Pediatr Dermatol. 2004;21(1): 10–3.

[11] Baselga E, Wassef M, Lopez S, Hoffman W, Cordisco M, Frieden IJ. Agminated, eruptive pyogenic granuloma-like lesions developing over congenital vascular stains. Pediatr Dermatol. 2012;29(2):186–90.

[12] Browning JC, Eldin KW, Kozakewich HP, Mulliken JB, Bree AF. Congenital disseminated pyogenic granuloma. Pediatr Dermatol. 2009;26(3):323–7.

[13] Hoeger PH, Colmenero I. Vascular tumours in infants. Part I: benign vascular tumours other than infantile haemangioma. Br J Dermatol. 2014;171(3):466–73.

[14] Sud AR, Tan ST. Pyogenic granuloma-treatment by shave-excision and/or pulsed-dye laser. J Plast Reconstr Aesthet Surg. 2010;63(8):1364–8.

[15] Ghodsi SZ, Raziei M, Taheri A, Karami M, Mansoori P, Farnaghi F. Comparison of cryotherapy and curettage for the treatment of pyogenic granuloma: a randomized trial. Br J Dermatol. 2006;154(4):671–5.

[16] Tritton SM, Smith S, Wong LC, Zagarella S, Fischer G. Pyogenic granuloma in ten children treated with topical imiquimod. Pediatr Dermatol. 2009;26(3):269–72.

[17] Neri I, Baraldi C, Balestri R, Piraccini BM, Patrizi A. Topical 1% propranolol ointment with occlusion in treatment of pyogenic granulomas: an open-label study in 22 children. Pediatr Dermatol. 2018;35(1):117–20.

[18] Lim YH, Douglas SR, KO CJ, et al. Somatic activating RAS mutations cause vascular tumors including pyogenic granuloma. J Invest Dermatol. 135(6):1698–1700.

[19] Calonje E, Fletcher CD, Wilson-Jones E, Rosai J. Retiform hemangioendothelioma. A distinctive form of low-grade angiosarcoma delineated in a series of 15 cases. Am J Surg Pathol. 1994;18(2):115–25.

[20] Duke D, Dvorak A, Harris TJ, Cohen LM. Multiple retiform hemangioendotheliomas. A low-grade angiosarcoma. Am J Dermatopathol. 1996;18(6):606–10.

[21] Requena L, Kutzner H. Hemangioendothelioma. Semin Diagn Pathol. 2013;30(1):29–44.

[22] Sanz-Trelles A, Rodrigo-Fernandez I, Ayala-Carbonero A, Contreras-Rubio F. Retiform hemangioendothelioma. A new case in a child with diffuse endovascular papillary endothelial proliferation. J Cutan Pathol. 1997;24(7): 440–4.

[23] Emberger M, Laimer M, Steiner H, Zelger B. Retiform hemangioendothelioma: presentation of a case expressing D2-40. J Cutan Pathol. 2009;36(9):987–90.

[24] Parsons A, Sheehan DJ, Sangueza OP. Retiform hemangioendotheliomas usually do not express D2-40 and VEGFR-3. Am J Dermatopathol. 2008;30(1):31–3.

[25] Requena L, Luis Diaz J, Manzarbeitia F, Carrillo R, Fernandez-Herrera J, Kutzner H. Cutaneous composite hemangioendothelioma with satellitosis and lymph node metastases. J Cutan Pathol. 2008;35(2):225–30.

[26] Dabska M. Malignant endovascular papillary angioendothelioma of the skin in childhood. Clinicopathologic study of 6 cases. Cancer. 1969;24(3):503–10.

[27] Quecedo E, Martinez-Escribano JA, Febrer I, Oliver V, Velasco M, Aliaga A. Dabska tumor developing within a preexisting vascular malformation. Am J Dermatopathol. 1996;18(3):302–7.

[28] Morgan J, Robinson MJ, Rosen LB, Unger H, Niven J. Malignant endovascular papillary angioendothelioma (Dabska tumor). A case report and review of the literature. Am J Dermatopathol. 1989;11(1):64–8.

[29] Fanburg-Smith JC, Michal M, Partanen TA, Alitalo K, Miettinen M. Papillary intralymphatic angioendothelioma (PILA): a report of twelve cases of a distinctive vascular tumor with phenotypic features of lymphatic vessels. Am J Surg Pathol. 1999;23(9):1004–10.

[30] Neves RI, Stevenson J, Hancey MJ, et al. Endovascular papillary angioendothelioma (Dabska tumor): underrecognized malignant tumor in childhood. J Pediatr Surg. 2011;46(1):e25–8.

[31] Nayler SJ, Rubin BP, Calonje E, Chan JK, Fletcher CD. Composite hemangioendothelioma: a complex, low-grade vascular lesion mimicking angiosarcoma. Am J Surg Pathol. 2000;24(3):352–61.

[32] Leen SL, Clarke PM, Chapman J, Fisher C, Thway K. Composite Hemangioendothelioma of the submandibular region. Head Neck Pathol. 2015;9(4):519–24.

[33] Rubin BP. Pathology and genetics of tumors of soft tissue and bone. In: Fletcher CDM, Mertens F, editors. World Health Organization classification of tumours. Lyon, France: IARC Press; 2002. p. 168–9.

[34] Bridge J, Hogendoorn, P. WHO classification of soft tissue and bone. 2013.; http://ebookcentral.

proquest.com.

[35] McNab PM, Quigley BC, Glass LF, Jukic DM. Composite hemangioendothelioma and its classification as a low-grade malignancy. Am J Dermatopathol. 2013;35(4):517–22.

[36] Weiss SW, Ishak KG, Dail DH, Sweet DE, Enzinger FM. Epithelioid hemangioendothelioma and related lesions. Semin Diagn Pathol. 1986;3(4):259–87.

[37] Sardaro A, Bardoscia L, Petruzzelli MF, Nikolaou A, Detti B, Angelelli G. Pulmonary epithelioid hemangioendothelioma presenting with vertebral metastases: a case report. J Med Case Rep. 2014;8:201.

[38] Sardaro A, Bardoscia L, Petruzzelli MF, Portaluri M. Epithelioid hemangioendothelioma: an overview and update on a rare vascular tumor. Oncol Rev. 2014;8(2):259.

[39] Colmenero I, Hoeger PH. Vascular tumours in infants. Part II: vascular tumours of intermediate malignancy [corrected] and malignant tumours. Br J Dermatol. 2014;171(3):474–84.

[40] Anderson T, Zhang L, Hameed M, Rusch V, Travis WD, Antonescu CR. Thoracic epithelioid malignant vascular tumors: a clinicopathologic study of 52 cases with emphasis on pathologic grading and molecular studies of WWTR1–CAMTA1 fusions. Am J Surg Pathol. 2015;39(1):132–9.

[41] Rest CC, Botton E, Robinet G, Conan-Charlet V, Bizais Y, Visvikis D. FDG PET in epithelioid hemangioendothelioma. Clin Nucl Med. 2004;29(12):789–92.

[42] Lee WW, So Y, Kang SY, et al. F-18 fluorodeoxy-glucose positron emission tomography for differential diagnosis and prognosis prediction of vascular tumors. Oncol Lett. 2017;14(1):665–72.

[43] Tanas MR, Sboner A, Oliveira AM, et al. Identification of a disease-defining gene fusion in epithelioid hemangioendothelioma. Sci Transl Med. 2011;3(98):98ra82.

[44] Antonescu CR, Le Loarer F, Mosquera JM, et al. Novel YAP1–TFE3 fusion defines a distinct subset of epithelioid hemangioendothelioma. Genes Chromosomes Cancer. 2013;52(8): 775–84.

[45] Lee SJ, Yang WI, Chung WS, Kim SK. Epithelioid hemangioendotheliomas with TFE3 gene translocations are compossible with CAMTA1 gene rearrangements. Oncotarget. 2016;7(7):7480–8.

[46] Tsarouha H, Kyriazoglou AI, Ribeiro FR, Teixeira MR, Agnantis N, Pandis N. Chromosome analysis and molecular cytogenetic investigations of an epithelioid hemangioendothelioma. Cancer Genet Cytogenet. 2006;169(2):164–8.

[47] Saste A, Cabrera Fernandez DF, Gulati R, et al. A trimodality approach in the management of metastatic low-grade epithelioid hemangioen-dothelioma of the bone. Case Rep. 2015;2015: bcr2015210196.

[48] Watanabe S, Yano F, Kita T, et al. 18F-FDG-PET/CT as an indicator for resection of pulmonary epithelioid hemangioendothelioma. Ann Nucl Med. 2008;22(6):521–4.

[49] Aquilina K, Lim C, Kamel MH, Marks CJ, O'Sullivan MG, Keohane C. Epithelioid hemangioendothelioma of the spine. Report of two cases. J Neurosurg Spine. 2005;3(5): 393–9.

[50] Saada E, Saint Paul MC, Gugenheim J, Follana P, Francois E. Metastatic hepatic epithelioid hemangio-endothelioma: long-term response to sunitinib malate. Oncol Res Treat. 2014;37(3): 124–6.

[51] Cournoyer E, Al-Ibraheemi A, Engel E, et al. Clinical characterization and long-term outcomes in pediatric epithelioid hemangioendothelioma. Pediatr Blood Cancer. 2020;67(2): e28045.

[52] Lau K, Massad M, Pollak C, et al. Clinical patterns and outcome in epithelioid hemangioendothelioma with or without pulmonary involvement: insights from an internet registry in the study of a rare cancer. Chest. 2011;140(5):1312–8.

[53] Stewart FW, Treves N. Lymphangiosarcoma in postmastectomy lymphedema; a report of six cases in elephantiasis chirurgica. Cancer. 1948;1(1):64–81.

[54] Cioffi A, Reichert S, Antonescu CR, Maki RG. Angiosarcomas and other sarcomas of endothelial origin. Hematol Oncol Clin North Am. 2013;27(5):975–88.

[55] Elliott P, Kleinschmidt I. Angiosarcoma of the liver in Great Britain in proximity to vinyl chloride sites. Occup Environ Med. 1997;54(1):14–8.

[56] Hillenbrand T, Menge F, Hohenberger P, Kasper B. Primary and secondary angiosarcomas: a comparative single-center analysis. Clin Sarcoma Res. 2015;5:14.

[57] Oskrochi Y, Razi K, Stebbing J, Crane J. Angiosarcoma and dialysis-related arteriovenous fistulae: a comprehensive review. Eur J Vasc Endovasc Surg. 2016;51(1):127–33.

[58] De Silva BD, Nawroz I, Doherty VR. Angiosarcoma of the head and neck associated with xeroderma pigmentosum variant. Br J Dermatol. 1999;141(1):166–7.

[59] Leake J, Sheehan MP, Rampling D, Ramani P, Atherton DJ. Angiosarcoma complicating xeroderma pigmentosum. Histopathology. 1992;21(2):179–81.

[60] Ludolph-Hauser D, Thoma-Greber E, Sander C, Sommerhoff CP, Rocken M. Mast cells in an angiosarcoma complicating xeroderma pigmentosum in a 13–year-old girl. J Am Acad Dermatol. 2000;43(5 Pt 2):900–2.

[61] Marcon I, Collini P, Casanova M, Meazza C, Ferrari A. Cutaneous angiosarcoma in a patient with xeroderma pigmentosum. Pediatr Hematol Oncol. 2004;21(1):23–6.

[62] Salminen SH, Sampo MM, Bohling TO, Tuomikoski L, Tarkkanen M, Blomqvist CP. Radiation-associated sarcoma after breast cancer in a nationwide population: increasing risk of angiosarcoma. Cancer Med. 2018;7:4825.

113

[63] Requena C, Rubio L, Lavernia J, et al. Immunohistochemical and fluorescence in situ hybridization analysis of MYC in a series of 17 cutaneous angiosarcomas: a single-center study. Am J Dermatopathol. 2018;40(5): 349–54.

[64] Udager AM, Ishikawa MK, Lucas DR, McHugh JB, Patel RM. MYC immunohistochemistry in angiosarcoma and atypical vascular lesions: practical considerations based on a single institutional experience. Pathology. 2016;48(7):697–704.

[65] Fraga-Guedes C, Andre S, Mastropasqua MG, et al. Angiosarcoma and atypical vascular lesions of the breast: diagnostic and prognostic role of MYC gene amplification and protein expression. Breast Cancer Res Treat. 2015; 151(1):131–40.

[66] Deyrup AT, Miettinen M, North PE, et al. Pediatric cutaneous angiosarcomas: a clinicopathologic study of 10 cases. Am J Surg Pathol. 2011;35(1):70–5.

[67] Grassia KL, Peterman CM, Iacobas I, et al. Clinical case series of pediatric hepatic angiosarcoma. Pediatr Blood Cancer. 2017;64(11) https://doi.org/10.1002/pbc.26627.

[68] Chadwick ML, Lane A, Thomas D, et al. Combined mTOR and MEK inhibition is an effective therapy in a novel mouse model for angiosarcoma. Oncotarget. 2018;9(37): 24750–65.

[69] Selby DM, Stocker JT, Ishak KG. Angiosarcoma of the liver in childhood: a clinicopathologic and follow-up study of 10 cases. Pediatr Pathol. 1992;12(4):485–98.

[70] Weinberg AG, Finegold MJ. Primary hepatic tumors of childhood. Hum Pathol. 1983; 14(6):512–37.

[71] Falk H, Herbert JT, Edmonds L, Heath CW Jr, Thomas LB, Popper H. Review of four cases of childhood hepatic angiosarcoma–elevated environmental arsenic exposure in one case. Cancer. 1981;47(2):382–91.

[72] Jeng MR, Fuh B, Blatt J, et al. Malignant transformation of infantile hemangioma to angiosarcoma: response to chemotherapy with bevacizumab. Pediatr Blood Cancer. 2014;61(11):2115–7.

[73] Iacobas I, Phung TL, Adams DM, et al. Guidance document for hepatic hemangioma (infantile and congenital) evaluation and monitoring. J Pediatr. 2018;203:294–300.. e292

[74] Agale SV, Khan WA, Chawlani K. Chronic lymphedema of filarial origin: a very rare etiology of cutaneous lymphangiosarcoma. Indian J Dermatol. 2013;58(1):71–3.

[75] Brittain JM, Nymark T, Hildebrandt MG, Hovgaard D, Andersen KF. Stewart-Treves syndrome on the lower extremity associated to idiopathic chronic lymphedema visualized on FDG PET/CT. Clin Nucl Med. 2017;42(12):e519–22.

[76] Quarmyne MO, Gupta A, Adams DM. Lymphangiosarcoma of the thorax and thoracic vertebrae in a 16–year-old girl. J Clin Oncol. 2012;30(29):e294–8.

[77] Sun S, Chen S, Liu F, et al. Constitutive activation of mTORC1 in endothelial cells leads to the development and progression of lymphangiosarcoma through VEGF autocrine signaling. Cancer Cell. 2015;28(6):758–72.

[78] Felmerer G, Dowlatshahi AS, Stark GB, et al. Lymphangiosarcoma: is Stewart-Treves syndrome a preventable condition? Lymphat Res Biol. 2016;14(1):35–9.

第 8 章　毛细血管畸形及相关综合征

Capillary Malformations and Associated Syndromes

Megha M. Tollefson　Adrienne M. Hammill　著

缩略语

AVM	arteriovenous malformation	动静脉畸形
CLOVES	congenital lipomatous overgrowth and vascular malformation with epidermal nevus and skeletal abnormalities	先天性脂肪组织过度生长、脉管畸形、表皮痣、脊柱 / 骨骼异常 / 脊柱侧弯
CM	capillary malformation	毛细血管畸形
CMTC	cutis marmorata telangiectatica congenita	先天性毛细血管扩张性大理石样皮肤
CNS	central nervous system	中枢神经系统
CT	computed tomography	计算机断层扫描
CVM	capillary venous malformation	毛细血管静脉畸形
DCMO	diffuse capillary malformation with overgrowth	弥漫性毛细血管畸形伴过度生长
KTS	Klippel-Trenaunay syndrome	Klippel-Trenaunay 综合征
M-CM	macrocephaly-capillary malformation syndrome	巨脑畸形 – 毛细血管畸形综合征
MRA	magnetic resonance arteriography	磁共振动脉造影
MRI	magnetic resonance imaging	磁共振成像
MRV	magnetic resonance venography	磁共振静脉造影
PDL	Pulsed-dye laser	脉冲染料激光

PPV	phakomatosis pigmentovascularis	色素血管性斑痣性错构瘤病
PWB	port-wine birthmark	葡萄酒色胎记
PWS	port-wine stain	葡萄酒色斑
SWS	Sturge-Weber syndrome	Sturge-Weber 综合征

一、毛细血管畸形

（一）葡萄酒色胎记

术语毛细血管畸形（表 8–1）和葡萄酒色斑（port-wine stain，PWS）或最近的葡萄酒色胎记（port-wine birthmark，PWB）经常互换使用。PWB，也称为鲜红斑痣，是最常见的毛细血管畸形类型。0.3% 的新生儿出生时出现 PWB[1]，最初可能被误诊为擦伤或其他出生创伤。病变是扁平的，边界清楚，通常位于身体中线的一侧，并与儿童的生长成比例发展，但早期可能被误认为婴幼儿血管瘤或单纯性痣（图 8–1）。*GNAQ* 中的一个体细胞激活突变被发现与经典的 PWB 的发生有关，无论是在 Sturge-Weber 综合征还是在非综合征性 PWB 中都是如此。这些突变在皮肤[2, 3]和脑[4]的血管内皮细胞内富集，但不限于此。此外，在一些 GNAQ 阴性的毛细血管畸形中发现了与之密切相关的 *GNA11* 基因突变[5]。

表 8–1 毛细血管畸形及其相关综合征

病　变	外　观	并发症	预　后	治　疗
毛细血管畸形（CM）	平坦、边界清楚、均匀	面部 / 额部受累：Sturge-Weber 综合征	不褪色；随着时间的推移可能会变深和变厚	无或 PDL
单纯性痣	颜色较浅、粉色、有特征的发病部位	无	额头和眼皮通常会褪色	不需要治疗
Sturge-Weber 综合征（SWS）	面部均匀的毛细血管畸形	青光眼、癫痫、发育迟缓	中枢神经系统与眼科并发症	PDL 治疗 CM；对癫痫和青光眼进行合适的专科治疗

（续表）

病　变	外　观	并发症	预　后	治　疗
CMTC	固定的网状粗大血管组织	软组织萎缩、溃疡	毛细血管畸形通常会随着年龄的增长而减轻	很少需要治疗
DCMO	弥漫性（身体多个不连续区域），常呈网状，浅表静脉突出（1/3）	过度生长，可能腿长不均匀	可能会稍微减轻	如显示腿长问题转诊到骨科
CVM	毛细血管畸形边界不清，静脉扩张以浅静脉最为常见，深静脉系统完整	过度生长，可能肢体长度不均匀	严重的凝血障碍并不常见	• 腿部长度问题转诊到骨科 • 支持治疗：压迫治疗 • 硬化治疗、血管内激光或射频消融
PPV	临床表现各异，均有毛细血管畸形	多变	多变	激光治疗皮肤病变

CMTC. 先天性毛细血管扩张性大理石样皮肤；DCMO. 弥漫性毛细血管畸形伴过度生长；CVM. 毛细血管静脉畸形；PPV. 色素血管性斑痣性错构瘤；PDL. 脉冲染料激光

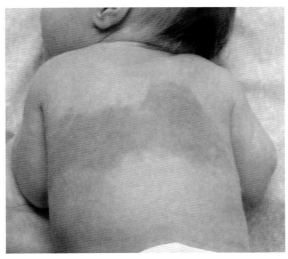

▲ 图 8-1　毛细血管畸形

儿童躯干部位界限清楚的毛细血管畸形

117

与 PWB 不同，婴幼儿血管瘤在婴幼儿早期经历一个快速生长期，然后逐渐自然消退。单纯性痣，也被称为"鹤吻痕"或"天使之吻"，在 30%～40% 的新生儿出生时出现，通常累及眉间、颈背和眼睑，通常在出生后 2 年内消退（图 8-2）[6, 7]。有些病例，特别是颈背上的，可能会持续到成年。虽然不是真正的畸形，但它们由扩张的毛细血管组成，大多数人认为是一种胎儿循环痕迹。虽然颜色较浅，呈橙红色，而且经常位于中线上，但它们有时可能会被误认为是 PWB，特别是当涉及较不常见的部位时。除常见部位，还伴有头皮、鼻子、嘴唇、腰骶部皮肤和背部等其他部位受累时，我们提出"单纯性痣复合体"的术语[7]。

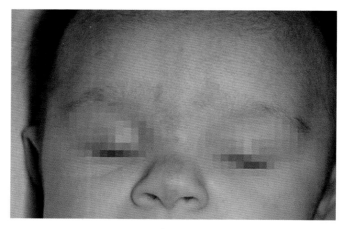

▲ 图 8-2　眉间和眼睑单纯性痣

　　PWB 可发生在身体的任何部位，最常发生在面部，可延伸至黏膜表面，可从小到非常大，可表现为一个或多个斑片出现。PWB 和其他 CM 可能与某些先天性综合征有关，其中一些将在本章中讨论。PWB 的外观和位置在诊断并发症和潜在症状时可能很重要；病变的"区域性"外观越明显，伴发潜在异常疾病的风险就越高，特别是涉及肢体时[8]。面部出现的 PWB 需要进行眼和神经的检查评估[9]。位于腰骶区的病变可能与潜在的脊柱闭合不全有关（特别是当看到另一个相关的异常时，如脂肪瘤或毛束时），而位于颈部的 PWB 可能与潜在的肿块或凹陷有关[10, 11]。可能有轻微的温度升高，但检查时明显的温度升高应提示另一种诊断，包括血管瘤或涉及动静脉畸形（arteriovenous malformation，AVM）的合并畸形，如 CM-AVM。

PWB 的诊断通常基于临床表现，当活体组织检查或切除时，组织病理学显示扩张的毛细血管数量增加，主要位于真皮浅层。这些血管的神经控制也可能受损，从而导致血管的进行性扩张和血流量改变[12]。虽然超声在诊断 PWB 时通常不是必需的，但如果怀疑潜在的或相关的动静脉畸形（AVM），超声评估可能有助于排除诊断，因为 PWB 在多普勒检查时会显示低流速，而 AVM 呈高流速。

PWB 终生存在。虽然是良性的，但可能会出现几种与 CM 直接相关的并发症。一个常见的并发症是受累皮肤的皮炎。这种皮炎需要重视并治疗，特别是那些正在接受 CM 治疗的人，通常进行皮肤导向治疗（用保湿剂和局部糖皮质激素）有效。虽然病变最初是扁平斑点状的，但成年后 PWB 可能会颜色变深、变厚，并出现更多结节。这可能发生在身体的任何位置，但更常见的是累及头部和颈部的 PWB，2/3 会出现软组织或骨质肥大或结节形成[13, 14]。在一项关于头颈部 PWB 的研究中，在没有治疗的情况下，软组织肥大在 9 岁时就开始了，尤其是在涉及面中部的时候。14% 的患者从 15 岁开始伴有骨质增生，44% 的患者在平均 22 岁时出现结节[14]。为了预防这些并发症，通常建议进行治疗（下文讨论）。躯干和四肢 PWB 也可能增厚和肥大，并形成血管小泡，通常与潜在的淋巴管或静脉淋巴管畸形相关[8]。化脓性肉芽肿是一种良性但质地较脆的血管肿瘤，也可能在 PWB 内发展，应给予正确的治疗[15]。

（二）Sturge-Weber 综合征

Sturge-Weber 综合征（Sturge-Weber syndrome，SWS），也被称为脑三叉神经血管瘤病，是一种三联征，于 1879 年首次被描述，包括面部毛细血管畸形、眼部血管畸形导致青光眼和眼球突出、软脑膜 / 中枢神经系统（central nervous system CNS）血管畸形导致癫痫发作和发育迟缓。历史观点认为，SWS 是由体细胞嵌合突变引起的，而对 3 例 SWS 患者的全外显子组测序则证实了 *GNAQ* 的体细胞激活突变[16]。此发现在另一项研究中得到了证实，该研究发现在 80% 的散发 SWS 患者中存在相同的 *GNAQ* 突变[17]。

1. 皮肤表现

有面部 PWB 的儿童患 SWS 的概率高达 6%（图 8-3）[18]。从历史上看，那些三叉神经分布区有 PWB 的人，特别是 V_1 区域，被认为发展成 SWS 的风险最高，约 8% 合并有 SWS。最新的研究表明，面部 PWB 分布模式与镶嵌型血管模式对应，PWB 涉及前额时，SWS 风险增加（图 8-4）[20, 21]。在 192 例面部 PWB 患者中，当前额不受影响时，无一例患者出现癫痫发作、神经发育异常、MRI 异常或青光眼；在合并一种或多种异常的所有患者中，前额区域无一例外地受到不同程度累及，此前额区为包含三叉神经所有三个分支的前额区域[21]。

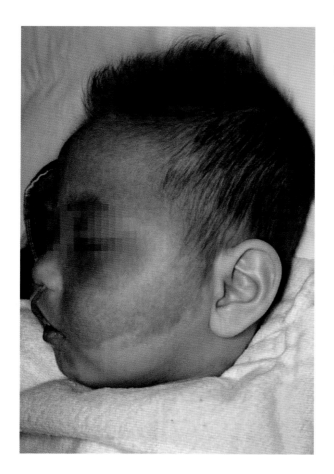

◀ 图 8-3　Sturge-Weber 综合征患者面部葡萄酒色胎记

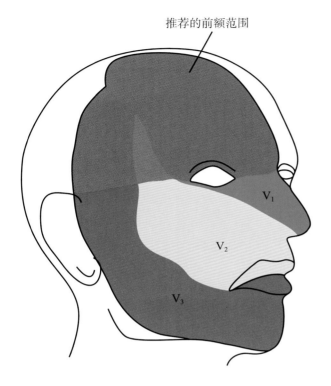

推荐的前额范围

◀ 图 8-4　前额区域是 Sturge-Weber 综合征的高危区域

前额区域的定义为，从中线到眼外眦与耳顶部之间一条假想线中的区域，包括上睑在内［经许可转载，引自 Waelchli 等[21]（http://onlinelibrary.wiley.com/ doi/10.1111/bjd.13203/ full#bjd13203-fig-0001）］

SWS 中的 CM 可延伸至黏膜表面，导致牙龈肥大；这在使用苯妥英治疗癫痫的 SWS 患者中可能更为明显。也可合并有上颌骨肥大，特别是在那些 PWB 位于上颌骨表面区域患者。最近研究发现，巨唇、嘴唇过度生长与唇部 *GNAQ* 突变有关[22]。

2. 眼部表现

SWS 最常见的眼部异常是青光眼，发病率为 50%～60%[23]。眼睑 CM 的存在会增加青光眼的风险。其发生的确切机制尚不清楚，但通常发生于眼部血管畸形的同侧（可能是双侧，特别是双侧 PWB），可能是源于机械压或静脉压升高。2/3 的患者在出生时或婴儿早期即患上青光眼，但发展风险是终生的，平均确诊年龄为 2.9 岁；因此，必须持续监测患者，以便及早发现和治疗[23]。对于那些有风险的患者，建议在新生儿期进行第一次眼科检查，如果正常，则需在患儿 2 岁前频繁复查，之后至少每年复查 1 次。出生时角膜混浊是急性角型青光眼的指征，应立即治疗。患有先天性或早发性青光眼的人可能会出现眼球突出。

3. 中枢神经系统表现

癫痫发作是 SWS 最常见的神经系统表现，在高达 90% 的患者中出现 [24]，在双侧 PWB 患者中更常见。与青光眼相似，癫痫发作通常发生在 1 岁以内，但也可能发生在 1 岁以后 [25]。癫痫发作年龄越晚，发育迟缓的患病率越低，特殊教育需求越少。发育迟缓和智力障碍在 SWS 患者中很常见，其潜在机制似乎是多因素的。静脉引流异常可导致静脉淤滞和微血管血栓形成。反复的癫痫发作，再加上癫痫发作时不适当的自主反应，会导致缺血性损伤。高达 30% 的 SWS 患者，有短暂的类脑卒中或偏瘫发作，在遭受轻微头部损伤的幼儿中更常见。头痛也是 SWS 患者的常见主诉，28% 的患者报告有偏头痛症状 [27]。

中枢神经系统成像通常有助于确定诊断和描述 SWS 的范围，虽然在没有神经症状的婴儿时期进行常规影像学检查并未得到普遍的推荐，因为 <1 岁的患儿中可能出现假阴性结果，而且大多数面部有葡萄酒胎记的婴儿大脑未受累及。增强 MRI 仍然是诊断颅内病变的金标准，因为特征性"电车轨道"样颅内钙化，通常直到 2 岁或更晚才出现在 CT 或 X 线片中。MRI 应使用钆对比剂成像，并在 MRV 中检查脑部的血管解剖结构。磁敏感加权成像和增强后 FLAIR 序列对显示软脑膜病变和深部引流血管的受累范围具有更高的敏感性。此外，条件允许时，还可进行扩散序列分析和光谱分析 [28, 29]。软脑膜强化、脉络丛扩大、有或无静脉异常、深部引流血管扩张或脑皮质萎缩的表现均符合婴幼儿 Sturge-Weber 综合征的诊断。

SWS 患者的治疗应当是多学科的。尽管在 SWS 发病机制中血栓形成的作用受到越来越多的关注，SWS 治疗的主要目标仍是控制神经系统和眼部症状。小剂量阿司匹林在这些患者中的应用越来越广，使用后症状有所改善，包括癫痫发作频率的降低 [30, 31]。应该告知患者充分补水和及时控制发热的重要性。此外，由于长时间的癫痫发作会导致 SWS 脑血流灌注恶化，积极的癫痫管理是至关重要的。CM 的治疗方案将在下面讨论。患者也可以被引导向 Sturge-Weber 基金会（www.sturge-weber.com）寻求资源和支持。

（三）先天性毛细血管扩张性大理石样皮肤（CMTC）

先天性毛细血管扩张性大理石样皮肤（cutis marmorata telangiectatica congenita，CMTC）是一种罕见但临床特点突出的皮肤血管畸形。于出生时出现，与婴幼儿常见的生理性皮肤斑点相似，在寒冷时尤其明显；然而，它还是有一些鲜明的特征，可用来鉴别诊断。CMTC 也可类似于网状 PWB。CMTC 有一种固定的粗大网状血管结构（图 8-5），寒冷时会更明显，并伴有不同程度的毛细血管扩张、软组织萎缩和潜在的溃疡[32, 33]。与大理石样皮肤不同的是，这种红斑不会因变暖而消退。也可能有不同程度的皮下组织萎缩，特别是关节上的萎缩容易导致皮肤皲裂。

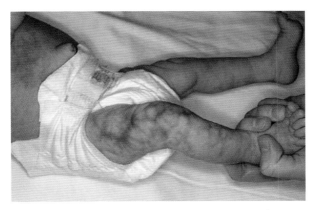

▲ 图 8-5　先天性毛细血管扩张性大理石样皮肤
躯干和腿部可见明显的粗大网状血管结构

CMTC 可能是全身性的，但更常见的是只累及单一肢体（75% 的病例是腿部），一般不越过中线[34]。病变通常单独出现，无其他症状伴随，但也有部分报道称可合并其他先天性异常。报道显示高达 50% 的 CMTC 患者可能合并先天性异常，这可能是由于引用和报告偏倚造成的高估[34]。最常见的相关异常是肢体萎缩（通常是受影响的肢体），其他并发症包括肢体肥大（过度生长）、先天性皮肤发育不全、颅骨不对称、巨脑畸形、并指畸形、脊柱侧弯、甲状腺功能减退、发育迟缓和肛门生殖器异常等，但其中许多相关疾病可能是由于存在其他诊断［如将在过度生长综合征章节中进一步讨论的巨脑畸形 – 毛细血管畸形（M-CM）］。Admas-Oliver 综合征中可见 CMTC，该综合征包括肢体缺损和先天性皮肤发育不全。

CMTC 的组织病理学表现多种多样，但通常都会出现真皮和皮下组织中扩张毛细血管的数量增加。然而，CMTC 诊断主要依靠临床表现。虽然基因镶嵌理论已被提出，但 CMTC 的病因仍未确定。大多数病例都不建议进行积极的治疗。尽管一些残留的网状红斑会持续存在，多数患者的 CMTC 通常随着年龄增长而减轻，尤其在 2 岁之前[36]。合并溃疡时，应给予支持性的溃疡治疗。

（四）弥漫性毛细血管畸形伴过度生长（DCMO）

最近弥漫性毛细血管畸形伴过度生长（diffuse capillary malformation with overgrowth，DCMO）被建议归类为一个独特的临床病变，以区别于其他更易出现并发症且发病率高的毛细血管畸形过度生长综合征[37]。具体而言，DCMO 被定义为弥漫性毛细血管畸形，累及不连续的多个身体区域，通常具有网状血管结构（图 8-6）。它往往会随着年龄的增长而略有减轻，但减轻程度远不如真正的 CMTC 那样明显。约 1/3 的患者可出现明显的浅静脉受累。

过度生长并不一定与 CM 的区域相关，而且一生中的发展都是成比例的。随着其中一侧下肢的过度生长，患者应该在青春期期间进行肢体长度监测；在最初的一系列研究中，55% 的患者存在肢体长度不一致。30% 的患者有手指畸形，包括软组织并指、"趾间间隔明显"畸形和巨指（趾）。值得注意的是，这种异常在 CLOVES 综合征中也有描述（参见过度生长综合征一章）。此外，一些患者有单侧面部过度生长，并经常出现肥大侧牙齿萌出加速，即使该区域没有任何毛细血管畸形。

在最初研究的 73 例患者中，没有一例患者出现任何发育迟缓。未发现腹部恶性肿瘤，但有 11%（7/73）的患者出现了完全性偏身肥大。至少有 1 例患者有 Chiari Ⅰ型畸形，对于穿越中线毛细血管畸形的患者，有必要进行脊柱畸形的检查。

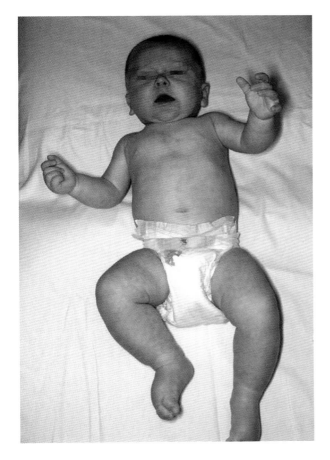

◀ 图 8-6　弥漫性毛细血管畸形伴过度生长

（五）毛细血管静脉畸形（CVM）

　　毛细血管畸形（CVM）也可能与静脉扩张有关。这甚至可能发生在其他"单纯性"PWB 中，引流静脉的可见度逐渐增加，但是在大面积区域性毛细血管畸形中最为明显。随着时间的推移和身高的增加（由于重力作用的增加），静脉扩张变得更加明显，因此在儿童早期可能不会被察觉。其中的许多患者会在毛细血管畸形下方显现膨胀和（或）扩张的静脉，有时甚至出现在 CM 周围（图 8-7）。

　　这些特点可能与 Klippel-Trenaunay 综合征（Klippel-Trenaunay syndrome，KTS）中的畸形不同，因为它们不包含任何淋巴成分，而且毛细血管病变的边

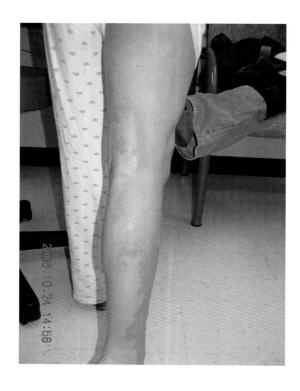

◀ 图 8-7　毛细血管静脉畸形

界往往不太明确[38]。静脉扩张最常见于浅静脉，但也可发生于深静脉和肌肉内的血管。最常见的膨胀部位是腘窝和足背。

随着时间的推移，静脉扩张在一些（但不是全部）患者中会出现症状。通常表现为扩张静脉的疼痛，但有时也会被描述为压迫或灼热，并可能伴有肿胀。出现症状的静脉扩张可以通过支持性治疗（包括压迫疗法）或硬化疗法来治疗。随着时间的推移，血管内激光或射频消融术可能会在这些患者中发挥越来越大的作用，因为与 KTS 患者（将在过度生长综合征中进一步讨论）相反，CVM 患者通常拥有完好的深静脉系统。大多数患者会出现下肢不等长，源于受累骨骼的过度生长或生长不足。根据程度的不同，可以用无创性的干预措施来治疗（例如，对较短的腿使用增高鞋垫）或更具有创性的手术（例如，对较长的肢体进行骺骨干固定术）。

值得注意的是，这组患者的凝血功能障碍、血栓性静脉炎或出血的发生率似乎并未增加，因此可能预示着远期症状明显少于 KTS。

（六）色素血管性斑痣性错构瘤病（PPV）

色素血管性斑痣性错构瘤病（phakomatosis pigmentovascularis，PPV）是一个术语，用来描述一组疾病，包括广泛的 CM 及黑色素细胞痣或表皮痣。根据具体的发现，分类中描述了 5 种类型。也可合并包括神经和眼部异常在内的皮肤外病变。

- Ⅰ型：CM + 表皮痣。
- Ⅱ型：CM+ 皮肤黑色素细胞增多症，伴有或不伴有贫血痣（最常见，占 PPV 的 70%～80%）。
- Ⅲ型：CM+ 斑痣，伴或不伴贫血痣。
- Ⅳ型：CM+ 皮肤黑色素细胞增多症 + 斑痣，伴或不伴贫血痣。
- Ⅴ型：CMTC+ 皮肤黑色素细胞增多症。

这是一种罕见的疾病，尽管在女性中稍常见，目前认为呈散发性。治疗一般是支持性疗法或心理治疗，皮肤病变可以考虑激光治疗。

二、治疗

毛细血管畸形不会自行消退，其持续性发展可能会导致许多并发症，包括上述医学并发症和社会心理问题[42]。首选的治疗方法是脉冲染料激光（pulsed dye laser，PDL）。在 CM 开始增厚和肥大之前对其进行治疗可防止或延缓日后的增厚和结节，因此，许多人主张在儿童时期早期治疗[43]。然而，与后期治疗相比，早期治疗是否会带来更好的美容效果仍然存在争议。治疗的时机必须与年幼早期全身麻醉的风险进行权衡。对于非常年幼的婴儿，如果 CM 局限，有时甚至只需抱紧患儿并使用局部麻醉剂进行治疗。如果 CM 不广泛且不累及眼睑，年龄较大的儿童通常只需局部麻醉就能耐受 PDL。

PDL 以血管内血红蛋白为靶点，以最小的不良反应消融靶血管系统。多次治疗需要间隔 6～8 周。虽然通常情况下病变无法完全清除，但大多数患者治疗后显示出 50%～90% 的减轻，治疗效果主要取决于病变的位置；面部中心区和四肢病变对治疗的反应通常较差，可能是由于血管密度和直径相对较大的缘故[44,45]。在一生之中，可能需要重复激光治疗。

部分 CM 亚型显示出"PDL 抵抗"。新的激光和光疗法被应用于这些患者，并进行着进一步的研究，包括强脉冲光和长脉冲可调染料激光、翠绿宝石激光和 Nd:YAG 激光[46]。此外，现在有几项研究表明，对于接受激光治疗的 CM 患者们来说，外用西罗莫司可能成为一种有用的辅助治疗选择，以防止在治疗后立即发生血运重建[47,48]。

病变位于可见部位的 CM 患者，可以用特殊的化妆品掩盖患处；有证据表明，该方式可改善此类患者的生活质量。

参考文献

[1] Jacobs AH, Walton RG. The incidence of birthmarks in the neonate. Pediatrics. 1976;58: 218–22.

[2] Couto JA, et al. Endothelial cells from capillary malformations are enriched for somatic GNAQ mutations. Plast Reconstr Surg. 2016;137:77e–82e. https://doi.org/10.1097/ PRS.0000000000001868.

[3] Tan W, et al. The somatic GNAQ mutation (R183Q) is primarily located within the blood vessels of port wine stains. J Am Acad Dermatol. 2016;74:380–3. https://doi.org/10.1016/j. jaad.2015.09.063.

[4] Huang L, et al. Somatic GNAQ mutation is enriched in brain endothelial cells in Sturge-Weber syndrome. Pediatr Neurol. 2017;67:59–63. https://doi.org/10.1016/j. pediatrneurol.2016.10.010.

[5] Couto JA, et al. A somatic GNA11 mutation is associated with extremity capillary malformation and overgrowth. Angiogenesis. 2017;20:303–6. https://doi.org/10.1007/s10456–016–9538–1.

[6] Alper JC, Holmes LB. The incidence and significance of birthmarks in a cohort of 4,641 newborns. Pediatr Dermatol. 1983;1:58–68.

[7] Juern AM, Glick ZR, Drolet BA, Frieden IJ. Nevus simplex: a reconsideration of nomenclature, sites of involvement, and disease associations. J Am Acad Dermatol. 2010;63:805–14. https://doi.org/10.1016/j.jaad.2009.08.066.

[8] Maari C, Frieden IJ. Klippel-Trenaunay syndrome: the importance of "geographic stains" in identifying lymphatic disease and risk of complications. J Am Acad Dermatol. 2004;51:391–8. https://doi.org/10.1016/j.jaad. 2003.12.017.

[9] Tallman B, et al. Location of port-wine stains and the likelihood of ophthalmic and/or central nervous system complications. Pediatrics. 1991;87:323–7.

[10] Davis DA, Cohen PR, George RE. Cutaneous stigmata of occult spinal dysraphism. J Am Acad Dermatol. 1994;31:892–6.

[11] Enjolras O, Boukobza M, Jdid R. Cervical occult spinal dysraphism: MRI findings and the value of a vascular birthmark. Pediatr Dermatol. 1995;12:256–9.

[12] Smoller BR, Rosen S. Port-wine stains. A disease of altered neural modulation of blood vessels? Arch Dermatol. 1986;122:177–9.

[13] Cordoro KM, Speetzen LS, Koerper MA, Frieden IJ. Physiologic changes in vascular birthmarks during early infancy: mechanisms and clinical implications. J Am Acad Dermatol. 2009;60:669–75. https://doi.org/10.1016/j.jaad.2008.11.020.

[14] Lee JW, Chung HY, Cerrati EW, O TM, Waner M. The natural history of soft tissue hypertrophy, bony hypertrophy, and nodule formation in patients with untreated head and neck capillary malformations. Dermatol Surg. 2015;41:1241–5. https://doi.org/10.1097/DSS.0000000000000525.

[15] Garzon MC, Enjolras O, Frieden IJ. Vascular tumors and vascular malformations: evidence for an association. J Am Acad Dermatol. 2000;42:275–9. https://doi.org/10.1016/S0190–9622(00)90138–5.

[16] Shirley MD, et al. Sturge-Weber syndrome and port-wine stains caused by somatic mutation in GNAQ. N Engl J Med. 2013;368:1971–9. https://doi.org/10.1056/NEJMoa1213507.

[17] Nakashima M, et al. The somatic GNAQ mutation c.548G>A (p.R183Q) is consistently found in Sturge-Weber syndrome. J Hum Genet. 2014;59:691–3. https://doi.org/10.1038/jhg.2014.95.

[18] Piram M, et al. Sturge-Weber syndrome in patients with facial port-wine stain. Pediatr Dermatol. 2012;29:32–7. https://doi.org/10.1111/j.1525–1470.2011.01485.x.

[19] Enjolras O, Riche MC, Merland JJ. Facial port-wine stains and Sturge-Weber syndrome. Pediatrics. 1985;76:48–51.

[20] Dutkiewicz AS, et al. A prospective study of risk for Sturge-Weber syndrome in children with upper facial port-wine stain. J Am Acad Dermatol. 2015;72:473–80. https://doi.org/10.1016/j. jaad.2014.11.009.

[21] Waelchli R, et al. New vascular classification of port-wine stains: improving prediction of Sturge-Weber risk. Br J Dermatol. 2014;171:861–7. https://doi.org/10.1111/bjd.13203.

[22] Ma G, Liu F, Cai R, Liu Y, Lin X. Somatic GNAQ mutation in different structures of Port-wine Macrocheilia. J Invest Dermatol. 2018;138:S218.

[23] Sharan S, et al. Port-wine vascular malformations and glaucoma risk in Sturge-Weber syndrome. J AAPOS. 2009;13:374–8. https://doi.org/10.1016/j.jaapos.2009.04.007.

[24] Paller AS. The Sturge-Weber syndrome. Pediatr Dermatol. 1987;4:300–4.

[25] Lo W, et al. Updates and future horizons on the understanding, diagnosis, and treatment of Sturge-Weber syndrome brain involvement. Dev Med Child Neurol. 2012;54:214–23. https:// doi.org/10.1111/j.1469–8749.2011.04169.x.

[26] Comi A, Roach ES, Bodensteiner JB. In: Bodensteiner JB, Roach ES, editors.. Ch. 4, p. 69–93 Sturge-Weber Syndrome: The Sturge-Weber Foundation; 2010.

[27] Cambon H, et al. Focal chronic ischemia and concomitant migraine: an atypical form of Sturge-Weber angiomatosis? Rev Neurol. 1987;143:588–94.

[28] Lin DD, Barker PB, Hatfield LA, Comi AM. Dynamic MR perfusion and proton MR spectroscopic imaging in Sturge-Weber syndrome: correlation with neurological symptoms. J Magn Reson Imaging. 2006;24:274–81. https://doi.org/10.1002/jmri.20627.

[29] Lin DD, Barker PB, Kraut MA, Comi A. Early characteristics of Sturge-Weber syndrome shown by perfusion MR imaging and proton MR spectroscopic imaging. AJNR Am J Neuroradiol. 2003;24:1912–5.

[30] Bay MJ, Kossoff EH, Lehmann CU, Zabel TA, Comi AM. Survey of aspirin use in Sturge-Weber syndrome. J Child Neurol. 2011;26:692–702. https://doi.org/10.1177/0883073810388646.

[31] Lance EI, Sreenivasan AK, Zabel TA, Kossoff EH, Comi AM. Aspirin use in Sturge-Weber syndrome: side effects and clinical outcomes. J Child Neurol. 2013;28:213–8. https://doi.org/10.1177/0883073812463607.

[32] Picascia DD, Esterly NB. Cutis marmorata telangiectatica congenita: report of 22 cases. J Am Acad Dermatol. 1989;20:1098–104.

[33] South DA, Jacobs AH. Cutis marmorata telangiectatica congenita (congenital generalized phlebectasia). J Pediatr. 1978; 93:944–9.

[34] Kienast AK, Hoeger PH. Cutis marmorata telangiectatica congenita: a prospective study of 27 cases and review of the literature with proposal of diagnostic criteria. Clin Exp Dermatol. 2009;34:319–23. https://doi.org/10.1111/j.1365–2230.2008.03074.x.

[35] Garzon MC, Huang JT, Enjolras O, Frieden IJ. Vascular malformations. Part II: associated syndromes. J Am Acad Dermatol. 2007;56:541–64. https://doi.org/10.1016/j.jaad.2006.05.066.

[36] Enjolras O. Cutis marmorata telangiectatica congenitaAnnales de dermatologie et de venereologie. 2001;128:161–6.

[37] Lee MS, Liang MG, Mulliken JB. Diffuse capillary malformation with overgrowth: a clinical subtype of vascular anomalies with hypertrophy. J Am Acad Dermatol. 2013;69:589–94. https://doi.org/10.1016/j.jaad.2013.05.030.

[38] Uihlein LC, Liang MG, Fishman SJ, Alomari AI, Mulliken JB. Capillary-venous malformation in the lower limb. Pediatr Dermatol. 2013;30:541–8. https://doi.org/10.1111/pde.12186.

[39] Ruiz-Maldonado R, Tamayo L, Laterza AM, Brawn G, Lopez A. Phacomatosis pigmentovascularis: a new syndrome? Report of four cases. Pediatr Dermatol. 1987;4: 189–96.

[40] Fernandez-Guarino M, et al. Phakomatosis pigmentovascularis: clinical findings in 15 patients and review of the literature. J Am Acad Dermatol. 2008;58:88–93. https://doi.org/10.1016/j. jaad.2007.08.012.

[41] Happle R. Phacomatosis pigmentovascularis revisited and reclassified. Arch Dermatol. 2005;141:385–8. https://doi.org/10.1001/archderm.141.3.385.

[42] Strauss RP, Resnick SD. Pulsed dye laser therapy for port-wine stains in children: psychosocial and ethical issues. J Pediatr. 1993;122:505–10.

[43] van der Horst CM, Koster PH, de Borgie CA, Bossuyt PM, van Gemert MJ. Effect of the timing of treatment of port-wine stains with the flash-lamp-pumped pulsed-dye laser. N Engl J Med. 1998;338:1028–33. https://doi.org/10.1056/NEJM199804093381504.

[44] Renfro L, Geronemus RG. Anatomical differences of port-wine stains in response to treatment with the pulsed dye laser. Arch Dermatol. 1993;129:182–8.

[45] Selim MM, et al. Confocal microscopy study of nerves and blood vessels in untreated and treated port wine stains: preliminary observations. Dermatol Surg. 2004;30:892–7. https://doi. org/10.1111/j.1524–4725.2004. 30259.x.

[46] Savas JA, Ledon JA, Franca K, Chacon A, Nouri K. Pulsed dye laser-resistant port-wine stains: mechanisms of resistance and implications for treatment. Br J Dermatol. 2013;168:941–53. https://doi.org/10.1111/bjd.12204.

[47] Marques L, et al. Topical rapamycin combined with pulsed dye laser in the treatment of capillary vascular malformations in Sturge-Weber syndrome: phase II, randomized, double-blind, intraindividual placebo-controlled clinical trial. J Am Acad Dermatol. 2015;72:151–158.e151. https://doi.org/10.1016/

j.jaad.2014.10.011.

[48] Nelson JS, Jia W, Phung TL, Mihm MC Jr. Observations on enhanced port wine stain blanching induced by combined pulsed dye laser and rapamycin administration. Lasers Surg Med. 2011;43:939–42. https://doi.

org/10.1002/lsm.21141.

[49] Ramien ML, et al. Quality of life in pediatric patients before and after cosmetic camouflage of visible skin conditions. J Am Acad Dermatol. 2014;71:935–40. https://doi.org/10.1016/j. jaad.2014.07.029.

第 9 章　静脉畸形及相关综合征：诊断与治疗

Venous Malformations and Associated Syndromes:
Diagnosis and Management

Ann M. Kulungowski　Manish N. Patel　Steven J. Fishman　著

一、概述

　　静脉畸形是由于早期妊娠血管发育异常引起的。静脉畸形在出生时就存在，尽管可能不太明显。平时静脉畸形经常被错误地称为"海绵状血管瘤"，虽然后缀"–oma"意味着肿瘤，但静脉畸形并不是真正的血管肿瘤。这个术语容易造成误解，因此应尽量避免使用。静脉血管的异常聚集可能呈局部或弥漫性的，可发生在身体的任何部位，包括大脑和肝脏等器官。静脉畸形常累及皮肤和皮下组织，也会不同程度地延伸至骨骼肌，甚至骨骼。它们可能与其他脉管疾病综合征相关联。

　　静脉畸形的表现是多种多样的，可表现为单纯的静脉曲张和扩张、单发的肿块或多种脉管成分的复合物浸润生长于组织器官（图 9-1）。静脉畸形通常表现为柔软、可压缩的蓝色肿块，发生在特定部位时会随体位改变而特征性增大或缩小。它们可分为局灶性、多灶性和弥漫性。与其他血管畸形一样，静脉畸形随着儿童的成长而成比例增大。随着时间的推移，可观察到静脉畸形的缓慢扩张和进展，特别是在青春期[1]。

二、组织病理学

　　散发性静脉畸形由不规则的静脉管腔组成，内覆扁平且增生不活跃的内皮

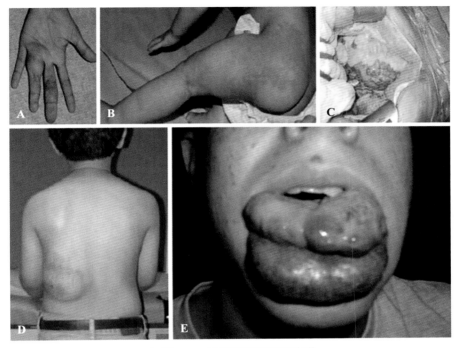

▲ 图 9-1　静脉畸形的不同外观

累及不同部位的静脉畸形：手（A）、左臀和四肢（B）、结直肠（C）、左侧胁部（D）、舌和下唇（E）

细胞。血管壁结构扭曲，局灶性平滑肌缺失或稀薄。随着时间的推移，患者的静脉畸形病变会日益膨大，这可能与平滑肌的减少或缺失有关。病变的管腔直径大小不等，畸形的静脉管腔呈现圆形、串珠形等各种形状。管腔通常有血液充盈，但也可是空的或含有蛋白质。

　　处于不同形成阶段的血栓及静脉石在管腔内经常可见。有时静脉畸形可自行再通，并表现为血管内乳头状突起的内皮细胞增生。这种现象也被称为马松瘤或血管内乳头状内皮细胞增生[2]。内皮细胞受到血栓的刺激开始增生[3]。

　　与特殊部位或其他综合征相关的静脉畸形，组织学表现可能会另有特别之处。球形细胞静脉畸形的特征是大小不一、发育不良的静脉样管腔。球形细胞静脉畸形（glomuvenous malformation，GVM）中至少有一层形态统一的立方形嗜酸性球细胞组成。某些通道存在厚度不等的平滑肌。此外，病变内还可观察到机化的血栓和静脉石。

血管壁菲薄是皮肤黏膜静脉畸形的组织病理学表现，可有机化的血栓。病变管腔结构尺寸小到中等，除了局部偶现的平滑肌细胞，绝大部分管壁平滑肌层缺失[3]。

蓝色橡皮疱痣综合征（blue rubber bleb nevus syndrome，BRBNS）的浅表静脉畸形，表现为管径较大的静脉样血管结构，平滑肌层也明显缺失。深部的病变管腔往往可见平滑肌细胞，静脉样血管被纤维组织隔开，管腔内经常可见血栓和钙化。蓝色橡皮疱痣综合征的肠道病变具有相似的组织学特征，大部分静脉畸形仅累及黏膜下层，但亦可见肠壁全层受累，甚至会延伸至肠系膜[3]。

纤维脂肪性血管性病变（fibroadipose vascular anomaly，FAVA）的组织病理学特征为：肌肉萎缩及病变肌肉内致密纤维组织、脂肪组织和淋巴浆细胞聚集[4]。静脉管腔不规则，可大可小，偶尔可见异常肌化的静脉管腔。镜下可见机化的血栓、淋巴管成分和萎缩的骨骼肌。致密的纤维组织常包绕神经。尚未在 FAVA 的血管结构中发现动静脉分流的证据。在一些标本中可以观察到神经、管壁较厚的盘绕型动脉和化生骨[3]。

三、遗传学

大多数静脉畸形是散发型（99%），表现为孤立的局限性病灶[5]。内皮细胞酪氨酸激酶受体 *TIE2* 基因的体细胞突变，被发现存在于约 60% 的散发型静脉畸形中[6-9]。*TIE2* 突变导致 MAPK 通路的慢性激活，而 MAPK 通路能够导致正常内皮细胞层数的改变，是源于细胞外基质中纤维连接蛋白的缺乏。纤溶酶原／纤溶酶途径也被上调[8]。在 20% 涉及皮下组织的散发型静脉畸形中发现了 *PIK3CA* 突变[9]。大多数 Klippel-Trenaunay（毛细血管／淋巴管静脉畸形伴过度生长）和先天性脂肪组织过度生长、脉管畸形、表皮痣、脊柱／骨骼异常／脊柱侧弯（CLOVES）综合征及 FAVA 患者都存在体细胞嵌合 *PIK3CA* 突变。

皮肤黏膜静脉畸形由一种功能获得突变引起，该突变不合时宜地激活了 TIE2 受体[10]。TIE2 可能通过影响内皮细胞的增殖、迁移、管腔形成和其他活动而导致静脉缺陷[10, 11]。TIE2 信号参与内皮细胞和平滑肌细胞之间的信号传递[12]。外显率很高（94%），无性别差异[13]。

BRBNS 由后合子激活 *TIE2* 突变引起[7]，无性别差异。

GVM 源于球蛋白（glomulin，GLMN）基因突变[14-16]。人们对球蛋白的功能知之甚少。球形细胞静脉畸形大多以常染色体显性方式遗传[5]。遗传获得的 GVM 中有一半在出生时并未显现，故未能诊出，随着年龄的增长才逐渐出现。而散发型 GVM 出生时即显现[17]。遗传性球形细胞静脉畸形外显率很高，接近 90%[14]，无性别差异。遗传性 GVM 往往体积更小、数量更多，而且遍布全身。

四、类型及特殊发病部位

（一）散发性静脉畸形

静脉畸形可发生于任何组织，包括肌肉、骨骼、实质性脏器及空腔脏器。最常见于皮肤和软组织。静脉畸形通常在出生时即存在，但病变被发现的时间一定程度上取决于所在部位，有些深部或隐匿部位的病变，可能随着患者的年龄增长才逐渐被察觉。其临床表现差异较大，从蓝色、柔软、可压缩的团块到弥漫于器官或组织的网状静脉结构。静脉畸形与儿童成比例增长，病变随着时间的推移有增大的趋势，可能是由于血流动力学改变和管壁平滑肌肌壁结构的紊乱。静脉血栓很常见，并可引起疼痛，部分静脉畸形可扪及静脉石。静脉畸形的临床表现因解剖位置不同而表现不一。

（二）头部和颈部

头颈部静脉畸形通常是单侧的。它们会导致毁容及面部特征变形。错𬌗畸形常见。颈部静脉畸形可引起咽梗阻，尤其是卧位时，还可发生气道压迫。在拔牙或扁桃体切除过程中，口咽病变存在显著的出血风险。

（三）四肢

四肢静脉畸形可以是累及皮肤和皮下组织浅表型，也可以是累及肌肉甚至骨骼的深部病变。静脉畸形可能存在肢体长度差异，累及的肢体可长可短。肌内静脉畸形可因疼痛而使人看起来虚弱，FAVA 可表现为肢体挛缩[4]。四肢的静脉畸形可能会延伸至关节，关节内病变会引起疼痛、肿胀、挛缩、无力和关节积血[18, 19]。由于静脉畸形会以肿块形式存在，还会导致关节炎，所以关节会受到明显影响。滑膜内的静脉畸形容易出血和肿胀，关节炎可能是由于广泛的滑膜炎症和（或）快速软骨退变所致。关节病是伴有静脉畸形的关节反复出血导致的严重并发症。滑膜内衬层纤维化及透明软骨碎裂，导致疼痛、畸形和功能障碍[20]。

　　Bockenheimer 弥漫性静脉扩张症是一种影响四肢、病情严重的静脉畸形。其特征包括所有浅静脉及深静脉的扩张，四肢的肌肉萎缩，肌肉几乎完全被畸形的静脉替代。骨骼常受静脉畸形累及，变得菲薄，容易骨折。

（四）胃肠道

　　实质性脏器与空腔脏器均可发生静脉畸形。空腔脏器的静脉畸形可以发生在从口唇到肛门的任何地方。它们可以是单发的，也可以是多灶性的，体积从微小到巨大不等。会阴处的淡蓝色斑点，可能提示潜在的盆腔静脉畸形。胃肠道静脉畸形最常见的类型为左半结肠和直肠的透壁性病变，并不同程度延伸至盆腔结构（图 9-1）[21-23]。可能合并有肠系膜和门静脉病变。直肠静脉畸形伴肠系膜静脉扩张是门静脉系统血栓形成的危险因素[24]。

　　消化道出血是空腔脏器静脉畸形最常见的症状。呕血很少见。通常经直肠出血，表现为便血或黑便。慢性出血，常常不易察觉。病因不明的贫血，反而可能是成为最初表现。出血通常较缓慢，不会诱发血流动力学紊乱。结直肠病变可导致痉挛性腹痛。静脉畸形引起的肠梗阻比较罕见，但肠静脉畸形可导致肠套叠。

（五）肝脏

　　肝脏静脉畸形通常由于历史原因被习惯性误称为"血管瘤"或"血管内皮瘤"。由于命名上的混乱，患者甚至接受了错误的治疗，如糖皮质激素或栓塞治疗。肝血管瘤是真正的婴幼儿期肿瘤。肝脏静脉畸形通常在成年时发现。看上去像是由较小的病变逐渐缓慢增大而来。依据尸检报告，患病率为 0.4%～7.5%[25]。一些肝脏静脉畸形体积巨大，有时会引起疼痛。肝脏静脉畸形的破裂极其罕见。但需要警惕妊娠期间，尤其是分娩期间，由于腹内压的增加，腹腔内体积较大的肝脏静脉畸形破裂的风险增加；对于有症状的患者可以考虑剖宫产。相关的客观治疗数据很少[26]。连续超声检查可监测静脉畸形的发展变化。无症状患者可适当减少随访频率。

（六）泌尿生殖系统

静脉畸形可发生在泌尿生殖系统的任何结构中。肾锥体、肾盂、输尿管和膀胱均可累及。膀胱静脉畸形可单独发生，也可作为骨盆和（或）下肢更广泛的脉管畸形的组成部分。泌尿生殖系统静脉畸形可无症状或引发血尿。如果有较大的血块排出，可发生肾绞痛。

静脉畸形也可出现在生殖器（图 9-2）。在女性患者中，子宫和阴道可能受累。月经或性生活时可能发生意外的大出血。外生殖器受累会给患者和家庭带来心理压力。疼痛是常见的主诉，长时间站立时更明显。女性静脉畸形可阻塞阴道口，造成排尿和性生活困难。阴茎和阴囊也会受到影响（图 9-2）。但阳痿在男性中并不常见，因为海绵体大多完整未受累及。如果尿道受累，可发生血尿和血精。

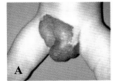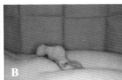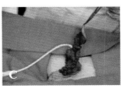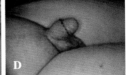

▲ 图 9-2　生殖器静脉畸形

大阴唇和会阴的静脉畸形，导致阴唇扩张和变形（A）；阴茎和阴囊静脉畸形（B）；减积手术术中（C）；病变切除后的最终外观（D）

（七）骨

骨内静脉畸形可以是孤立性病变，也可以合并肢体静脉畸形。骨静脉畸形主要发生在颅骨、椎骨、肩胛骨、肋骨、骨盆和长骨。在不进行活体组织检查的情况下，想要确诊骨静脉畸形是很有难度的，因为静脉畸形并不是总能轻而易举地与其他良性肿瘤、囊肿和肉芽肿相鉴别。同时，术语"血管瘤"在骨内静脉畸形中的继续应用，进一步增加了诊断难度[28]。

（八）球形细胞静脉畸形（GVM）

球形细胞静脉畸形（glomuvenous malformation，GVM）几乎都是浅表型病变，发生于皮肤和皮下脂肪。躯干和四肢是典型的发病部位，脸部也会受到影响。球形细胞静脉畸形在大小和颜色方面的表现各不相同，有些呈结节状散发，或呈斑块状区域型，可覆盖整个肢体[30]。遗传性球形细胞静脉畸形往往散布全身，病变体积较小，颜色可以是粉色、紫色或深蓝色。常见的症状为疼痛。局部压迫并不能使球静脉畸形缩小，反而会加重不适。

（九）皮肤黏膜静脉畸形

皮肤黏膜静脉畸形往往较小，直径＜5cm，且多发。约25%的患者病变为单发。约50%的静脉畸形发生在面颈部，37%发生在四肢[5]。病变通常浅表，罕见延伸至肌肉层，无关节受累。胃肠道、脑和肺的皮肤黏膜静脉畸形陆续被报道[31]。

（十）蓝色橡皮疱痣综合征（BRBNS）

蓝色橡皮疱痣综合征（blue rubber bleb nevus syndrome，BRBNS）的静脉畸形为多灶性病变，影响皮肤和胃肠道（图9-3）[32, 33]。蓝色橡皮疱痣综合征的皮肤静脉畸形是真正的静脉畸形，而不是痣。掌跖面通常有一个明显的较大病灶，周围伴有多个较小的静脉畸形。静脉畸形通常1～2cm大小，颜色从蓝色到紫色略有不同。

胃肠道病变比皮肤和软组织的静脉畸形更具有临床意义[34]。胃肠道静脉畸形在外观上与皮肤病变相似。皮肤病灶的数量与内脏病变的数量直接相关[34]。胃肠道静脉畸形可以在患者年幼时就引起胃肠道出血。出血可能会持续终生。突发性大出血很少见。相反，患者患有慢性贫血，如果不治

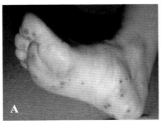
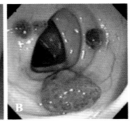
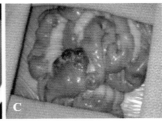

▲ 图 9-3 蓝色橡皮疱样痣综合征

足底多灶性静脉畸形（A）、内镜检查时结肠（B）和剖腹术中小肠（C）的特征性表现

疗，需要终生补铁和反复输血[34]。胃肠道病变可作为小肠套叠的发病部位。这种并发症有一定自限性，会导致间歇性痉挛性腹痛或肠梗阻，需要手术干预[35, 36]。

（十一）纤维脂肪性血管性病变（FAVA）

纤维脂肪性血管性病变（fibroadipose vascular anomaly，FAVA）最常见的表现是位于四肢伴有疼痛的肌内肿块[4]。小腿是最常见的受累部位，上肢也可能出现。病灶内可见纤维脂肪过度生长和静脉扩张。其特征性表现是肌肉被纤维组织替换。临床症状可出现在从出生到成年的任何时间点。患肢挛缩很常见。

（十二）静脉扩张

颈内静脉和（或）颈外静脉的局灶性静脉扩张是静脉畸形的一种形式。患者通常表现为可压缩的、无痛性颈部肿块，通过瓦氏动作可使肿块增大。颈部肿块的体积有时大得惊人[37]。

在一些综合的、复杂的和综合征性脉管疾病患者中，也会见到静脉扩张，如 Klippel-Trenaunay 综合征和 CLOVES（先天性脂肪组织过度生长、脉管畸形、表皮痣、脊柱 / 骨骼异常 / 脊柱侧弯）综合征。Klippel-Trenaunay 综合征患者的下肢可见持续存在的胚胎静脉（图 9-4）。边缘静脉系统是起源于足背并沿小腿和大腿外侧延伸的胚胎静脉网。该系统最终汇入股静脉、髂静脉或下腔静脉。CLOVES 综合征患者的静脉扩张多位于四肢、中心区域和胸部。受

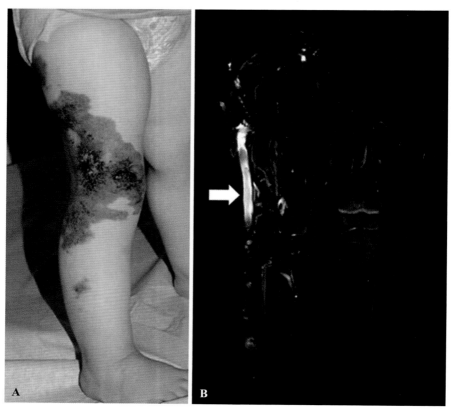

▲ 图 9-4　右下肢 Klippel-Trenaunay 综合征患儿，伴有肢体侧方毛细血管和淋巴管畸形（A）；右腿冠状位 STIR MRI 序列显示外侧边缘静脉，如箭所示（B）

累静脉可以是原位的或持续存在的胚胎静脉。潜在的受累原位静脉包括颈静脉、腋静脉、锁骨下静脉、头肱静脉、肋间静脉、奇静脉和小隐静脉。上下腔静脉也可累及。这些直径较大的原位或胚胎静脉可随时间而扩张。由于管腔大且与大静脉直接相连，胚胎静脉和原位扩张静脉易使患者发生深静脉血栓和肺栓塞[38]。围术期、妊娠、卧床休息或旅行时发生深静脉血栓和肺栓塞的风险增加。Klippel-Trenaunay 综合征和 CLOVES 综合征患者的围术期血栓栓塞风险约为 10%[39]。

五、评估

疼痛是静脉畸形最常见的症状，充血性不适在体位改变时最为明显。患者可能会自述在静脉畸形区域有一种沉重感，尤其是站立位时，这种感觉更加明显。静脉畸形可以造成毁容或对邻近组织造成压迫。轻微创伤后因静脉畸形而导致危及生命的大出血并不常见。

大而广泛的静脉畸形（ ≥ 10cm^2 ）和多灶性病变可诱发局限性血管内凝血[40]。由于静脉畸形内血液淤滞，凝血功能持续激活，导致凝血因子的消耗。凝血酶生成，将纤维蛋白原转化为纤维蛋白。纤维蛋白溶解作用使纤维蛋白降解产物增多。纤维蛋白原、凝血因子 V 、凝血因子 Ⅷ 、凝血因子 X Ⅲ 和抗凝血酶 Ⅲ 也较低。慢性消耗性凝血障碍会诱发血栓形成，导致静脉石形成或出血。压迫治疗中断、治疗干预（硬化疗法或外科手术）、月经或怀孕可使凝血功能障碍恶化。

弥漫性和多灶性静脉畸形患者应评估凝血功能（凝血酶原时间、部分活化的凝血活酶时间、D– 二聚体和纤维蛋白原水平），特别是在进行有创性操作之前。D– 二聚体水平较高、纤维蛋白原水平较低的患者出血和凝血风险较高。血管性血友病因子（vWF）水平较低也出现在大面积静脉畸形患者中，特别是位于四肢和躯干的患者[41]。血小板计数也可以下降至（ 100～150 ）× 10^9/L 的范围。局限性血管内凝血不应与卡波西型血管内皮瘤合并的 Kasabach-Merritt 现象相混淆（参见凝血章节）。

六、影像学

大多数脉管畸形可以通过病史和体格检查确诊。影像学检查是一种非常有价值的辅助检查手段，因为它可以为确诊提供客观依据，记录病变的大小和范围，并帮助医生制订治疗计划。

普通 X 线片检查在静脉畸形诊断过程中并不是必需的。但它们可以用来记录腿的长度差异，可观察到骨质破坏和变形。当有静脉石形成时，也可以通过 X 线片鉴别出来。

灰阶超声和彩色多普勒超声结合频谱分析是一种快速、无创的脉管疾病评估方法。局灶性静脉畸形在超声下可压缩，通常表现为低回声管腔样结构或多间隔肿块（图 9–5）。除非病变受压或扩张，否则在静脉畸形内几乎没有血流信号。当压力解除时，静脉畸形内就会重新被血液填充。静脉石表现为强回声伴声影的病灶区。在静脉畸形中无动静脉分流影像。超声有时无法精确描述一个体积巨大的深部静脉畸形的深度或范围，但对浅表病变可以充分显示并准确描述。

磁共振成像（magnetic resonance imaging，MRI）是评估脉管畸形的首选成像方式。静脉畸形通常在 T_2 加权序列上清晰可见（图 9–5 和图 9–6）。MRI 能准确地确定病变的位置和范围，并提供有关邻近结构的信息，包括神经、关节间隙受累及静脉流入和流出（图 9–5 和图 9–6）。梯度回波序列有助于区分低流速和高流速病变。增强序列有助于区分静脉畸形和淋巴管畸形。与巨囊型淋巴管畸形的间隔强化相比，静脉畸形的弥漫性强化更明显。微囊型淋巴管畸形有时很难与 VM 区分。纤维脂肪性血管性病变（FAVA）的 MRI 特征包括不均匀的 T_1 加权像高信号（由于脂肪成分），T_2 加权序列上信号增强（图 9–7）[4]。纤维脂肪性血管性病变（FAVA）的 MRI 增强扫描显示，受累肌肉中至重度强化。在筋膜内／肌内和皮下组织可见脂肪成分[4]。

磁共振血管成像和磁共振静脉成像可以补充提供静脉管腔血流和分布的信息。尽管 MRI 有它不可替代的优势，但仍存在一定的局限性，例如，因患者年龄和（或）检查时长问题可能需要配合全身麻醉，使用对比剂时需要建立静脉通路及接触钆对比剂。肾源性系统性纤维化是一种罕见的钆对比剂反应，中晚期肾衰竭患者出现此反应的风险更高。

总体而言，计算机断层扫描（CT）在静脉畸形中的诊断价值低于磁共振成像，所以应用较少。静脉畸形的密度与肌肉相似，呈现缓慢、不均匀强化。静脉石的存在可间接证实静脉畸形的存在。

直接穿刺注射对比剂的常规静脉造影，可以显示静脉畸形的形态、畸形血管的相互关联和引流静脉（图 9–8）。这些病变组织在外观上变化多端。弥漫性肌内静脉畸形在常规造影下呈现管道样或"湖泊"样。胚胎静脉或扩张静脉可表现为梭形影像。

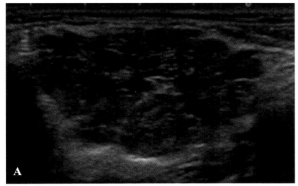

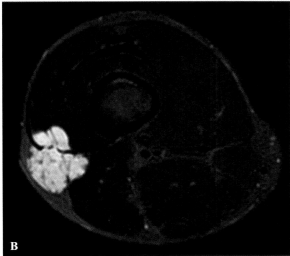

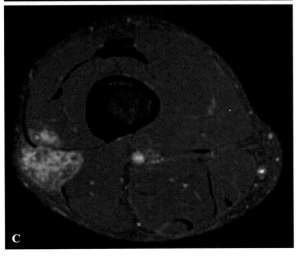

◀ 图 9-5 大腿皮下脂肪内的静脉畸形，并延伸至股外侧肌

A. 静脉畸形在超声上主要表现为低回声，并伴有多个内部间隔；B. 静脉畸形在 T_2 加权像上清晰可见；C. 在增强 MRI 上普遍强化，病灶内的内部间隔也可在 MRI 上发现

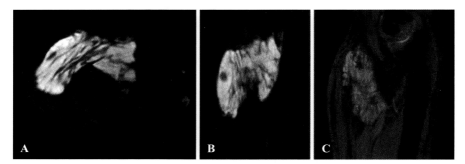

▲ 图 9-6　前臂肌内静脉畸形

轴位（A）和冠状位（B）及 T_2 加权像（C）显示静脉畸形，T_2 高信号；静脉畸形有多处静脉间隔和静脉石；在增强序列（C）上可见弥漫性强化

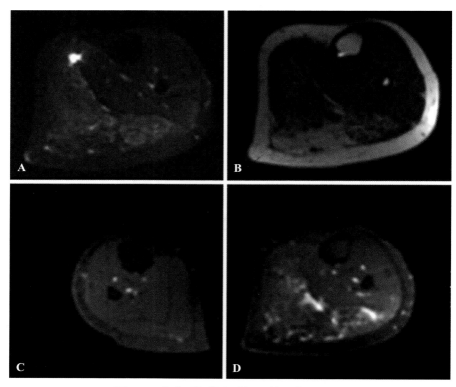

▲ 图 9-7　左小腿纤维脂肪性血管性病变（FAVA）

患者表现为左侧小腿慢性疼痛和肿胀。轴位 T_2（A）、T_1（B）和增强后 T_2 加权（C、D）MRI 显示位于小腿后侧肌群富含脂肪的肌内病变，T_2 信号不均匀（A），增强后图像中病灶强化（C、D），符合 FAVA 的磁共振成像特征（图像由 Gulraiz Chaudry 博士提供）

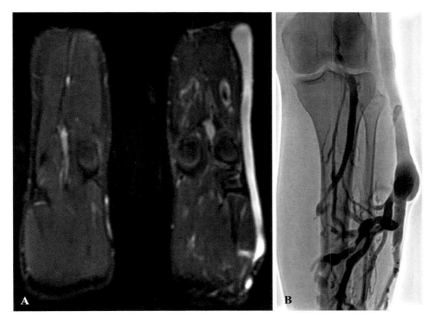

▲ 图 9-8　青少年，左下肢广泛的毛细血管静脉淋巴管畸形

T_2 加权像冠状位 MRI（A）和常规静脉造影（B）显示外侧明显的边缘静脉；常规静脉造影可见大量扩张静脉流入边缘静脉；此外，深静脉系统显影后患者最终行边缘静脉热消融治疗

七、并发症治疗

（一）凝血功能障碍和血栓形成

慢性消耗性凝血功能障碍可能导致血栓形成或出血。静脉石是血栓形成的结果。随着血管性血友病因子（vWF）和血小板的减少，出血风险增加。所有病变范围广泛的静脉畸形，无论弥漫性或多灶性，患者在手术、介入治疗或妊娠前都应进行实验室检查评估。实验室检查包括全血细胞计数、凝血酶原时间、活化的部分凝血活酶时间、D- 二聚体和纤维蛋白原水平。如果需要，应进行血栓前评估，以识别血栓形成风险较高的患者。这些实验室检查包括蛋白 C 和 S、凝血酶原基因突变、凝血酶 – 抗凝血酶、凝血因子 V、PAI-1 多态性、凝血因子Ⅷ、同型半胱氨酸水平、狼疮抗凝物、抗心磷脂抗体和抗凝血酶

Ⅲ[42]。实验室检查结果异常的患者，建议血液科会诊，特别是在准备进行任何治疗操作或怀孕之前。

对于 D- 二聚体水平升高的患者，围术期、妊娠期、卧床休息或长途旅行期间，建议使用低分子肝素治疗，以改善其凝血功能。低分子肝素在手术或介入治疗前 2 周开始使用，术后继续使用 2 周[42]。怀孕期间的给药剂量应由血液学家和母婴专家确定。

（二）肺动脉高压

大面积静脉畸形可导致肺动脉高压。慢性血栓栓塞性肺动脉高压源于反复出现或未能治愈的肺栓塞，而后者多由局限性血管内凝血和高凝状态引起。D- 二聚体升高与广泛静脉畸形患者肺动脉高压发病风险增加高度相关[43]。超声心动图对这些患者的评估至关重要。

八、治疗

治疗方法大致可分为内科、介入、外科和综合治疗。疼痛、出血、毁容和关节内受累时，必须治疗干预。

（一）内科治疗

1. 压力衣

加压治疗是静脉畸形治疗的主要手段，尤其是四肢病变。分级弹性压力衣白天或站立时穿着，晚上可以脱掉。压力衣应量身定制。对于成长中的儿童和青少年，衣服的尺寸应该随着成长调整，约 6 个月调整 1 次。至少要有 2 套衣服以供换洗，从而提高治疗的依从性。

2. 抗炎药物

目前还没有已知的全身性药物可以用来治疗静脉畸形。目前的内科治疗主要针对不良反应。抗炎药和阿司匹林可以用来缓解疼痛和肿胀。麻醉药品的使用应受到严格限制[44]。

3. 抗凝药

低分子肝素用于治疗与静脉畸形相关的局限性血管内凝血。它还用于治疗由炎症、血栓形成和大面积静脉畸形内静脉石形成引起的慢性疼痛。长期接受低分子肝素治疗的患者，应随访监测其肝素水平（抗 Xa 因子），并建议在长期低分子肝素使用期间进行骨质疏松测试以评估骨量减少情况。

4. 西罗莫司

磷脂酰肌醇 3- 激酶（PI3K）/Akt 信号通路是细胞生长和存活所必需的，引导血管发育和血管生成。西罗莫司作用于雷帕霉素哺乳动物靶点（mammalian target of rapamycin，mTOR），该靶点结合来自 PI3K/Akt 通路的信号，以确保细胞的正常生长和增殖。mTOR 信号上调可增加血管内皮细胞生长因子的表达，血管内皮细胞生长因子对血管和淋巴管的生成至关重要[45]。PI3K/Akt/mTOR 通路的异常激活会导致与脉管疾病相关的过度生长症状。西罗莫司对复杂脉管疾病（如 Klippel-Trenaunay 综合征和 CLOVES 综合征）患者，在症状控制方面已显示出了较好的效果。同样，西罗莫司治疗纤维脂肪性血管性病变（FAVA）时，患者的疼痛和生活质量得到了明显改善[46]。在蓝色橡皮疱痣综合征患者的治疗中，西罗莫司在疼痛缓解和输血需求降低方面体现出的效果，已得到证实[47]。对重症静脉畸形（如 TIE2 病变和弥漫性静脉病变）也有效，可改善凝血功能异常和减轻疼痛[48]。

5. 补铁

出现慢性失血性贫血（与胃肠道出血相关）的患者可能需要终生补铁和反复输血。

6. 介入治疗

静脉畸形的介入治疗包括硬化治疗、静脉栓塞和静脉腔内消融术[49]。在介入治疗前行磁共振成像检查很有必要，因为它能显示静脉畸形的范围。一般说来，局灶性、边界清晰、无外周引流静脉的静脉畸形更容易治疗；而弥漫性静脉畸形由于常常与畸形的主要静脉相通，治疗难度大。

硬化治疗是通过针头或套管针将硬化剂直接注入异常静脉管腔（图 9-9 和图 9-10）。硬化剂是一种刺激性物质，会引起内皮损伤、血栓形成和纤维化，造成管腔闭塞。由于硬化剂注射时会产生剧烈疼痛，婴儿和儿童经常需要配合全身麻醉。最常采用超声引导，以确保针头进入静脉畸形内。也可在 X 线透视下注射对比剂（图 9-9 和图 9-10）以确认病变并记录静脉流出速度。硬化剂的注射用量通常少于静脉畸形显影所需的对比剂用量[49]。应用压力带和（或）止血带可以限制静脉回流，减少手术过程中硬化剂的全身扩散。软组织的渐进性硬化表明血栓形成，在较浅表的静脉畸形中可被触及。

静脉栓塞即通过导管将液体栓塞剂、弹簧圈或闭塞装置放置到静脉流出道中（这使得硬化剂能够有效地保持在静脉畸形内[50]），随后再注射硬化剂，这样就可以将硬化剂封闭在静脉畸形内。

常见的硬化剂包括乙醇、十四烷基硫酸钠和博来霉素。泡沫硬化剂是由空气或空气加油性对比剂（碘油或乙硫醇）与表面活性剂硬化剂（如十四烷基硫酸钠）混合而成。泡沫硬化剂混合物有效治疗面积显著增大，因此对静脉畸形的治疗效果更佳[51]。与乙醇相比，泡沫硬化剂混合物导致肿胀、心血管衰竭和神经损伤的风险更低[51]。博来霉素与其他硬化剂相比，更不易引起周围组织肿胀。对于肿胀耐受性较差的部位，如气道、眼眶或会阴，博来霉素是理想的硬化剂选择。鉴于不良反应的发生风险，硬化治疗应该由有经验的医生来实施，并对患者进行适当的监测。

静脉畸形硬化治疗的并发症并不常见，可能发生皮肤损伤和溃疡、深静脉血栓形成和肺栓塞、神经损伤和骨筋膜室综合征。使用乙醇作为硬化剂时，出现这些并发症的风险相对较高。更为常见的不良反应包括肿胀、水肿和疼痛，出现概率与硬化剂种类无关。乙醇的其他不良反应包括肺动脉高压、心血管衰竭和中枢神经系统抑制，因此使用乙醇时需要更加谨慎[49, 52]。泡沫硬化剂混合物产生的不良反应较少，但并不是零风险[49]。博来霉素有导致肺纤维化的风险，需要长期剂量监测。对于有潜在凝血功能障碍和深静脉血栓病史的患者，可以考虑放置下腔静脉滤器。

硬化疗法的优点包括没有切口瘢痕，与手术切除相比降低了神经血管损伤的风险，并且治疗可在门诊完成。其缺点包括可能需要进行多次治疗及辐射暴露。当系统性治疗间隔为 2～3 个月时，硬化疗法效果最佳[49]。

静脉腔内热消融是一种将畸形静脉进行热消融破坏的治疗方式，主要用于 Klippel-Trenaunay 综合征和 CLOVES 综合征中常见的显著静脉扩张和永久性

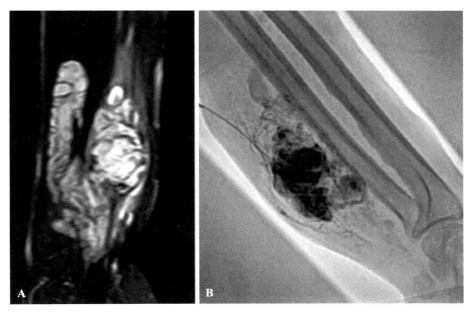

▲ 图 9-9　前臂肌内静脉畸形

A. 病变在 T_2 加权像上呈高信号，伴有多个间隔和静脉石；B. 硬化治疗时的选定图像可见静脉畸形内对比剂显影，未见明显对比剂流入肌内或深静脉系统

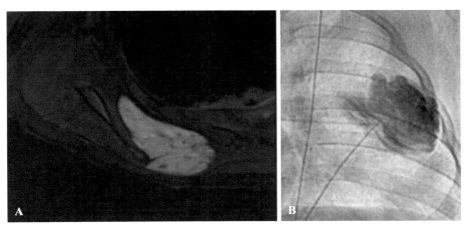

▲ 图 9-10　位于肋骨和肩胛骨之间的胸壁静脉畸形

A. 病变在 T_2 加权像上明显强化，静脉畸形内可见多个分隔及静脉石；B. 硬化治疗过程中的选定图像显示静脉畸形的填充和显影

胚胎静脉。静脉内热消融通常采用腔内激光或射频探针。将该技术与硬化治疗及栓塞引流静脉相结合，疗效可显著提高。此外，影像引导下经皮冷冻消融术治疗 FAVA，安全且有效[53]。

在硬化和介入治疗后，如果可能的话，应该使用加压包扎。治疗部位可以抬高并冰敷，以减轻肿胀。全身应用糖皮质激素可以用来缓解头部和颈部的肿胀。有气道阻塞、骨筋膜室综合征风险的患者或有凝血功能障碍的患者治疗期间均需住院观察。如果呼吸道周围肿胀严重，有呼吸受阻甚至窒息风险，患者可能需要留置气管插管[49]。患者可以通过口服和（或）全身应用镇痛药来镇痛。为了避免血红蛋白尿，在硬化治疗期间和之后，患者均需要进行 2 次静脉输液。血红蛋白尿是由于溶血引起的，特别是在大量注射硬化剂之后[54]。

外科切除术前用氰基丙烯酸正丁酯（n-butyl cyanoacrylate，NBCA）栓塞静脉畸形对于儿童来说是安全有效的，可以最大限度地减少失血，最大限度地保留正常组织和功能[55, 56]。

（二）手术治疗

切除静脉畸形可缩小病变体积、改善功能和外观、重建硬化治疗损伤或破坏的组织及减轻疼痛。外科手术切除是局灶性静脉畸形理想的选择（图 9-2）。切除较大病变时，术前硬化治疗和胶栓塞可以减少术中出血量。对于范围较大的静脉畸形，通常需要分期次全切除。在重要结构附近的手术可能会因操作繁琐而耗时。术前制订手术计划至关重要。在手术前，外科医生应该确定切除的范围并有效执行。在确定的切除区域要进行细致深入的解剖，尽可能避免进入瘢痕区域再次手术。重复切除同一区域在技术上具有挑战性，并会增加致畸率[21]。较大肌群部分切除时，如果切缘组织过于零碎、不整齐，后期出现肌肉挛缩的风险会增大[57]。注意保留主要的神经血管结构。如有可能，应使用压力带和（或）止血带将失血量降至最低。切除术前应确保血液和血液制品准备就绪。术区通常需要闭式负压引流。

四肢静脉畸形切除手术，通常只适用于以下情况：位于皮下组织范围相对局限的病变或仅累及单个肌群的病变，有血栓形成的病变，以及那些引起神经损伤或压迫问题的病变[57]。对于涉及关节的静脉畸形，切除关节内病变可以治疗疼痛并防止关节继续破坏（图 9-11）。消除复发性关节积血有助于防止关节软骨的破坏。关节滑膜切除术可以通过关节镜或开放切除手术进行。在关节镜手术中，出血可能会导致视野模糊。开放手术拥有更佳的手术视野及更大的根治性切除机会。全关节置换术是一种挽救性的终末期手术方式[20]。

无症状胃肠道静脉畸形的治疗，目前尚无定论，但未来可期。胃肠道静脉畸形表现为失血及输血需求、疼痛、肠套叠、肠梗阻和（或）黏膜屏障破坏引起的感染，在技术允许的情况下应考虑手术切除。局限于空腔脏器特定区域的局灶性静脉畸形也可完整切除[58]。体积较小的、局灶性或多灶性消化道管腔内静脉畸形，更适合内镜或术中硬化治疗[22]。

多发性静脉畸形的蓝色橡皮疱痣综合征伴有贫血的患者应考虑手术切除。这些患者应在术中进行从口腔到肛门完整的胃肠道内镜检查，以确定所有静脉畸形的位置及体积。上消化道内镜可识别胃、十二指肠和近端空肠的病变。在开腹手术中可通过腹腔镜评估小肠腔面，以充分发现小肠内外的静脉畸形。腹腔镜下通过小肠切开术可切除全层病变，一次可以查看数英尺长的小肠。通过开腹手术辅助肠镜检查可发现结直肠病变。静脉畸形可通过楔形切除、部分肠段切除术等方法切除，切缘内翻缝合。这种手术方式虽然繁琐，但效果持久，可以改善贫血并减轻患者对输血的依赖[34]。

弥漫性结肠静脉畸形可以通过结肠切除术、肛门直肠黏膜切除术和结肠肛门拖出术来治疗[59]。试图切除直肠全层时，可能会发生致命的直肠外静

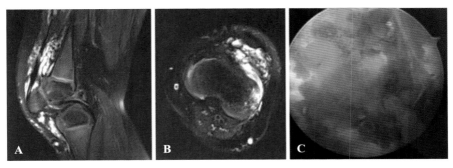

▲ 图 9-11　膝关节内静脉畸形

膝关节的 T$_2$ 加权像矢状位（A）和轴位（B）显示膝关节肌肉内高信号，直接延伸至髌上囊和 Hoffa 脂肪垫（髌下脂肪垫）。关节镜切除时膝关节静脉畸形的关节内表现（C）

脉畸形出血。黏膜切除过程中的出血会使剥离过程变得困难。在齿状线上方
1～2cm 处开始黏膜切除术，可保持肛门的感觉和排便控制能力。两组人员可
以同时从骨盆和经肛门入路进行操作，以尽量缩短手术时间。

伴发于盆腔和结直肠静脉畸形的肠系膜下静脉扩张，必须在手术前确认。
如果结直肠静脉畸形引起的出血过多需要手术切除，扩张的肠系膜下静脉应进
行预防性抗凝治疗直到手术结束。结肠肛门拖出术时，应同时近端结扎肠系膜
下静脉。如果不需要结肠肛门拖出术，也应进行肠系膜下静脉近端结扎，以防
止门静脉肠系膜血栓形成和门静脉高压[26]。

肝脏和泌尿生殖系统静脉畸形的外科治疗有时是非常必要的。对于有症状
或迅速扩大的肝静脉畸形，摘除术优于肝叶切除术。需要手术治疗的肝静脉畸
形体积标准尚无定论。泌尿系统静脉畸形很少需要手术治疗。很少需要肾切除
术或肾部分切除术。出血性膀胱静脉畸形，如果病变较表浅，可以用膀胱镜和
激光光凝术治疗。体积较大的症状性膀胱病变，可能需要膀胱部分切除术。明
显的生殖器静脉畸形可以通过外科手术切除并进行外观整复。这些手术方式可
以减轻疼痛，并带来巨大的心理益处。如果在婴儿期有生殖器静脉畸形的存在
而没有功能限制，谨慎的做法是推迟治疗，直到解剖结构更趋明显和成熟[60]。

九、预后

静脉畸形患者的预后主要表现在症状控制方面[49]。介入和外科手术后的
"治愈"是例外。静脉畸形易于再通并在治疗后复发[61, 62]。治疗后均需配合压
力治疗。介入和手术相结合的多模式治疗可以提高疗效。

十、结束语

静脉畸形在临床表现上多种多样。它们可以单独发生，也可以伴随复杂的
综合征出现。通过多学科合作来制订个体化的治疗方案，可以提高患者的满意
度、改善预后并可能降低致畸致残率。

参 考 文 献

[1] Hassanein AH, Mulliken JB, Fishman SJ, Alomari AI, Zurakowski D, Greene AK. Venous malformation: risk of progression during childhood and adolescence. Ann Plast Surg. 2012;68(2):198–201.

[2] Masson P. Hemangioendotheliome vegetant intravasculaire. Anat Paris. 1923;93:517.

[3] Kozakewich HPMJ. Histopathology of vascular malformations. In: Mulliken JB, Burrows P, Fishman SJ, editors. Mulliken and Young's vascular anomalies: hemangiomas and malformations. 2nd ed. New York: Oxford University Press; 2013. p. 480–507.

[4] Alomari AI, Spencer SA, Arnold RW, et al. Fibro-adipose vascular anomaly: clinical-radiologic- pathologic features of a newly delineated disorder of the extremity. J Pediatr Orthop. 2014;34(1):109–17.

[5] Boon LM, Mulliken JB, Enjolras O, Vikkula M. Glomuvenous malformation (glomangioma) and venous malformation: distinct clinicopathologic and genetic entities. Arch Dermatol. 2004; 140(8):971–6.

[6] Limaye N, Wouters V, Uebelhoer M, et al. Somatic mutations in angiopoietin receptor gene TEK cause solitary and multiple sporadic venous malformations. Nat Genet. 2009; 41(1):118–24.

[7] Soblet J, Limaye N, Uebelhoer M, Boon LM, Vikkula M. Variable somatic TIE2 mutations in half of sporadic venous malformations. Mol Syndromol. 2013;4(4):179–83.

[8] Natynki M, Kangas J, Miinalainen I, et al. Common and specific effects of TIE2 mutations causing venous malformations. Hum Mol Genet. 2015;24(22):6374–89.

[9] Greene AK, Goss JA. Vascular anomalies: from a clinicohistologic to a genetic framework. Plast Reconstr Surg. 2018;141(5):709e–17e.

[10] Vikkula M, Boon LM, Carraway KL 3rd, et al. Vascular dysmorphogenesis caused by an activating mutation in the receptor tyrosine kinase TIE2. Cell. 1996;87(7):1181–90.

[11] Vikkula M, Boon LM, Mulliken JB, Olsen BR. Molecular basis of vascular anomalies. Trends Cardiovasc Med. 1998;8(7):281–92.

[12] Suri C, Jones PF, Patan S, et al. Requisite role of angiopoietin-1, a ligand for the TIE2 receptor, during embryonic angiogenesis. Cell. 1996;87(7):1171–80.

[13] Wouters V, Limaye N, Uebelhoer M, et al. Hereditary cutaneomucosal venous malformations are caused by TIE2 mutations with widely variable hyper-phosphorylating effects. Eur J Hum Genet. 2010;18(4):414–20.

[14] Brouillard P, Boon LM, Revencu N, et al. Genotypes and phenotypes of 162 families with a glomulin mutation. Mol Syndromol. 2013;4(4):157–64.

[15] Boon LM, Brouillard P, Irrthum A, et al. A gene for inherited cutaneous venous anomalies ("glomangiomas") localizes to chromosome 1p21–22. Am J Hum Genet. 1999;65(1): 125–33.

[16] Brouillard P, Boon LM, Mulliken JB, et al. Mutations in a novel factor, glomulin, are responsible for glomuvenous malformations ("glomangiomas"). Am J Hum Genet. 2002;70(4):866–74.

[17] Boon L, Vikkula M. Molecular genetics of vascular malformations. In: Mulliken J, Burrows P, Fishman S, editors. Mulliken and Youngs' vascular anomalies: hemangiomas and malformations. 2nd ed. New York: Oxford University Press; 2013. p. 327–75.

[18] Cotten A, Flipo RM, Herbaux B, Gougeon F, Lecomte-Houcke M, Chastanet P. Synovial haemangioma of the knee: a frequently

misdiagnosed lesion. Skelet Radiol. 1995;24(4):257–61.

[19] Devaney K, Vinh TN, Sweet DE. Synovial hemangioma: a report of 20 cases with differential diagnostic considerations. Hum Pathol. 1993;24(7):737–45.

[20] Spencer SA, Sorger J. Orthopedic issues in vascular anomalies. Semin Pediatr Surg. 2014;23(4):227–32.

[21] Mulliken JB, Fishman SJ, Burrows PE. Vascular anomalies. Curr Probl Surg. 2000; 37(8):517–84.

[22] Fishman SJ, Fox VL. Visceral vascular anomalies. Gastrointest Endosc Clin N Am. 2001;11(4):813–34.. viii

[23] Fishman SJ, Burrows PE, Leichtner AM, Mulliken JB. Gastrointestinal manifestations of vascular anomalies in childhood: varied etiologies require multiple therapeutic modalities. J Pediatr Surg. 1998;33(7):1163–7.

[24] Kulungowski AM, Fox VL, Burrows PE, Alomari AI, Fishman SJ. Portomesenteric Venous Thrombosis Associated with Rectal Venous Malformation. J Pediatr Surg. 2010.(in press;45:1221.

[25] MacSween RM, Anthony PP, Scheuer PJ. Pathology of the liver. New York: Churchill Livingstone; 1987.

[26] Fishman S. Truncal, visceral, and genital vascular malformations. In: Mulliken J, Burrows P, Fishman S, editors. *Mulliken and Young's Vascular Anomalies: Hemangiomas and Malformations*. 2nd ed. New York: Oxford University Press; 2013. p. 966–1016.

[27] Jahn H, Nissen HM. Haemangioma of the urinary tract: review of the literature. Br J Urol. 1991;68(2):113–7.

[28] Greene AK, Rogers GF, Mulliken JB. Intraosseous "hemangiomas" are malformations and not tumors. Plast Reconstr Surg. 2007; 119(6):1949–50; author reply 1950.

[29] Mounayer C, Wassef M, Enjolras O, Boukobza

M, Mulliken JB. Facial "glomangiomas": large facial venous malformations with glomus cells. J Am Acad Dermatol. 2001;45(2):239–45.

[30] Mallory SB, Enjolras O, Boon LM, et al. Congenital plaque-type glomuvenous malformations presenting in childhood. Arch Dermatol. 2006;142(7):892–6.

[31] Ardillon L, Lambert C, Eeckhoudt S, Boon LM, Hermans C. Dabigatran etexilate versus low-molecular weight heparin to control consumptive coagulopathy secondary to diffuse venous vascular malformations. Blood Coagul Fibrinolysis. 2015;27(2):216–9.

[32] Bean W. Blue rubber-bleb nevi of the skin and gastrointestinal tract. In: Vascular spiders and related lesions of the skin, vol. 1958. Springfield: Charles C Thomas. p. 17–185.

[33] Gascoyen M. Case of naevus involving the parotid gland and causing suffocation. Trans Pathol Soc (Lond). 1860;11:267.

[34] Fishman SJ, Smithers CJ, Folkman J, et al. Blue rubber bleb nevus syndrome: surgical eradication of gastrointestinal bleeding. Ann Surg. 2005;241(3):523–8.

[35] Beluffi G, Romano P, Matteotti C, Minniti S, Ceffa F, Morbini P. Jejunal intussusception in a 10–year-old boy with blue rubber bleb nevus syndrome. Pediatr Radiol. 2004;34(9):742–5.

[36] Lee C, Debnath D, Whitburn T, Farrugia M, Gonzalez F. Synchronous multiple small bowel intussusceptions in an adult with blue rubber bleb naevus syndrome: report of a case and review of literature. World J Emerg Surg. 2008;3:3.

[37] Fishman G, DeRowe A, Singhal V. Congenital internal and external jugular venous aneurysms in a child. Br J Plast Surg. 2004;57(2):165–7.

[38] Kulungowski AM, Fishman SJ. Management of combined vascular malformations. Clin Plast Surg. 2011;38(1):107–20.

[39] Reis J, Alomari AI, Trenor CC, et al. Pulmonary thromboembolic events in patients

with congenital lipomatous overgrowth, vascular malformations, epidermal nevi, and spinal/skeletal abnormalities and Klippel-Trénaunay syndrome. J Vasc Surg Venous Lymphat Disord. 2018;6(4):511–6.

[40] Enjolras O, Ciabrini D, Mazoyer E, Laurian C, Herbreteau D. Extensive pure venous malformations in the upper or lower limb: a review of 27 cases. J Am Acad Dermatol. 1997;36(2. Pt 1):219–25.

[41] Mazoyer E, Enjolras O, Bisdorff A, Perdu J, Wassef M, Drouet L. Coagulation disorders in patients with venous malformation of the limbs and trunk: a case series of 118 patients. Arch Dermatol. 2008;144(7):861–7.

[42] Adams D, Neufeld E. Coagulopathy and vascular malformations. In: Mulliken J, Burrows P, Fishman S, editors. Mulliken and Young's vascular anomalies: hemangiomas and malformations. 2nd ed. New York: Oxford University Press; 2013. p. 637–44.

[43] Rodríguez-Mañero M, Aguado L, Redondo P. Pulmonary arterial hypertension in patients with slow-flow vascular malformations. Arch Dermatol. 2010;146(12):1347–52.

[44] Nguyen JT, Koerper MA, Hess CP, et al. Aspirin therapy in venous malformation: a retrospective cohort study of benefits, side effects, and patient experiences. Pediatr Dermatol. 2014;31(5):556–60.

[45] Lee DF, Hung MC. All roads lead to mTOR: integrating inflammation and tumor angiogenesis. Cell Cycle. 2007;6(24):3011–4.

[46] Erickson J, McAuliffe W, Blennerhassett L, Halbert A. Fibroadipose vascular anomaly treated with sirolimus: Successful outcome in two patients. Pediatr Dermatol. 2017; 34(6):e317–20.

[47] Salloum R, Fox CE, Alvarez-Allende CR, et al. Response of blue rubber bleb nevus syndrome to Sirolimus treatment. Pediatr Blood Cancer. 2016;63(11):1911–4.

[48] Hammer J, Seront E, Duez S, et al. Sirolimus is efficacious in treatment for extensive and/or complex slow-flow vascular malformations: a monocentric prospective phase II study. Orphanet J Rare Dis. 2018;13(1):191.

[49] Burrows P. Percutaneous treatment of slow-flow vascular malformations. In: Mulliken J, Burrows P, Fishman S, editors. Mulliken and Young's vascular anomalies: hemangiomas and malformations. 2nd ed. New York: Oxford University Press; 2013. p. 661–709.

[50] Burrows PE, Mason KP. Percutaneous treatment of low flow vascular malformations. J Vasc Interv Radiol. 2004;15(5):431–45.

[51] Cabrera J, Cabrera J Jr, Garcia-Olmedo MA, Redondo P. Treatment of venous malformations with sclerosant in microfoam form. Arch Dermatol. 2003;139(11):1409–16.

[52] Berenguer B, Burrows PE, Zurakowski D, Mulliken JB. Sclerotherapy of craniofacial venous malformations: complications and results. Plast Reconstr Surg. 1999;104(1):1–11; discussion 12–15.

[53] Shaikh R, Alomari AI, Kerr CL, Miller P, Spencer SA. Cryoablation in fibro-adipose vascular anomaly (FAVA): a minimally invasive treatment option. Pediatr Radiol. 2016;46(8):1179–86.

[54] Barranco-Pons R, Burrows PE, Landrigan-Ossar M, Trenor CC, Alomari AI. Gross hemoglobinuria and oliguria are common transient complications of sclerotherapy for venous malformations: review of 475 procedures. AJR Am J Roentgenol. 2012;199(3): 691–4.

[55] Uller W, El-Sobky S, Alomari AI, et al. Preoperative embolization of venous malformations using n-Butyl Cyanoacrylate. Vasc Endovasc Surg. 2018;52(4):269–74.

[56] Tieu DD, Ghodke BV, Vo NJ, Perkins JA. Single-stage excision of localized head and neck venous malformations using preoperative glue embolization. Otolaryngol Head Neck

Surg. 2013;148(4):678–84.

[57] Upton IIIJ. Vascular malformations of the extremities. In: Mulliken J, Burrows P, Fishman S, editors. Mulliken and Young's vascular anomalies: hemangiomas and malformations. 2nd ed. New York: Oxford University Press; 2013. p. 903–65.

[58] Borsellino A, Poggiani C, Alberti D, et al. Lower gastrointestinal bleeding in a newborn caused by isolated intestinal vascular malformation. Pediatr Radiol. 2003;33(1):41–3.

[59] Fishman SJ, Shamberger RC, Fox VL, Burrows PE. Endorectal pull-through abates gastrointestinal hemorrhage from colorectal venous malformations. J Pediatr Surg.

2000;35(6):982–4.

[60] Kulungowski AM, Schook CC, Alomari AI, Vogel AM, Mulliken JB, Fishman SJ. Vascular anomalies of the male genitalia. J Pediatr Surg. 2011;46(6):1214–21.

[61] Smithers CJ, Vogel AM, Kozakewich HP, et al. An injectable tissue-engineered embolus prevents luminal recanalization after vascular sclerotherapy. J Pediatr Surg. 2005;40(6): 920–5.

[62] Kulungowski AM, Hassanein AH, Foster CC, Greene AK, Fishman SJ. Bevacizumab and interferon reduce venous recanalization following sclerotherapy. J Pediatr Surg. 2016;51(10):1670–3.

第 10 章　淋巴管疾病

Lymphatic Anomalies

Gulraiz Chaudry　Cameron C. Trenor Ⅲ　Belinda Dickie　著

一、概述

淋巴管疾病包括淋巴管功能障碍、积液、骨和内脏组织受累等。疾病的临床表现取决于受累组织器官的解剖位置。由于淋巴系统对人体的免疫功能很重要，所以淋巴管疾病通常存在感染风险，当淋巴液丢失时，可能会发生淋巴细胞减少和低丙种球蛋白血症。淋巴管疾病的命名在不断演变，文献中经常被混淆。2014 年，国际脉管疾病研究学会（International Society for the Study of Vascular anomaly，ISSVA）发表了关于淋巴管疾病分类的共识。在 2014 年版分类中，淋巴管畸形被分为几个亚群。在之后的 2018 年，淋巴管畸形的分类又一次被更新。

淋巴管造影技术的发展，使这些疾病可视化，加深了我们对淋巴管疾病的认识和理解，所以淋巴管疾病的分类在未来可能会进一步演变。

二、淋巴管肿瘤

淋巴管内皮细胞免疫染色的血管肿瘤包括卡波西型血管内皮瘤、淋巴管肉瘤和卡波西样淋巴管瘤病（Kaposiform lymphangiomatosis，KLA）。前两种分别在第 6 章和第 7 章中介绍过。

KLA 是淋巴管疾病的一种新的侵袭性亚型[1]。KLA 与泛发性淋巴管异常（generalized lymphatic anomaly，GLA）影像学特征相同（见下文），大多数病例可见纵隔和（或）肺受累，但并非所有病例都会累及[2]。最常见的影像学特

征是纵隔或腹膜后强化的浸润性软组织病变（图 10-1）。KLA 的组织学特征
与卡波西型血管内皮瘤（kaposiform hemangioendothelioma，KHE）相同，可
见典型的 D2-40 阳性、梭形淋巴管内皮细胞。目前尚不清楚 KLA 是原发性
疾病还是由 GLA 恶性进展而来；2018 年 ISSVA 分类（www.issva.org）认为
KLA 是 GLA 的亚型。KLA 会伴发血小板减少、低纤维蛋白原血症、D- 二聚
体升高和凝血障碍。这些伴发问题会导致出血，特别是异常淋巴液聚集区域的
出血。当淋巴管畸形患者伴有明显血小板减少、凝血功能障碍、咯血或病变区
域出血时，诊断时应考虑到 KLA。在担心活体组织检查有风险时，可以进行
临床推断，但只有组织学检查才能确诊软组织肿块与 KLA 相关。病变可累及
皮肤，表现为明显色素沉着等皮肤颜色改变，缺乏其他淋巴管疾病典型的淋巴
滤泡和淋巴水肿特征。据报道，KLA 的 5 年生存率为 51%[1]；需要注意的是，
该数据来源于西罗莫司使用之前，肺和纵隔受累的患者。一份病例报告中描
述了 1 例 9 岁 KLA 患儿在西罗莫司治疗期间的病情改善[3]，另外一些病例报
告了对西罗莫司的不同反应，有 2 例部分有效和 2 例无效[4, 5]。肺部 KLA 的自
然病程是急性发作与不完全恢复交替出现，患者进行性衰竭。目前，此类患者
经常使用西罗莫司进行维持治疗，可以将病情不同程度地稳定（作者的经验）。
如果西罗莫司效果不足以稳定病情，一些患者需要增加长春新碱和（或）糖皮
质激素冲击治疗。其他药物的使用，如低剂量的环磷酰胺，也曾被报道过。一

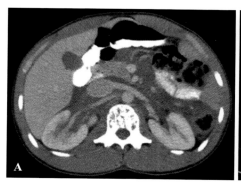
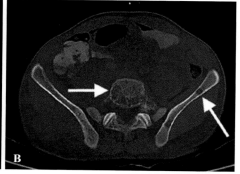

▲ 图 10-1 卡波西样淋巴管瘤病

1 例 20 岁男性患者，体重减轻，阴囊间歇性出血。A. 腹部增强 CT 扫描，肠系膜和腹膜
后可见低密度软组织影；B. 椎体和髂骨（箭）有多处溶骨性病变

项对 11 例 KLA 患者的研究中，10 例的 NRAS 中发现了一种体细胞激活突变
（*Q61R*）[6]。通过对 3 例 KLA 患者的原代细胞研究显示，PI3K 和 mTOR 抑制
药在抑制细胞增殖方面最有效 [6]。截至目前，尚无 MEK、PI3K 或其他靶向途
径抑制药在 KLA 患者中应用的报道。

三、常见囊性淋巴管畸形

淋巴管畸形（lymphatic malformation，LM）最常见的表现形式为先天性
囊性病变，可在产前超声检查中发现。巨囊型面颈部 LM 过去被称为 "囊性
水瘤"，但这个术语现在已经过时了。囊性 LM 可表现为巨囊、微囊或混合型
LM。常见的发病部位为面颈区、腋窝和纵隔。LM 很少累及骨骼肌，但舌部
受累相对常见。

由于囊肿间隔内存在血管，所以在影像学上，LM 病变区域可出现血管影
像。囊内淋巴液的流动通常较慢，在液体加权（T_2）序列是高亮的，通常是周
边增强且有延迟。相比之下，静脉畸形病灶区域呈现完全且迅速地增强，并且
静脉畸形可发生在其他解剖位置，包括肌肉内。

病灶随儿童的生长同步发展，是 LM 典型的自然病程。然而，病灶内出
血、炎症或感染可导致其生长异常。外伤导致病灶内出血很常见，但也可能
在无诱因的情况下出现。出血时患者会突然感到疼痛，此时可通过超声检查中
发现的积血、高回声液体或表面皮肤颜色异常来诊断。通常用压迫和镇痛药物
（如布洛芬、酮咯酸、阿片类）进行对症支持治疗。如果在肿胀和疼痛的同时
伴有局部红肿和发热，则炎症或感染的可能性大。许多临床医生及患者认为，
多数 LM 的炎症反应不是微生物感染所致，而只是 LM 囊肿内的一过性炎症。
然而，这种炎症在临床上很难与伴有脓毒症风险的细菌性蜂窝组织炎区分。因
此，大多数疑似感染的病例都会使用抗生素治疗。经验性使用抗生素通常针
对皮肤菌群（有 MRSA 感染史或风险较高时，使用头孢氨苄或克林霉素）或
口腔菌群（如阿莫西林 – 克拉维酸），具体取决于 LM 的部位。由于炎症症状
可能在抗生素治疗 10～14 天后复发，加之 LM 内抗生素弥散和接触不良，因
此临床医生在使用抗生素治疗时，治疗通常不少于 21 天。反复出现出血或感

染/炎症时，LM即具备治疗指征，常用治疗有硬化治疗、手术切除或西罗莫司治疗。

颈面部LM还存在与其特殊解剖部位相关的其他并发症，包括气道损害、视力障碍、口腔卫生问题、语言障碍、面部和下巴外观改变及其他问题。当下颌骨邻近区域存在LM时，下颌角增大、骨质增厚等下颌骨过度生长表现，在未来出现的风险较大。骨质过度生长似乎是下颌骨独有的，与LM直接侵犯骨无关。尚无数据表明早期治疗是否可以最大限度地减轻或预防这种并发症，可能在未来需要正畸和下颌骨重建手术。良好的口腔保健对颈面部LM的治疗至关重要，以防止脓肿或龋齿成为LM附近慢性炎症的来源。LM附近的感染或炎症可能会导致病变暂时的扩张。颈面部LM合并上呼吸道感染时尤其明显。

除了上述支持性治疗，目前疗效确切的常用治疗方式有外科手术、硬化治疗和药物治疗。LM治疗方式的选择取决于病变的解剖类型和部位。患者的治疗目标是治疗或预防LM症状和并发症，并保留功能。治疗时通常需要内科、外科和介入放射学科相结合。根据病变的位置、大小和浸润性质，多学科协同评估和治疗将为患者带来更好的预后。应充分告知患者和家属，任何治疗干预后，LM都可能出现体积增大、继发出血或合并感染，所以未来可能需要进一步的治疗。

鉴于其他疗法的成功和LM的浸润生长特性，手术治疗通常不是淋巴管畸形的一线治疗，但它是多学科治疗方法的重要部分。手术方式包括病变切除、减积手术和激光治疗。手术风险包括失血、邻近结构的医源性损伤、畸形和瘢痕。如果切除不完全，剩余LM有复发、发展的可能。因此，切除术通常用于有症状的微囊型LM，如合并出血、感染、严重功能障碍或畸形的LM。对于微囊和巨囊混合型LM硬化治疗后残留的微囊成分，或可以完全切除的局灶型、体积小的LM，手术也是优先选择的治疗方式。

在选择减积手术之前，应该讨论确定最佳的手术时机，和其他可供选择的治疗方案。对于弥漫性畸形，药物治疗（西罗莫司）和硬化治疗应与手术一起列入备选方案。多数情况下，弥漫性淋巴管畸形建议分期手术切除。对涉及功能和美容问题的区域，建议进行次全切除，以降低手术致畸风险、优化功能及外观。用以控制凝血功能障碍的围术期抗凝治疗，很少用于淋巴管畸形；与之相反，静脉畸形可能经常需要围术期抗凝。越来越多的患者，在减积手术的围术期接受西罗莫司治疗。围术期使用西罗莫司的目的是于手术前软化并尽可能缩小 LM，减少术中淋巴液渗漏，创造一个"干燥"的手术野，减少经皮引流的需要或时间，减少手术创面淋巴液聚积造成的切口并发症。

伴有出血或渗出的局限性皮肤小滤泡，可以直接手术切除，并且切口可以 1 期闭合。然而，滤疱经常会在瘢痕处复发。有渗出或出血症状的大面积病变，最好采用囊腔硬化疗法和（或）直接对水疱进行激光治疗（二氧化碳，KTP）。如果进行广泛切除，可能需要植皮来闭合覆盖创面。全身或局部应用西罗莫司，也可以改善皮肤淋巴小泡。

LM 可分为巨囊型（图 10-2）、微囊型或混合型，不同的亚型硬化治疗效果和硬化剂选择也会不同。微囊的定义在文献中是多种多样的，但这个术语最常用来描述囊肿过小以至于无法进行穿刺或抽吸的病变（图 10-3）。巨囊型 LM 通常对多西环素或十四烷基硫酸钠（sodium tetradecyl sulfate，STS）病灶内硬化治疗反应良好。微囊型 LM 的传统治疗是手术清除或切除，但博来霉素硬化治疗在临床上应用越来越多，已有 100 多篇文献报道。博来霉素最初在胸腔积液中用作硬化剂，后来扩展用于治疗脉管畸形。

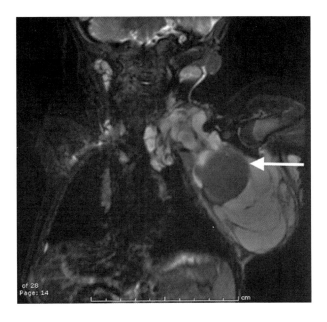

◀ 图 10-2　**巨囊型 LM**

6 月龄女婴，左腋窝肿块。T_2 加权冠状位 MRI 显示巨囊型淋巴管畸形，并有病灶内出血（箭）

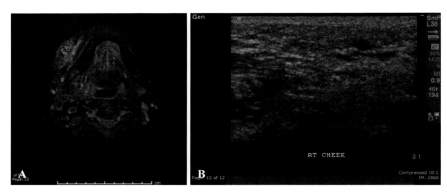

▲ 图 10-3　微囊型 LM

女性患者，17 岁，右面颊肿胀。A. 轴位 T_2 加权像 MRI 显示右侧面颊和舌头内浸润性
高信号病变；B. 右面颊超声显示为微囊型病变回声，无散在的巨囊型病变

博来霉素的广泛使用引起了人们对全身性并发症的担忧，如肺纤维化或急性肺窘迫或皮肤色素沉着。尽管这些全身性并发症早在 1990 年就被首次报道[7]，然而，在合理使用博来霉素进行局部治疗的情况下，全身不良反应的风险应该是很低的。例如，一项对 31 例用博来霉素治疗的微囊型或混合型 LM 的回顾性研究中，没有发现任何上述毒性[8]。已有报道，博来霉素局部使用后可在全身水平检测到，并且局部使用后也会有毒性反应，包括色素沉着[9, 10] 和急性肺部不良反应[11]。关于肺纤维化的说法在会议上讨论过，但还没有报道过。需要进一步的研究来了解博来霉素治疗 LM 的风险 / 益处，评估哪些患者使用博来霉素治疗 LM 的风险更高[12]。

已分离出淋巴管内皮细胞用于鉴定激活的体细胞 *PIK3CA* 嵌合突变[13, 14]。通过对 LM 患者及对照组的外周血液样本进行 RNA 测序，可发现 PI3K/Akt 通路下游的激活[15]。近年来，获益于遗传学和生物学方面的研究进展，最初仅用于难治性病例中的西罗莫司，已经越来越多地用于普通 LM。西罗莫司药物治疗可缩小病变的体积、减轻硬度、降低 T_2 加权像上的信号强度及出血性或感染性并发症发生频率[16]。黏膜处病变（口腔、舌头、气道）对西罗莫司的敏感度较高。相较于老年患者、有多次硬化治疗或外科手术病史的患者，手术干预较少的年轻患者似乎对西罗莫司更敏感[17]。在未来，针对体细胞突变的靶向治疗可能被用于治疗 LM，如针对 *PIK3CA* 突变的 PI3K 抑制药。

四、Gorham-Stout 病

早在 X 线摄影发明之前，Gorham-Stout 病（Gorham-Stout disease，GSD）就于 1838 年首次报道，被描述为"骨消失综合征"。GSD 是以最早将骨溶解与脉管畸形（当时称为血管瘤病）联系起来的作者名字命名的[19]。GSD 并不包含所有的骨淋巴管疾病。下文将讨论的，泛发性淋巴异常（GLA）、卡波西样淋巴管瘤病（KLA）和中央导管型淋巴管异常（central conducting lymphatic anomaly，CCLA）也存在病理性淋巴管骨受累。根据经典定义，GSD 是一种骨周淋巴管扩张导致骨皮质进行性丢失的疾病。可能因病理性骨折而被发现或无诱因偶然发现。GSD 与病理性骨折的关联及正常骨中是否存在淋巴管的争论，引出了创伤诱发 GSD 的理论。但该理论至今尚未证实，并且偶发非创伤性病例也有报道。GSD 的进展可能很快，但自然病史中稳定期也可持续多年。GSD 区别于其他淋巴管疾病的两个特征是：进行性骨皮质丢失和区域受累。GSD 通常涉及一个到数个相邻骨，但是却越过中间的关节和组织不侵犯。GSD 和 GLA 在影像学和解剖学上也有区别，GSD 一般好发于中轴骨，累及扁平骨和长骨[20]。累及胸骨时可并发胸腔积液，颅底受累可并发脑脊液漏。GSD 通常通过影像学检查结果做出诊断，尤其是序列成像。除上述骨骼表现外，绝大多数患者还可见骨周软组织浸润[20]。在 MRI 图像中，病变软组织在液体加权序列上高亮，增强扫描可见明显强化（图 10-4）。GSD 组织学特征有多种报道，但活体组织检查取材的部位和时机存在争议。骨丢失区域的活体组织检查通常无法采集到病变组织，而病变骨边缘和周围软组织的活体组织检查时机不好掌握。在疾病早期或偶发病例中，破骨细胞增殖可能只是局灶性的。一旦出现症状并迈入进展期，则可见骨内淋巴管浸润（即 D2-40 免疫组织化学阳性），且破骨细胞增殖更为罕见。

GSD 的遗传学机制目前尚不清楚，因缺乏家族性病例报道，推测是体细胞疾病。GSD 遗传学机制仍然未知的可能原因是提交测序的组织中基因突变的代表性不足（抽样错误）、突变水平低于检测极限（灵敏度）或突变不在分析的序列中（剪接突变，表观遗传学变化）。许多人认为骨膜淋巴管促进了 GSD 的进展，部分学者对于健康骨骼中存在淋巴管的质疑，恰好支持了这一

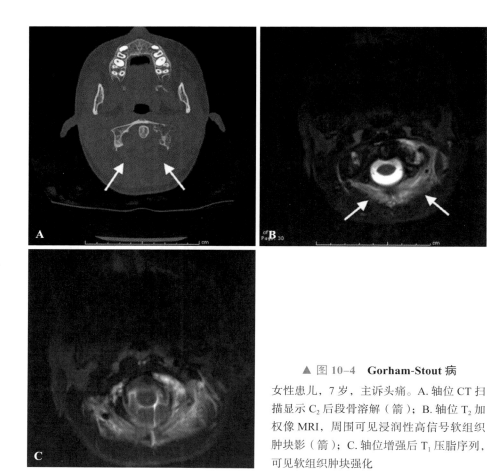

▲ 图 10-4 **Gorham-Stout 病**

女性患儿，7 岁，主诉头痛。A. 轴位 CT 扫描显示 C_2 后段骨溶解（箭）；B. 轴位 T_2 加权像 MRI，周围可见浸润性高信号软组织肿块影（箭）；C. 轴位增强后 T_1 压脂序列，可见软组织肿块强化

理论。更有力的支持来自一些历史案例——尝试用自体或尸体骨修复丢失骨，如果原发性淋巴管疾病未能得到有效控制，这些被替换的骨骼也会被吸收。此外，经验告诉我们，当疾病进展侵蚀锚定螺钉周围的骨骼时，固定钢板于相邻骨骼，以支撑丢失骨的尝试也会失败。只有在疾病得到良好控制的情况下，才偶有 GSD 成功骨移植术或骨移植术稳定病例报道，如 1 例术前服用西罗莫司 1 个月后脊柱稳定的病例[21]。

药物治疗已经被用来控制 GSD。发表最多的治疗方案是干扰素 α（2a 或 2b），通常与双膦酸盐联合使用。最近的数据也支持西罗莫司与双膦酸盐联合使用。在临床实践中，尽管双膦酸盐的给药剂量、给药间隔和用药持续时间都存在很大差异，但唑来膦酸都是最常用的双膦酸盐类药物。GSD 治疗目的是缓解疾病进展，稳定病情，减少并发症。因此，药物治疗一般只针对有进展性表现或有症状的患者。目前尚无明确的治疗时长、治疗强度和远期预后数据，迫切需要能够反应疾病活动度和治疗敏感度的生物标志物。许多治疗 GSD 的病例系列研究中也包括了 GLA，因此很难区分 GSD 对治疗的反应。下面关于 GLA 的部分总结了这些药物治疗方法。

五、泛发性淋巴管异常（GLA）

2014 年国际脉管疾病研究学会（ISSVA）采用 GLA 作为淋巴管瘤病的新术语。顾名思义，病变范围通常比较广泛。骨质受累很常见，但与 GSD 不同，GLA 的骨损伤本质上是溶解性的，无硬化性（反应性）边缘，不伴有 GSD 特征性的骨皮质丢失（图 10-5）。此外，GLA 中未发现与 GSD 相关的浸润性骨周软组织肿块。多灶性溶骨性病变，也可能源于恶性肿瘤的多发转移，因此需活体组织检查来进行鉴别诊断。骨内淋巴管畸形最为常见（即 D2-40 免疫组织化学阳性）。虽然肋骨是常用的活体组织检查部位，但在 GLA 中应尽量避免肋骨活体组织检查，因为淋巴管疾病的肋骨活体组织检查可能会导致难治性医源性胸腔积液。肋骨是 GLA 中最常见的骨质受累部位，其次是脊柱。与 GSD 不同的是，病变也常见于四肢骨。在骨皮质保留的情况下，GLA 的病理性骨折并不常见，但可在广泛的骨骼受累（如椎体压缩性骨折）或创伤时发生。GLA 还可伴有囊性 LM、脾淋巴管囊肿和淋巴漏。肺或肠道脏器可发生区域性淋巴管扩张，而不累及骨骼。GLA 是非 GSD 复杂型和弥散性淋巴管疾病的总称。随着淋巴管造影术应用的增加，许多 GLA 患者被重新归类为原发性中央淋巴管引流异常，导致了淋巴液反流（见下文 CCLA）。

到目前为止，也仅有 2 份关于 GLA 的遗传学病因的报告。9 例 GLA 患者中，5 例患者被发现 4 个 *PIK3CA* 热点突变[22]，与 GLA 属于淋巴管疾病的观点相符。另有 1 例 GLA 患者被发现体细胞 *NRAS* 突变[23]。这 2 个基因可能都与 GLA 有关。在 11 例 KLA 患者中有 10 例发现了 *NRAS* 突变，使得 KLA 起源于 GLA 表型患者的观点更加可信，同时也与 ISSVA 2018 分类及命名方式

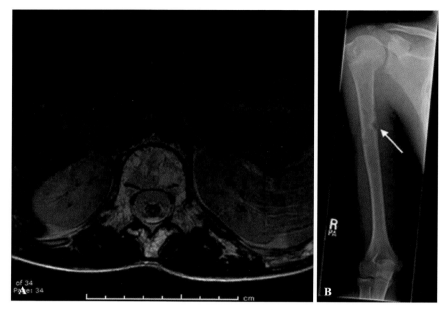

▲ 图 10–5　泛发性淋巴管异常

女性患儿，7 岁，双侧胸腔积液。A. 轴位 T_2 加权 MRI，脊椎和肋骨弥漫性浸润，周围无软组织病变；B. 右肱骨的 X 线片，右侧肱骨（箭）可见多个分散的溶骨性病变，但周围骨皮质尚存

一致。

　　对 GLA 的自然病程了解甚少，其影像学表现可能长时间保持稳定，无明显变化。由于 GLA 累及范围较广，局灶性手术通常仅限于有症状的并发症，如胸腔穿刺术或胸膜固定术治疗胸腔积液。药物治疗已用于进展性或广泛性疾病，治疗方案与 GSD 的治疗方案相似。大多数文献报道干扰素联合 / 不联合双膦酸盐使用，但也有报道使用西罗莫司治疗有效。基于相对效力和经验，唑来膦酸是最常用的双膦酸盐。目前人数最多的 GLA 和 GSD 病例系列研究中，18 例患者接受西罗莫司治疗（13 例 GLA 和 5 例 GSD），15/18 的患者生活质量改善程度比影像学表现缓解程度更加明显，没有患者在治疗过程中出现病情进展[24]。西罗莫司治疗复杂性脉管疾病的 Ⅱ 期研究包括 7 例 GLA 患者和 3 例 GSD 患者，6 个月后 100% 的患者都有缓解，尽管 1 例 GSD 患者在西罗莫司单一治疗 12 个月后病情出现了进展[16]。另据报道，小剂量西罗莫司被用于

1 例 GLA 患者[25]。伊马替尼治疗 1 例 GLA 患者[26]，舒尼替尼和低剂量紫杉醇治疗 1 例 GLA 患者和 1 例 GSD 患者的创新疗法也有报道[27]。

六、中央导管型淋巴管异常（CCLA）

除上述淋巴管畸形外，其他一些患者的表型也最好描述为淋巴管功能障碍所致。当中央淋巴导管有效地引流，而外周淋巴管不能引流时，就会导致淋巴水肿。当中央淋巴导管 – 胸导管、乳糜池和其他主要通道不能将淋巴系统引流到静脉系统时，就会导致 CCLA。淋巴系统是一个复杂的脉管系统，利用蠕动进行反重力流动，将淋巴液通过带瓣膜胸导管出口引流入左锁骨下静脉。当通道中断或蠕动功能受损时，淋巴管内高压就会导致管腔扩张并将淋巴液渗漏到其他间隙。在 CCLA 中，淋巴积液通常呈乳糜样，证实缺陷发生在乳糜池及以上部位。乳糜会通过缺损处丢失，积聚为腹水、胸腔积液或心包积液，或反流到骨或肺实质。

在 MRI 上发现沿着中央淋巴导管、穿过腹股沟管或沿着气管支气管树的淋巴管扩张时应考虑 CCLA 的诊断（图 10-6）。CCLA 诊断需要经淋巴管造影证实。从前的淋巴管造影，是通过切开双脚趾间淋巴管进行显微注射来完成的。大多数诊疗中心现在已采用通过 X 线透视或 MRI 引导双侧腹股沟淋巴结内注射。随着新的淋巴管成像技术出现，我们希望找到能够反应疾病严重程度、预后、治疗敏感度的影像学生物标志物。随着淋巴管造影术被应用于其他淋巴管疾病的研究，术语 CCLA 正越来越多地被使用。原发性 CCLA 和其他类型淋巴管功能障碍所致异常淋巴管影像之间的区别目前尚不清楚。当淋巴管造影显示胸导管全段充盈，但无法排入左锁骨下静脉时，被视为胸导管末端或瓣膜异常。据报道，在 14 例 CCLA 患者中，通过显微外科技术将末端胸导管重新植入另一个带瓣膜的胸廓内静脉，5 例患者症状完全消失，3 例得到了部分改善[28]。虽然这项技术尚需进一步的研究来确定治疗敏感度预测因素和成功概率，但这给几乎绝望的患者带来了光明。回流的淋巴管道可以作为介入放射科医生的栓塞靶点，或外科缝合、结扎靶点。对于中心淋巴管整体功能障碍的患者，某些患者胸导管甚至无法显影，治疗选择就更加受限。

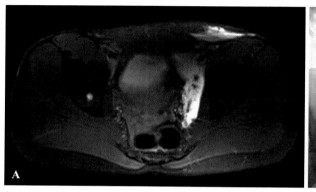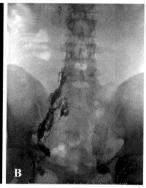

▲ 图 10-6　中央导管型淋巴管异常

20 岁男性，左侧腹股沟肿块。A. 轴位 MRI STIR：血管周围可见高信号淋巴管影，左侧更为突出，侵犯皮下脂肪层；B. 淋巴管造影：左侧腹股沟和盆腔可见对比剂反流，中央淋巴管显影度低，右侧也可见扩张的淋巴管道

在 1 例 CCLA 患者中发现了 *EPHB4* 杂合剪接位点突变导致功能丧失[29]。关于西罗莫司治疗反应的报道褒贬不一。现有的西罗莫司治疗 CCLA 报道中，3 例无效[16]，1 例有效[30]，另有在较长时间的治疗后出现了一些应答的案例（作者个人病例）。不同的治疗反应可能源于治疗时间的长短差异，也可能源于对以淋巴管造影结果为分类依据的不同疾病机制认识不足。

七、结束语

由于淋巴系统在解剖学上是弥漫的，且并发症因位置、范围及对邻近结构的影响而有所不同。此外，淋巴系统是宿主免疫的一部分，此系统的畸形可导致感染风险增加。治疗包括手术、介入和药物的综合治疗。LM 的遗传学似乎将淋巴管畸形归类为 *PIK3CA* 相关，并将更具侵袭性的疾病（如 KLA）归类为 *NRAS* 相关。近年来，淋巴管成像技术有了显著的发展，使得淋巴管功能异常的可视化和靶向治疗成为可能。影像学和外周血标志物、可靠的结果研究，以及更加深入的协作性、多学科、前瞻性的研究，将进一步提高我们对这些疾病的认识。

参 考 文 献

[1] Croteau SE, Kozakewich HP, Perez-Atayde AR, et al. Kaposiform lymphangiomatosis: a distinct aggressive lymphatic anomaly. J Pediatr. 2014;164:383–8.

[2] Goyal P, Alomari AI, Kozakewich HP, et al. Imaging features of kaposiform lymphangiomatosis. Pediatr Radiol. 2016;46:1282–90.

[3] Wang Z, Li K, Yao W, Dong K, Xiao X, Zheng S. Successful treatment of kaposiform lymphangiomatosis with sirolimus. Pediatr Blood Cancer. 2015;62:1291–3.

[4] Triana P, Dore M, Cerezo VN, et al. Sirolimus in the treatment of vascular anomalies. Eur J Pediatr Surg. 2017;27:86–90.

[5] Ozeki M, Nozawa A, Yasue S, Endo S, Asada R, Hashimoto H, Fukao T. The impact of sirolimus on lesion size, clinical symptoms and quality of life of patients with lymphatic anomalies. Orphanet J Rare Dis. 2019;14:141.

[6] Barclay SF, Inman KW, Luks VL, et al. A somatic activating NRAS variant associated with kaposiform lymphangiomatosis. Genet Med. 2019; 21(7): 1517–24.

[7] Siegel RD, Schiffman FJ. Systemic toxicity following intracavitary administration of bleomycin. Chest. 1990;98:507.

[8] Chaudry G, Guevara CJ, Rialon KL, et al. Safety and efficacy of bleomycin sclerotherapy for microcystic lymphatic malformation. Cardiovasc Intervent Radiol. 2014;37:1476–81.

[9] Mack JM, Richter GT, Becton D, Salem O, Hill SEM, Crary SE. Short-term side effects and patient-reported outcomes of bleomycin sclerotherapy in vascular malformations. Pediatr Blood Cancer. 2018;65:e27008.

[10] Milbar HC, Jeon H, Ward MA, Mitchell SE, Weiss CR, Cohen BA. Hyperpigmentation after foamed bleomycin sclerotherapy for vascular malformations. J Vasc Interv Radiol. 2019;30:1438–42.

[11] Mendez-Echevarria A, Fernandez-Prieto A, de la Serna O, et al. Acute lung toxicity after Intralesional bleomycin sclerotherapy. Pediatrics. 2018;141:e20161787.

[12] Horbach SER, van de Ven JS, Nieuwkerk PT, Spuls PI, van der Horst C, Reekers JA. Patient-reported outcomes of bleomycin sclerotherapy for low-flow vascular malformations and predictors of improvement. Cardiovasc Intervent Radiol. 2018;41:1494–504.

[13] Glaser K, Dickie P, Neilson D, Osborn A, Dickie BH. Linkage of metabolic defects to activated PIK3CA alleles in endothelial cells derived from lymphatic malformation. Lymphat Res Biol. 2018;16:43–55.

[14] Blesinger H, Kaulfuss S, Aung T, et al. PIK3CA mutations are specifically localized to lymphatic endothelial cells of lymphatic malformations. PLoS One. 2018;13:e0200343.

[15] Kim T, Tafoya E, Chelliah MP, et al. Alterations of the MEK/ERK, BMP, and Wnt/beta-catenin pathways detected in the blood of individuals with lymphatic malformations. PLoS One. 2019;14:e0213872.

[16] Adams DM, Trenor CC 3rd, Hammill AM, et al. Efficacy and safety of Sirolimus in the treatment of complicated vascular anomalies. Pediatrics. 2016;137:1–10.

[17] Strychowsky JE, Rahbar R, O'Hare MJ, Irace AL, Padua H, Trenor CC 3rd. Sirolimus as treatment for 19 patients with refractory cervicofacial lymphatic malformation. Laryngoscope. 2018;128:269–76.

[18] Jackson J. A boneless arm. Boston Med Surg J. 1838;18:368–9.

[19] Gorham LW, Stout AP. Massive osteolysis (acute spontaneous absorption of bone, phantom bone, disappearing bone); its relation

to hemangiomatosis. J Bone Joint Surg Am. 1955;37–A:985–1004.

[20] Lala S, Mulliken JB, Alomari AI, Fishman SJ, Kozakewich HP, Chaudry G. Gorham-Stout disease and generalized lymphatic anomaly–clinical, radiologic, and histologic differentiation. Skelet Radiol. 2013;42:917–24.

[21] Mo AZ, Trenor CC 3rd, Hedequist DJ. Sirolimus therapy as perioperative treatment of Gorham-Stout disease in the thoracic spine: a case report. JBJS Case Connect. 2018;8:e70.

[22] Rodriguez-Laguna L, Agra N, Ibanez K, et al. Somatic activating mutations in PIK3CA cause generalized lymphatic anomaly. J Exp Med. 2019;216:407–18.

[23] Manevitz-Mendelson E, Leichner GS, Barel O, et al. Somatic NRAS mutation in patient with generalized lymphatic anomaly. Angiogenesis. 2018;21:287–98.

[24] Ricci KW, Hammill AM, Mobberley-Schuman P, et al. Efficacy of systemic sirolimus in the treatment of generalized lymphatic anomaly and Gorham-Stout disease. Pediatr Blood Cancer. 2019;66:e27614.

[25] Dvorakova V, Rea D, O'Regan GM, Irvine AD. Generalized lymphatic anomaly successfully treated with long-term, low-dose sirolimus. Pediatr Dermatol. 2018;35:533–4.

[26] Libby LJ, Narula N, Fernandes H, Gruden JF, Wolf DJ, Libby DM. Imatinib treatment of Lymphangiomatosis (generalized lymphatic anomaly). J Natl Compr Cancer Netw. 2016;14:383–6.

[27] Rossler J, Saueressig U, Kayser G, von Winterfeld M, Klement GL. Personalized therapy for generalized lymphatic anomaly/Gorham-Stout disease with a combination of Sunitinib and Taxol. J Pediatr Hematol Oncol. 2015;37:e481–5.

[28] Taghinia AH, Upton J, Trenor CC 3rd, et al. Lymphaticovenous bypass of the thoracic duct for the treatment of chylous leak in central conducting lymphatic anomalies. J Pediatr Surg. 2019;54:562–8.

[29] Li D, Wenger TL, Seiler C, et al. Pathogenic variant in EPHB4 results in central conducting lymphatic anomaly. Hum Mol Genet. 2018;27:3233–45.

[30] McCormick A, Rosenberg S, Tier K, Balest A. A case of a central conducting lymphatic anomaly responsive to Sirolimus. Pediatrics. 2016;137:e20152694.

第 11 章　动静脉畸形
Arteriovenous Malformation

Arin K. Greene　Patricia E. Burrows　著

一、概述

动静脉畸形（arteriovenous malformation，AVM）是一种高流速脉管畸形，由网状或巢状异常血管团、供血动脉、引流静脉所构成。病变范围和血管结构差异巨大，动静脉分流程度也各不相同。与肿瘤性病变不同，动静脉畸形可能是通过取代受累组织的毛细血管床，实现浸润性生长。动静脉畸形会引起局部静脉压升高，并使受累及邻近组织的灌注压力降低，引起组织缺血的症状和体征。在儿童时期，动静脉畸形会导致受累组织的过度生长，表面皮肤多合并毛细血管畸形（图 11-1）。病变进展速度不一（表 11-1），许多刺激体细胞和血管生成生长因子的因素，如创伤、青春期和怀孕，都会刺激 AVM 的进展[1, 2]。随着时间的推移，分流量增加，导致组织缺血并出现疼痛，继而病变组织溃疡形成，并发出血（Schobinger Ⅲ 和Ⅳ期）（图 11-2 和 11-3）。大面积动静脉畸形和瘘口较大的动静脉畸形会导致心脏容量超负荷，有可能导致高输出量心力衰竭。中枢神经系统外的动静脉畸形通常表现为组织过度生长、疼痛和溃疡性出血。

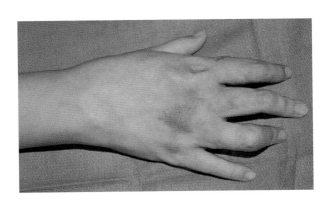

◀ 图 11-1　10 岁女性患者，Schobinger Ⅲ 期弥漫性右手动静脉畸形，历经多次栓塞治疗。可见组织过度生长、肿胀、片状红斑和浅静脉扩张。缺血引起几个手指屈曲挛缩。栓塞治疗对于弥漫性动静脉畸形效果不佳

表 11-1　动静脉畸形的自然病史

Ⅰ期	温度升高，皮肤变色，多普勒超声显示高流速
Ⅱ期	增大，搏动感，静脉扩张
Ⅲ期	溃疡，出血，疼痛
Ⅳ期	充血性心力衰竭

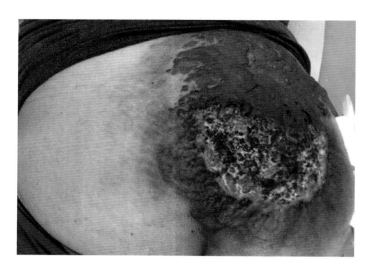

◀ 图 11-2　16 岁女性患者，Schobinger Ⅲ 期弥漫性右臀部动静脉畸形，伴溃疡出血，直到 2 年前才出现症状

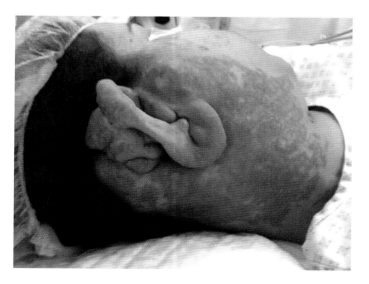

◀ 图 11-3　20 岁男性，Schobinger Ⅳ 期耳郭动静脉畸形，伴心力衰竭、溃疡、出血。注意耳后巨大的曲张静脉

大多数动静脉畸形是体细胞病变，颅外病变通常是内皮细胞 *MAP2K1* 突变的结果 [3]。动静脉畸形好发于颅内，常导致神经症状和（或）出血；颅内病变通常是体细胞 *KRAS* 突变的结果 [4]。先天性动静脉瘘（congenital arteriovenous fistula，AVF）是动静脉畸形的一种，其分流直接发生在动静脉侧壁，中间无网状或巢状病灶。动静脉瘘可以作为独立的缺陷出现，也可以发生在复杂的动静脉畸形中。动静脉畸形和动静脉瘘多为散发型，仅有小部分患者是遗传型。遗传型 AVM 由 *ACVRL*、*ENG*、*RASA1*、*EPHB4* 和 *PTEN* 的生殖细胞突变引起 [5]。动静脉畸形应与可能含有动静脉分流的血管肿瘤相鉴别，如婴幼儿或先天性血管瘤及某些恶性肿瘤。通常，临床和影像学特征可以清楚地将动静脉畸形与肿瘤区分开来。

二、诊断

动静脉畸形患者的临床表现随病变范围和临床分期而各有不同。一般来说，会出现血流增加，近心端搏动明显，引流静脉充血扩张，皮肤温度升高。在分流量较大时，可以触及肿块搏动和（或）静脉震颤。皮肤可能会出现弥漫性或片状红斑。随着时间的推移，红斑处可能会形成暗红色角化斑疹，被称为假性卡波西样变，尤其好发于下肢。由于病变皮肤温度升高，动静脉畸形的红斑很容易与孤立的毛细血管畸形相鉴别。临床上可以使用便携式多普勒超声，来检测皮下深部组织是否存在增加的血流。

MRI 与增强 MRA 是显示病变范围和血流特征的最佳检查方法。通常，标准 MRI 显示受累组织体积增大和血管流空现象，后者代表扩张的供血动脉和引流静脉（图 11-4）。除少数例外情况，动静脉畸形无明显的信号异常或肿块效应。在液体敏感序列上缺乏清晰的软组织肿块影，此特点有助于动静脉畸形与肿瘤的鉴别。封闭空间内的动静脉畸形，如肌内动静脉畸形，可在 T_2 加权序列上显示信号增强。由小血管组成的动静脉畸形也可见对比度增强。2D 时间飞跃 MRA 诊断动静脉畸形时并不可靠，但可以显示供血动脉增粗。动态增强 MRA 在静脉注射对比剂后每隔几秒钟获得一次 3D 数据集，是显示动静脉分流的最佳序列 [6]（图 11-5）。在该检查中，动静脉畸形的引流静脉比正常静脉显影的时间要早得多。与血管瘤不同的是，对比剂流出动静脉畸形的速度很快。

多普勒超声检查可以准确、便捷地确定动静脉分流的存在。由于纤维脂肪浸润或水肿，受累组织回声可能正常或增强。供血动脉扩张，出现低阻波形。引流静脉内通常为湍流、高流血速。

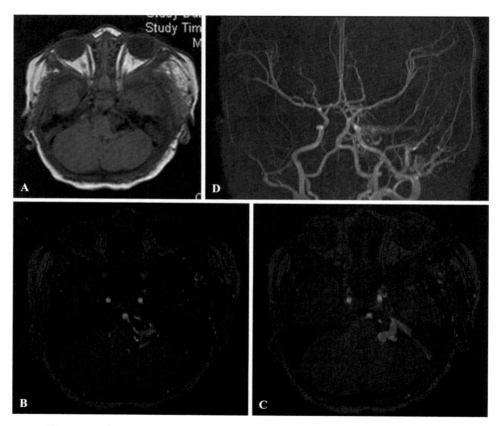

▲ 图 11-4　1 例 CM-AVM 患者合并多发性 CM、Schobinger Ⅰ 期微动静脉畸形和颅内动静脉瘘的影像学表现

A. 面部和颅后窝 T_1 加权像 MRI 显示脑干左侧扩张的流空血管影，提示动静脉瘘，左侧面部颞肌和皮下脂肪厚度增加；B 和 C. 颅后窝的流敏感成像显示动静脉畸形和动静脉瘘扩张的血管；D. 2D 时间飞跃 MRA 显示左侧颈外动脉分支扩张，并可见颅内静脉扩张

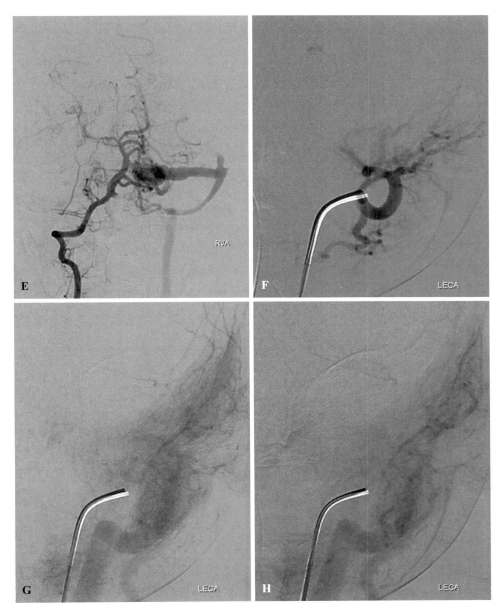

▲ 图 11-4（续）　**1 例 CM-AVM 患者合并多发性 CM、Schobinger** Ⅰ**期微动静脉畸形和颅内动静脉瘘的影像学表现**

E. 右侧椎动脉造影显示左侧颅后窝动静脉瘘；F 至 H. 一系列血管造影图像显示左侧面部弥漫性动静脉畸形

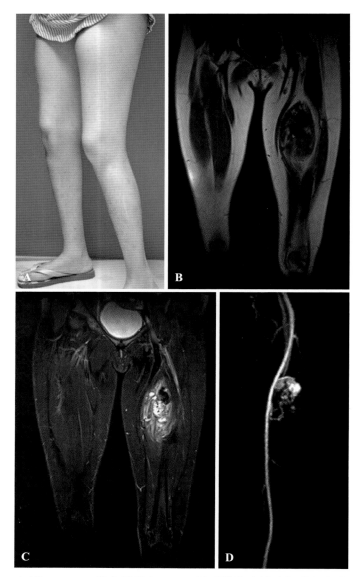

▲ 图 11-5　**13 岁女性患者 PTEN 肿瘤错构瘤综合征并发左大腿复杂肌内动静脉畸形**

A. 照片显示左大腿前部软组织肿块；B. 大腿冠状位 T_1 加权像 MRI 显示肌肉内肿块，包含脂肪、软组织和血管流空效应；C. 冠状位 T_2 加权像显示肿块内信号增强，有较大的血管流空效应。左股静脉扩张证实分流存在；D. 动态增强 MRA 的早期和晚期成像显示动静脉畸形伴有大的曲张静脉向股静脉引流

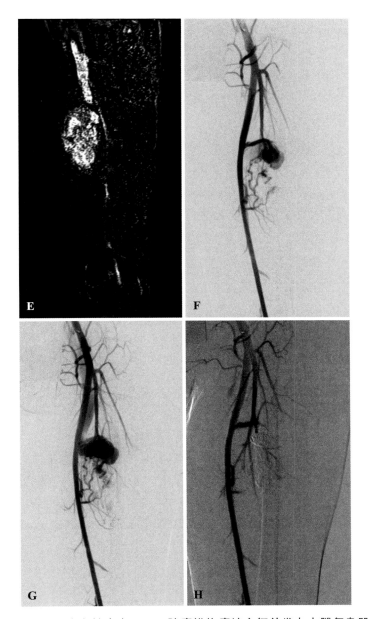

▲ 图 11-5（续） **13 岁女性患者 PTEN 肿瘤错构瘤综合征并发左大腿复杂肌内动静脉畸形**

E. 动态增强 MRA 的早期和晚期成像显示动静脉畸形伴有大的曲张静脉向股静脉引流；F 和 G. 左股动脉造影证实动静脉畸形由大的动静脉瘘加瘤巢组成；H. 栓塞后的左股动脉造影显示病变完全闭塞，在静脉中使用弹簧圈和 NBCA，并用无水乙醇封闭剩余的瘤巢

导管血管造影是描绘特定血管结构的最佳技术，但在儿童中使用较少，除非拟行同期介入治疗。MRI 通常显示组织过度生长和管腔增大的流空血管，通常无局灶性肿块。MRA 能够提供供血动脉和引流静脉的解剖信息。2D 和 3D 时间飞跃 MRA 可良好显示的血管解剖，而动态增强 MRA 能够证实分流的存在，并且更好地显示静脉解剖。只有全面评估和了解患者动静脉畸形的血管结构，才能制订最佳的血管内治疗方案、预测完全闭塞的可能性[7, 8]。基于一篇描述硬脑膜动静脉畸形的早期论文，已经提出了许多血管造影分类方法[9]。动静脉畸形血管结构包括直接动静脉瘘、动静脉瘘和微动静脉畸形三种基本类型。通过经动脉或经静脉途径在动静脉交通部位放置合适的闭塞装置，可以治愈直接动静脉瘘。动静脉瘘由数支动脉与单一的流出静脉连接组成。最好的治疗方法是直接穿刺法或经静脉途径填塞或关闭这根快速引流的静脉。此类型的动静脉畸形也有很高的永久闭塞率。微动静脉畸形由多支动脉、瘤巢和数根引流静脉组成，一般通过动脉途径或直接穿刺治疗，血管腔内治疗完全闭塞率最低。

三、自然病程

随着时间流逝，治疗后的动静脉畸形有可能复发。动静脉畸形的演变可以根据 Schobinger 分期系统进行分类（表 11-1）。Ⅰ期动静脉畸形在儿童期有 50% 的进展风险，在青春期有 82% 的风险；18% 的儿童在成年前不会经历显著的病变长期生长[10]。弥漫性动静脉畸形比局限性动静脉畸形更容易进展。

尽管进行了次全切或"完全"切除，大多数动静脉畸形依然可能再次出现。复发通常发生在术后第 1 年，86% 将在 5 年内再次扩大。5 年后没有表现出再生长的患者很可能已得到并实现了病变的长期控制。然而，仍有 5% 的患者在术后 10 年以上再次出现了病灶进展[10]。

动静脉畸形进展的原因尚不清楚，可能为以下方面：①血流增加导致侧支循环形成、血管扩张和邻近动静脉管壁增厚；②动静脉分流开放，导致上升的压力刺激周围血管增生；③瘤样扩张的动脉增大病变体积。由于男性和女性 AVM 在青春期都有 2 倍的风险进展到更高的 Schobinger 阶段，所以这一时期血液中的激素水平可能是促进病变增大的因素。

四、腔内治疗

各种栓塞材料和技术被用于动静脉畸形的治疗。在不考虑所用技术的情况下比较栓塞的结果是不合适的。经导管栓塞供血动脉是最古老的技术，对供血动脉行选择性或超选择性导管插入术。注射栓塞材料（如颗粒、微球、吸收性明胶海绵或 NBCA 胶）的目的是阻塞供血动脉，减少血流。这项技术用于术前 1～2 天，以减少术中失血。由于这种方法不会破坏或完全阻塞瘤巢和引流静脉，所以并无远期效果，在不准备进行手术切除的情况下，不应被用于姑息治疗。供血动脉的栓塞可能会导致周围组织的缺血。另一种不会导致近端动脉闭塞的技术，是经皮穿刺动静脉畸形瘤巢栓塞术。多在手术前进行，常用栓塞材料为 NBCA。

为了最大限度地获得长期缓解或实现治愈，血管腔内治疗必须选择性地针对瘤巢和引流静脉。无水乙醇是治疗动静脉畸形最有效的药物，因为它能进入瘤巢和引流静脉，破坏内皮细胞。乙醇只能注射到瘤巢中；因为其进入任何正常毛细血管床都会导致严重的组织破坏，引起皮肤、软组织和周围神经的坏死。无水乙醇治疗比较耗时，周期长，受到单次治疗用量的限制，可能需要多次的重复治疗。理想情况下，栓塞每个月或每隔 1 个月重复 1 次，直到瘤巢完全闭塞。如果技术得当，受累组织的正常血管是可以保留的。但此项治疗的并发症发生率很高，包括组织损伤、周围神经损伤、肺栓塞和心血管衰竭。

动静脉瘘可以通过动脉或静脉途径闭合，只要封闭动脉和静脉之间的确切交通即可 [11]。有许多机械闭塞装置可用，如封堵器、弹簧圈或微线圈。可控弹簧圈和微线圈都可以在放置前精确定位。NBCA 和 Onyx 胶在某些动静脉瘘中也有效。使用 Onyx 胶时需配合双腔球囊闭塞微导管。一旦单纯性动静脉瘘被完全闭合，很少会复发。

在动静脉畸形中，单一的引流静脉通常可以使用大量弹簧圈来封闭，可配合或不配合乙醇或 NBCA。当应用于适当的病变时，这项技术可以取得良好的效果 [12]。已有永久性完全闭塞的病案报道，治疗后 5 年和 10 年随访时进行血管造影检查，结果均证实完全闭塞。关于外周动静脉畸形初次栓塞结果的系列报道，主要来自韩国首尔三星医疗中心。该组报告的总体治愈率为 39%，10% 发生了严重并发症，35% 发生了轻微并发症 [8]。动静脉畸形的范围和血管造影分类是影响预后的主要因素。

微动静脉畸形治疗难度最大。局限性微动静脉畸形可用无水乙醇栓塞治疗。博来霉素分期浸润给药也可能部分有效。然而，弥漫性微动静脉畸形对栓塞治疗反应不佳，往往还会加重。

五、手术治疗

（一）手术适应证

对动静脉畸形的手术干预不是强制性的，尤其是术后外观可能比病变本身所致畸形更严重时，手术选择更应慎重 [13]。决定是否应切除动静脉畸形时，需要考虑的因素包括分期、患者年龄、病变位置和动静脉畸形的大小。如果 I 期或 II 期动静脉畸形位于解剖有利区，并能够完全切除，那么在病变进展之前应该考虑预防性切除和重建 [14]。然而，如果动静脉畸形位于面部，切除和重建会留下明显的容貌畸形，那么通常最好做法是延缓外科手术，等到病变发展到容貌畸形严重或明显时，再进行手术治疗。III 期和 IV 期动静脉畸形还需要治疗畸形、出血、疼痛、溃疡和（或）充血性心力衰竭。

（二）治疗时机

无论患者所处的年龄阶段，所有 III 期至 IV 期动静脉畸形都需要立即治疗。一般来说，动静脉畸形不应在患者 6 月龄前进行手术切除。此时，患者的麻醉风险比成人大。此外，婴儿对手术的耐受性较差。如果判定患者需要手术干预，通常选择的治疗时间是在 3—4 岁。由于远期记忆和自尊心在 4 岁时开始形成，此时切除动静脉畸形可以在儿童的自尊心形成之前改善畸形，并且患者很可能会忘记手术过程。另一个根除动静脉畸形的时期是在儿童后期／青春期早期，此时能够与儿童沟通，询问他／她是否愿意接受手术。

（三）手术方法

动静脉畸形的手术策略取决于病变是局限型、区域型还是弥漫型。局限型 AVM 包括 1～2 个组织平面（如皮肤和皮下组织），界限明确，理论上能够完全切除后直接缝合。由于出血较少，这些病变有时不需要术前栓塞就可以切除。位于解剖敏感区的动静脉畸形应该采取最小切缘或无切缘。如果病变位于非敏感区域，只要不会明显延长手术过程，切缘尽量大些。

区域型动静脉畸形通常范围较大和（或）累及 >2 个组织平面。它们通常无法利用局部组织进行重建，而需要移植物或游离组织移植完成重建。区域型动静脉畸形的治疗方法是对症状区进行次全切除或完全切除，并利用远处健康组织重建。病变应进行术前栓塞，以减少术中出血，便于手术。最好选择没有基础疾病的区域进行皮片移植。如果皮片移植区域含有动静脉畸形，那么移植失败的概率很高，此时皮瓣重建是首选。

弥漫型动静脉畸形难以在不引起明显畸形的情况下被完全切除。患者采用栓塞治疗以缓解出血、疼痛和溃疡，或进行症状区的次全切除。拟行切除手术时，患者要进行术前栓塞。弥漫型面部动静脉畸形的手术干预目标，应集中在改善患者的症状 / 外观上，采用局部分期手术，尽可能降低明显容貌畸形的风险。避免面神经损伤至关重要。因为所有的手术平面都受到动静脉畸形的影响，弥漫型病变的术中出血会明显多于区域型动静脉畸形。

六、药物治疗

动静脉畸形药物方面的前瞻性研究非常有限。在没有其他治疗选择的高危患者中，药物治疗可以起到一定作用。随着动静脉畸形中生殖细胞和体细胞突变的发现，精准医疗在未来可能会发挥重要作用。在遗传性出血性毛细血管扩张症（hereditary hemorrhagic telangiectasia，HHT）的治疗中，几种用来缓解症状和控制动静脉畸形的药物正处于研究阶段。这些药物包括贝伐单抗、氨甲环酸、他莫昔芬、普萘洛尔、西罗莫司、沙利度胺衍生物和帕唑帕尼[15-17]。最近发现的体细胞 *MAP2K1* 和 *KRAS* 突变，增加了用 MEK 抑制药和其他 RAS

通路药物进行治疗的可能性 [3, 4]。这些药物目前大多用于肿瘤治疗。这些药物的早期研究正在进行中。

七、综合征

（一）毛细血管 – 动静脉畸形（CM-AVM）

这种常染色体显性遗传病发病率约为 1/100 000，由 *RASA1* 或 *EPHB4* 突变引起。病灶通常较小，呈多灶性，圆形和粉红色，50% 的病灶周围有苍白晕。1/3 的儿童还患有 Parkes-Weber 综合征、颅外动静脉畸形或颅内 / 脊髓动静脉畸形。对怀疑 CM-AVM 的患者，应在体格检查时进行动静脉畸形检查，并进行脑部和脊髓的 MRI 检查。

（二）Cobb 综合征

这一术语以前用于躯干后部中线型毛细血管畸形，并伴有潜在的脊髓动静脉畸形。被诊断为"Cobb 综合征"的患者可能患有 CLOVES 综合征或 CM-AVM。CLOVES 综合征患者中有 1/4 患有脊髓 / 脊髓旁动静脉畸形，在这种情况下，躯干毛细血管畸形很常见。脊髓动静脉畸形和毛细血管 – 动静脉畸形（CM-AVM）患者中已发现 *RASA1* 突变。

（三）遗传性出血性毛细血管扩张症（HHT）

这种常染色体显性遗传疾病（也称为 Osler-Weber-Rendu 综合征）发病率约为 1/10 000，由 *endoglin*（*ENG*）、*ACVRL1/ALK1* 或 *SMAD4* 突变引起。这些突变会影响转化生长因子 β 信号。临床表现包括鼻出血、皮肤黏膜毛细血管扩张和内脏动静脉畸形。患者可能出现上消化道出血、肺动静脉分流性卒中、脑出血、心力衰竭、门静脉高压和（或）慢性贫血。应对患者进行基因检测、肺 AVM 的超声心动图检查、脑 MRI 和腹部超声检查。对于 *SMAD4* 突变的患者，内镜检查可以了解是否存在息肉。

（四）PTEN– 相关脉管疾病（PTEN-AVA）

PTEN（磷酸酶和张力蛋白同源物）基因编码一种肿瘤抑制因子脂质磷酸酶。*PTEN* 突变者患有常染色体显性遗传 PTEN 错构瘤综合征（曾称为 Cowden 或 Bannayan-Riley-RuvalCaba 综合征）。约 1/2 的患者存在高流速脉管疾病伴动静脉分流，称为 PTEN 相关脉管疾病（PTEN-associated vascular anomaly，PTEN-AVA）。与典型的动静脉畸形不同，PTEN-AVA 可以是多灶的，典型的发病部位是肌内，含有异位脂肪组织，并且引流静脉有不成比例的节段性扩张。患者表现为巨脑畸形，男性有阴茎雀斑；其他特征包括发育迟缓、甲状腺病变和胃肠道息肉。尤其需要对上皮、内分泌系统和胃肠道恶性肿瘤的发展进行监测。PTEN-AVA 的处理方法与非综合征性动静脉畸形相似［即栓塞和（或）切除］。

（五）Wyburn-Mason 综合征

这种罕见的散发性疾病包括视网膜动静脉畸形，伴或不伴脑动静脉畸形，和面部脉管畸形（毛细血管畸形或动静脉畸形）。该综合征也被称为 Bonnet-Dechaume-Blanc 综合征或视网膜头面部血管畸形综合征[18]。1/3 的儿童没有皮肤病变，但表现为视网膜动静脉畸形及神经症状，伴或不伴脑动静脉畸形。1/2 的患者有视网膜动静脉畸形，不合并皮肤或脑部病变。

（六）Parkes-Weber 综合征（PWS）

Parkes-Weber 综合征（Parkes Weber syndromePWS）通常包含四肢（通常是单侧下肢）的弥漫性动静脉畸形，及软组织和（或）骨骼过度生长。患肢表面的病变皮肤温度高于典型的毛细血管畸形。PWS 可以是散发性或家族性的，由 *RASA1*（CM-AVM1）或 *EPHB4*（CM-AVM2）突变引起[19]。患者存在皮下和肌肉内微分流，通常伴有心脏容量超负荷，并可发展为充血性心力衰竭。可通过 MRI 来确认诊断并确定病变范围。扩张的供血动脉和引流静脉表现为流空信号。增大的四肢肌肉和骨骼呈异常增强信号。大多数患者的早期治疗都是随访观察，直到症状需要干预。骨科医生需要对儿童的轴向过度生长进行监测。对于那些分流弥散的患者，栓塞治疗可能对疼痛、溃疡或充血性心力衰竭有一定作用，但对典型的浸润性微动静脉畸形无效，并且可能会导致病情加重。一些情况下，截肢也是必要的治疗手段[13]。

八、结束语

动静脉畸形是一种复杂的脉管疾病，与生殖细胞和体细胞突变相关。总体而言，自然病程会随着时间的推移而进展，在重症患者中会导致出现危及生命的并发症。因此需要有经验的多学科团队治疗。未来，靶向药物将会成为外科和介入治疗的补充治疗方法，并有望改善这些患者的总体预后。

参考文献

[1] Kohout MP, Hansen M, Pribaz JJ, Mulliken JB. Arteriovenous malformations of the head and neck: natural history and management. Plast Reconstr Surg. 1998;102(3): 643–54.

[2] Lu L, Bischoff J, Mulliken JB, Bielenberg DR, Fishman SJ, Greene AK. Increased endothelial progenitor cells and vasculogenic factors in higher-staged arteriovenous malformations. Plast Reconstr Surg. 2011;128(4):260e–9e.

[3] Couto JA, Huang AY, Konczyk DJ, Goss JA, Fishman SJ, Mulliken JB, et al. Somatic MAP2K1 mutations are associated with extracranial arteriovenous malformation. Am J Hum Genet. 2017;100(3):546–54.

[4] Nikolaev SI, Fish JE, Radovanovic I. Somatic activating KRAS mutations in arteriovenous malformations of the brain. N Engl J Med. 2018;378(16):1561–2.

[5] Burrows PE. Angioarchitecture of hereditary arteriovenous malformations. Semin Intervent Radiol. 2017;34(3):250–7.

[6] Razek AA, Gaballa G, Megahed AS, Elmogy E. Time resolved imaging of contrast kinetics (TRICKS) MR angiography of arteriovenous malformations of head and neck. Eur J Radiol. 2013;82(11):1885–91.

[7] Cho SK, Do YS, Shin SW, Kim DI, Kim YW, Park KB, et al. Arteriovenous malformations of the body and extremities: analysis of therapeutic outcomes and approaches according to a modified angiographic classification. J Endovasc Ther. 2006;13(4): 527–38.

[8] Park KB, Do YS, Kim DI, Kim YW, Shin BS, Park HS, et al. Predictive factors for response of peripheral arteriovenous malformations to embolization therapy: analysis of clinical data and imaging findings. J Vasc Interv Radiol. 2012;23(11):1478–86.

[9] Houdart E, Gobin YP, Casasco A, Aymard A, Herbreteau D, Merland JJ. A proposed angiographic classification of intracranial arteriovenous fistulae and malformations. Neuroradiology. 1993;35(5):381–5.

[10] Liu AS, Mulliken JB, Zurakowski D, Fishman

SJ, Greene AK. Extracranial arteriovenous malformations: natural progression and recurrence after treatment. Plast Reconstr Surg. 2010;125(4):1185–94.

[11] Berenstein A, Scott J, Choi IS, Persky M. Percutaneous embolization of arteriovenous fistulas of the external carotid artery. AJNR Am J Neuroradiol. 1986;7(5):937–42.

[12] Cho SK, Do YS, Kim DI, Kim YW, Shin SW, Park KB, et al. Peripheral arteriovenous malformations with a dominant outflow vein: results of ethanol embolization. Korean J Radiol. 2008;9(3):258–67.

[13] Greene AK. Arteriovenous malformation. In: Greene AK, editor. Vascular anomalies: classification, diagnosis and management. St. Louis: Quality Medical Publishing; 2013.

[14] Greene AK, Orbach DB. Management of arteriovenous malformations. Clin Plast Surg. 2011;38(1):95–106.

[15] Hsu YP, HSU CW, Bai CH, Cheng SW, Cheng C. Medical treatment for epistaxis in hereditary hemorrhagic telangiectasia: a meta-analysis. Otolaryngol Head Neck Surg. 2019;160(1):22–35. https://doi.org/10.1177/0194599818797316.

Epub 2018 Sep 11.

[16] Parambil JG, Woodard TD, Koc ON. Pazopanib effective for bevacizumb-unresponsive epistaxis in hereditary hemorrhagic telangiectasia. Laryngoscope. 2018;128(10):2234–6. https://doi.org/10.1002/lary.27129.. Epub 2018 Feb 16.

[17] Lu J, Anvari R, Wang J, Huang J, Pei S, Xiang Y, Huang J, Yin Z, Chen J, Nelson JS, Tan W. Propranolol as a potentially novel treatment of arteriovenous malformations. JAAD Case Re. 2018;4(4):355–8. https://doi.org/10.1016/j.jdcr.2017.11.005. eCollection 2018 May.

[18] Schmidt D, Pache M, Schumacher M. The congenital unilateral retinocephalic vascular malformation syndrome (bonnet-dechaume-blanc syndrome or wyburn-mason syndrome): review of the literature. Surv Ophthalmol. 2008;53:227–49.

[19] Amyere M, Revencu N, Helaers R, Pairet E, Baselga E, Cordisco M, et al. Germline loss-of- function mutations in EPHB4 cause a second form of capillary malformation-arteriovenous malformation (CM-AVM2) deregulating RAS-MAPK signaling. Circulation. 2017;136(11):1037–48.

第 12 章　脉管疾病相关过度生长综合征
Overgrowth Syndromes Associated with Vascular Anomalies

Adrienne M. Hammill　Samantha A. Spencer　Ahmad Alomari　著

缩略语

AVF	arteriovenous fistula	动静脉瘘
AVM	arteriovenous malformation	动静脉畸形
BRRS	Bannayan-Riley-Ruvalcaba syndrome	Bannayan-Riley-Ruvalcaba 综合征
CBC	complete blood count	全血细胞计数
CLOVES	congenital lipomatous overgrowth, vascular anomalies, epidermal nevi, and skeletal and/or spinal anomalies	先天性脂肪组织过度生长、脉管畸形、表皮痣、脊柱/骨骼异常/脊柱侧弯
CM	capillary malformation	毛细血管畸形
CM-AVM	capillary malformation-arteriovenous malformation	毛细血管 – 动静脉畸形
CRP	C-reactive protein	C 反应蛋白
CTH	cerebellar tonsillar herniation	小脑扁桃体疝
EKG	electrocardiogram	心电图
IVC	inferior vena cava	下腔静脉
KTS	Klippel-Trenaunay syndrome	Klippel-Trenaunay 综合征
LM	lymphatic malformation	淋巴管畸形
LMWH	low-molecular-weight heparin	低分子肝素

M-CM	macrocephaly-capillary malformation syndrome	巨脑畸形 – 毛细血管畸形综合征
MRI	magnetic resonance imaging	磁共振成像
NSAID	nonsteroidal anti-inflammatory drug	非甾体抗炎药
PHTS	PTEN hamartoma tumor syndrome	PTEN 错构瘤综合征
PKWS	Parkes Weber syndrome	Parkes-Weber 综合征
PS	Proteus syndrome	Proteus 综合征
US	ultrasound	超声
VM	venous malformation	静脉畸形

一、概述

　　与脉管疾病相关的过度生长综合征给患者和治疗团队带来了特殊的挑战。由专门的跨学科团队进行适当的诊断和治疗是最佳的选择，因为最好的治疗结果源于对治疗原则的掌握和个体化诊疗方案的制订。尽管各种综合征之间有临床症状的重叠，但严重情况不同、过度生长程度有差异，因此临床检查仍然是必不可少的。近年来，人们对这些疾病遗传学基础的认识日益深入，便于更好地理解相关的分子途径，并将在未来提供更多的治疗选择。同时，对于遗传机制的认识，有助于区分生殖细胞遗传突变和体细胞镶嵌遗传突变过度生长综合征。生殖细胞遗传表现为常染色体显性遗传，累及全身；而体细胞突变只会局限地影响携带突变基因 / 过度生长分子途径的身体部位。治疗方案是针对每个患者当前和未来潜在的问题而量身定制的。对病变的早期治疗可能预防主要的并发症，因此及时诊断和识别潜在的相关并发症非常必要。

　　本章将涵盖主要的过度生长综合征及其诊断方法和目前的治疗方法。

二、诊断

（一）病史和体格检查

在大多数情况下，每种过度生长综合征都有一些特异性体征，可作为临床诊断的依据；然而，有些体征在不同综合征里均有出现，导致不同综合征之间体征重叠，这时就需要依靠进一步检查，如影像学和病理学，来做出诊断。

病史采集应尽可能详细，包括任何产前和出生后的发现、发病时间和过度生长过程中的细节。同时，还应了解皮肤或内脏的改变。病变的变化情况，如感染、活动、快速生长期或因激素变化而出现的肿胀加重或颜色、质地的改变，在问诊中注意避免遗漏。相关的体征和症状，包括疼痛、功能障碍和步态改变，也很重要。特别值得注意的是血栓病史，如伴有压痛的浅层血栓和静脉石及更严重的血栓类疾病，如深静脉血栓形成或肺栓塞。还应注意有无出血史，特别是血尿或消化道出血。一份完整的病史还应该包括疾病的发展史和家族史。

临床检查必不可少。应检查全身皮肤，注意异常皮肤表现，并触诊其温度、质地、压痛和（或）震颤。浅表毛细血管畸形通常提示着深部组织的过度生长或伴发静脉或淋巴管畸形。根据其特殊发病部位，毛细血管畸形也可能伴发其他疾病，如位于中央腰骶区域时，可能合并泌尿生殖系统疾病或脊柱异常。当累及下肢带骨时，盆腔疾病的发生率很高，包括直肠乙状结肠、膀胱和子宫。

静脉扩张症（扩张静脉）应作为临床特征并进行影像学研究。这些病灶通常出现在肢体的侧面，也可能出现在看似不太严重的肢体或胸部、腋窝、腹部和盆腔。识别这些静脉是至关重要的，因为它们异常扩张的内径会导致血流淤滞，即使在不合并易栓症的情况下，血栓栓塞的风险也很高。精准定位并了解这些异常静脉的特征非常重要。

临床检查在多数情况下足以区分 Parkes-Weber 综合征（Parkes Weber syndrome，PKWS）等高流量脉管畸形和 Klippel-Trenaunay 综合征（Klippel-Trenaunay syndrome，KTS）中的低流量脉管畸形。高流量病变温度较高，明显高于周围组织，在动静脉异常交通的区域，可触及震颤，闻及血管杂音。

任何部位出现外观不对称都应引起注意，包括面部或身体一侧的过度生长，如偏侧肥大或不对称的组织和（或）肿块。这些组织/肿块的位置可能有助于区分不同类型的过度生长综合征。

四肢的过度生长程度可以通过测量来量化，多使用软尺测量四肢的长度和周长。肢体长度不等多会出现步态异常，因此检查时需观察患者的行走状态。肌肉骨骼检查应记录肢体功能，包括挛缩情况、肿块特征、关节活动度、运动能力和任何肢体异常。应该特别注意手和足，因为过度生长综合征可能会出现手指间和（或）足趾间的异常间距。

（二）实验室和其他研究

当病变组织含有静脉成分时应做实验室检查评估凝血状态，包括全血细胞计数、纤维蛋白原和 D– 二聚体。如果患者未来的介入或手术需要进行抗凝治疗，还应进行肾功能测定。营养不良或生长发育迟缓的患者需要营养状态评估和营养支持治疗。基因检测有助于指导治疗方案的制订。多数病例需要取病变组织进行检测，因为这类综合征多为体细胞镶嵌突变，此类突变在外周血的基因检测中可能无法识别。

部分患者可能需要心脏功能评估。在 M-CM 中已有心律失常的报道，因此推荐早期进行心电图（electrokardiogram，EKG）检查。对于高流量脉管畸形患者（Parkes-Weber 综合征和 PTEN 中的一些血管病变），应定期进行全面评估，包括心电图和超声心动图，以评估是否存在心脏超负荷或衰竭。

（三）影像学

CLOVES 和 KTS 患者，建议早期进行影像学检查，如新生儿期、婴儿早期或首次就诊时。MRI 是首选的检查方式，能相对全面地展示病变特征，包括过度生长、脉管畸形及肌肉骨骼、内脏和（或）神经系统异常。基本序列，包括多平面 T_2 加权像压脂序列，能提供大部分诊断信息。T_1 加权像结合增强前、后序列和 MR 静脉成像，有助于显示扩张或异常的静脉。影像学检查应特别注意对静脉扩张的评估，特别是涉及边缘静脉系统和锁骨下静脉的静脉扩张，这可能导致危及生命的血栓栓塞，是这些患者死亡的主要原因之一。美中不足的是，MRI 在显示受压的大静脉或内径较小的深静脉方面可能不够灵敏。

任何患有巨脑畸形或发育迟缓的患者都应该做脑部 MRI 检查。典型的影像学表现包括半侧巨脑畸形（见于部分 CLOVES 患者）或巨脑畸形和（或）多小脑回畸形（见于多数 M-CM 患者）。

超声检查（ultrasonography，US）是一种应用广泛的实用型动态检测工具，可以提供有关静脉和淋巴管异常的即时信息，其便捷性利于急性并发症的高效诊出，如血栓形成和病灶内出血。US 也是微创治疗的主要工具。

已有 M-CM 和 CLOVES 患者合并肾母细胞瘤（Wilms 瘤）的病例报道，因此推荐 7—8 岁前定期进行肾脏超声检查[1]。

计算机断层成像（computer tomography，CT）可详细评估肢体和骨盆的骨质受累情况。并能在紧急情况下提供快速诊断，如盆腔、腹部或肺血管成像，以发现血栓栓塞或静脉扩张。

X 线片可以用来评估骨骼的变化，包括骨畸形、屈曲挛缩、关节退行性变、骨量减少和下肢不等长。一旦患者达到行走年龄，站立位腿部 X 线片可以用来评估腿部长度的差异，并且应该连续随访，以确定适当的治疗时机。

使用分流静脉造影可以显示完整的深静脉系统，而传统静脉造影可能无法显示深静脉，因为血液优先流入内径增大的异常静脉。血管造影术不是低流量脉管畸形的主要成像工具，在高流量病变中可能有一定作用，如 Parkes-Weber 综合征或某些 PTHS 病例。

三、综合征

（一）Klippel-Trenaunay 综合征（KTS）

Klippel-Trenaunay 综 合 征（Klippel-Trenaunay syndrome，KTS）（OMIM# 149000）（图 12-1）是一种典型的合并不同类型脉管畸形的过度生长综合征。

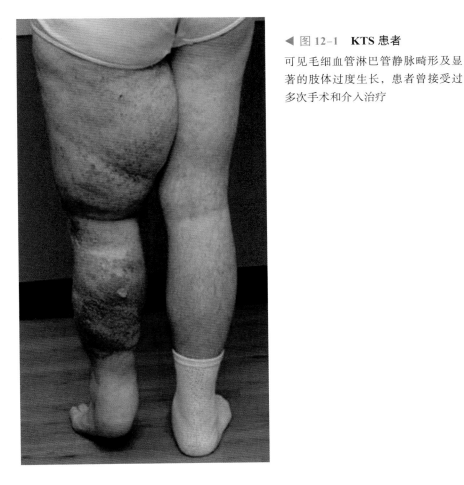

◀ 图 12-1　**KTS 患者**
可见毛细血管淋巴管静脉畸形及显
著的肢体过度生长，患者曾接受过
多次手术和介入治疗

　　尽管 KTS 有时为双下肢受累，KTS 的过度生长多数情况仅局限于一侧
下肢和下肢带骨。患肢表现为淋巴管过度生长和低流量脉管畸形（毛细血管、
淋巴管和静脉）[2]。不同的脉管成分可出现与之对应的潜在并发症，如静脉扩
张及其腔内可能出现的血栓栓塞、淋巴管畸形的感染及淋巴滤泡中淋巴液的
渗漏。

　　KTS 中的异常静脉，呈复杂网状结构分布在浅表或深层，管腔增大、畸
形并功能不全。这些功能障碍的血管可以达到相当惊人的尺寸，并且在深静
脉系统内形成一个异常大的交通支网络。这个静脉网络包括边缘静脉、小隐静
脉、坐骨静脉、臀下静脉和髂内静脉。腘静脉、股深静脉和下腔静脉的扩张也

较为常见[3]。深静脉系统可能表现为发育不良、扩张或重复。下肢血液淤滞会导致肢体肿胀、疼痛，严重时还会导致体位性低血压。血栓栓塞仍然是最重要的并发症。

KTS 中存在不同类型的淋巴管畸形，包括大囊型和微囊型。大多数急性症状，如反复发作的感染、病灶内出血和疼痛都源于 KTS 内的淋巴管畸形。LM 的皮肤表现包括滤泡和斑块，通常集中在大腿和小腿外侧的 CM 区域内及周围。这些病变容易反复出血、淋巴液渗漏、感染、溃疡和愈合不良（图 12-2）。

巨囊型淋巴管畸形常见于大腿、髋部和盆腔，多数症状不如微囊型明显。后者通常广泛且弥散，累及患肢的筋膜外脂肪和筋膜内结构。盆腔内病变多表

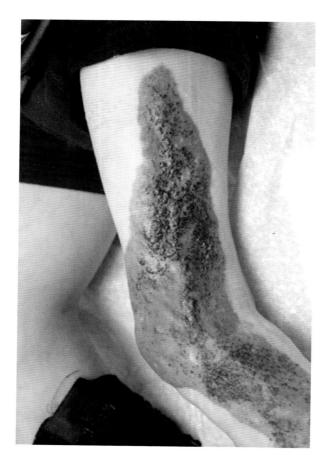

◀ 图 12-2　KTS 患者体表的淋巴滤泡，凸起并结痂，还可见扩张的边缘静脉

现为微囊性 LM 和脂肪增生，向心性包裹增厚的肛门、直肠和乙状结肠，常伴有直肠出血。膀胱可能因盆腹腔容积变化被拉长。畸形静脉位于膀胱或尿道黏膜时，常表现为尿道出血。

临床表现

受累肢体通常周长和长度都会弥漫性增加。毛细血管畸形（CM）范围较大，位于大腿和小腿外侧。在足部和髋部也可见到较小的斑块。CM 区域通常含有淋巴滤泡，位于边缘静脉系统的表面。已在部分（但不是全部）KTS 患者中发现 *PIK3CA* 嵌合突变。

（二）CLOVES 综合征

CLOVES 是先天性脂肪组织过度生长、脉管畸形、表皮痣和脊柱 / 骨骼畸形 / 脊柱侧弯的首字母缩写[4]。由于 CLOVES 是胚胎发育早期 *PIK3CA* 嵌合突变的结果，所以临床表现差异较大[5]。携带突变的身体部位会表现出各种异常，而未携带突变的身体部位则不受累及。CLOVES 综合征的临床表现，取决于突变细胞所在部位。

CLOVES 患者的临床表现与上述 KTS 相似，通常累及一侧肢体，但累及范围更广，并延伸至躯干。躯干病变包括脂肪性过度生长和脊柱受累（图 12-3）。

CLOVES 伴发的脉管畸形通常为毛细血管淋巴管畸形，但高流量的动静脉畸形（尤其是脊柱区）已有报道。受累区域表面通常可见毛细血管畸形红斑，多呈不连续的片状。与 KTS 相同，当毛细血管畸形表面覆有淋巴滤泡时，局部感染和出血的风险增高。静脉疾病在这些患者中尤为突出，畸形静脉管腔异常扩张并且伴有较高的血栓风险，包括深静脉血栓形成（deep venous thromboses，DVT）和肺栓塞（pulmonary embolism，PE），特别是在围术期。与 KTS 类似，CLOVES 患者常见大腿侧缘静脉（Servelle 静脉）扩张；此外，还可以见到异常的躯干和上肢静脉系统。

1. 临床表现

由脂肪、淋巴管畸形或淋巴管静脉畸形组成的大面积组织过度生长，尤其是躯干部位的组织过度生长，是 CLOVES 典型的临床表现。这种生长往往是渐进性的，不会随着骨骼的成熟而停止。

表皮痣也很常见，其面积差异较大，可以是广泛的，也可以很局限。

四肢过度生长通常比较严重，也经常出现，并可能累及多个肢体。与KTS 一样，受累肢体的周长和长度均有增大，并可能出现明显的腿长差异。患者还会（被）误以为"未受影响的"肢体相对瘦弱（脂肪萎缩），并（被）担心营养不良，但缺乏卡路里摄入不足的证据。

典型的 CLOVES 患者有明显的足部畸形，包括第 1、2 趾间间隔畸形和其他类型的足趾间距异常（图 12-3）。

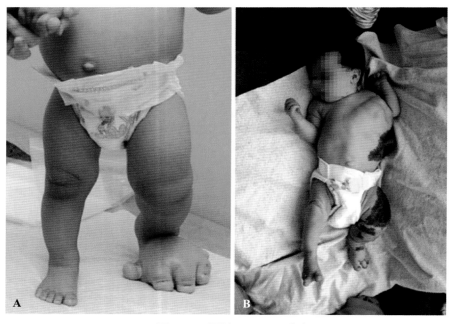

▲ 图 12-3　**两例 CLOVES 患者**
两人都表现出典型的足部畸形。A. 左下肢脂肪瘤样过度生长；B. 躯干和下肢的过度生长，并脂肪过多症和毛细血管静脉畸形

脊柱畸形和脊柱侧弯也常见，包括脊髓动静脉畸形。

2. 影像学

与 KTS 一样，MRI 增强扫描是评估 CLOVES 体内和软组织受累程度的首选成像方式。

早期全脊柱 MRI 可用于评估椎管内病变，如脊髓拴系或脉管畸形。

与 KTS 患者不同，CLOVES 患者有确定的肾母细胞瘤高发病风险（约 3%）。儿童患者应每 3 个月进行 1 次腹部超声检查，持续到 8 岁。

（三）巨脑畸形 – 毛细血管畸形（M-CM）

巨脑畸形 – 毛细血管畸形（macrocephaly-capillary malformation，M-CM）是一种罕见的综合征，主要表现为巨脑畸形、类似于先天性毛细血管扩张性大理石样皮肤（cutis marmorata telangiectatica congenita，CMTC）的毛细血管畸形、躯体过度生长、脑异常和不同程度的发育迟缓（OMIM#602501）。之前曾被称为巨脑畸形 – 先天性毛细血管扩张性大理石样皮肤（macrocephaly-cutis marmorata telangiectatica congenita，M-CMTC），及巨脑畸形 – 毛细血管畸形 – 多小脑回畸形（megalencephaly-capillary malformation，MCAP）。最近，众多该综合征患者病变组织中被发现携带有 *PIK3CA* 突变[6]。

于 1997 年被首次描述的此综合征，由血管胎记、巨脑畸形和早期过度生长（包括产前，表现为出生体重过大和头围过大）、发育迟缓和局限性骨骼缺陷（包括不对称过度生长和并趾畸形）组成[7, 8]。神经系统问题包括肌张力低下、认知损害和非梗阻性脑积水。已有两个研究小组提出了独立的临床诊断标准，但都没能获得广泛认可和采用[9, 10]。

1. 体格检查

颅面部的异常体征通常最突出，如明显增大的枕额头围，常比平均值高出几个标准差。头围数值通常在出生时就比正常大，在婴儿期更会显著增加，并且可能会出现前额突出。毛细血管畸形常出现于面部，最常累及的区域是人中和（或）鼻子。

在身体上可以看到网状的毛细血管畸形，并且可以看到不对称的过度生长（图 12–4）。骨骼异常包括并指和多指及第 1、2 趾间间隔畸形。

2. 神经影像学与神经病理学

神经影像学检查通常都有异常表现[11]。如常见的脑室增大（梗阻性或非梗阻性）及皮质发育不全（包括局灶性皮质发育不良和多小脑回），通常分布

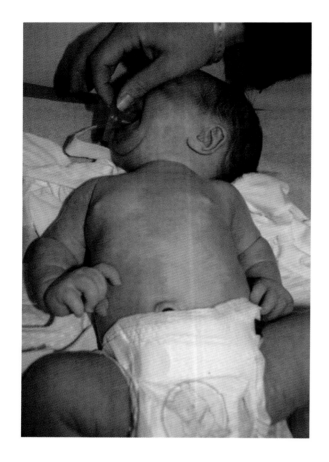

◀ 图 12-4　**1 例 M-CM 合并巨脑畸形患者，可见毛细血管畸形和过度生长**

在外侧裂周区。白质异常同样常见，可归因于髓鞘发育延迟或髓鞘发育不良。另外还可经常看到脑不对称，而且往往有同侧面部肥大增生。颅后窝拥挤可见于大多数病例。小脑扁桃体疝（cerebellar tonsillar herniation，CTH）在 M-CM 中也经常发生，在两项研究中显示高达 70% 的患者患有 CTH，通常发生在婴儿期而不是先天性过程 [11, 12]。CTH 的出生后进展特点表明，在出生后最初几个月到一年中，大脑过度快速生长可能是导致 CTH 的主要原因。曾有猝死病例的报道考虑与 CTH 有关，因为确实存在脑干受压的风险，所以对于证实 CTH 存在的患者应考虑颅后窝减压术。虽然许多患者有脑室增大，但脑室分流并未显著改善 M-CM 患者的巨脑畸形，因此单靠脑室分流可能不足以降低 CTH 和脑干受压的风险。

鉴于脑部进行性变化可能发生在婴儿期和幼儿期，建议在确诊时和 2 岁前每 6 个月进行 1 次脑部 MRI 检查，并在 3 岁时进行一次随访。大脑发育一般在 3 岁时完成，预计到那时影像学表现会逐渐稳定。

到目前为止，神经病理学还没有得到广泛的研究。对 2 例患者的大脑进行的微观检查显示了广泛的神经元移行缺陷 – 包括多小脑回畸形和异位[11]。

（四）Parkes-Weber 综合征

Parkes-Weber 综合征（Parkes Weber syndrome，PKWS）于 1907 年被首次描述，其特征是单一肢体骨骼和软组织肥大，并伴有毛细血管畸形和高流量血管病变，通常为多发性动静脉瘘（multiple arteriovenous fistulas，AVF）或微瘘（OMIM#608355）。随着时间的推移，受累肢体显示出越来越严重的过度生长，周长和长度都明显增加，导致双侧肢体不等长。皮肤也随时间呈现渐进性变化，颜色加深，甚至出现局部缺血导致远端肢体的溃疡和疼痛。静脉系统与动脉系统的异常连通会造成静脉压力升高，继而逐渐出现静脉扩张，并且静脉扩张会随着时间的推移向近端延伸。长此以往，高流量的 AVM/AVF 加上广泛的扩张引流静脉网，最终可导致高输出量心功能不全和心力衰竭。

有些患者所表现出的 Parker-Weber 综合征，是一种家族综合征的一部分，该家族综合征被称为毛细血管畸形 – 动静脉畸形（capillary malformation-arteriovenous malformation，CM-AVM）。许多 CM-AVM 家系已被证明有 *RASA1* 突变[13, 14]，另有一些家系显示有 *EPHB4* 突变[15]。这些患者的皮肤上有多发性毛细血管畸形，CM 周围有一个小光晕，提示存在窃血情况。这部分患者有时会合并大脑和脊髓动静脉畸形。

1. 体格检查

检查时会发现患肢较健侧增粗增长。表面毛细血管畸形区域温度略高或明显升高，常可触及震颤或闻及杂音。扩张的引流静脉常突出周围皮肤，并向近心端延伸。肢体末梢或近端均可出现溃疡（图 12-5）。患肢常合并淋巴水肿。

2. 影像学和其他检查

MRI 显示软组织病变非常灵敏。拟进行治疗干预时，需要进行血管造影明确动脉和静脉之间异常交通的位置。

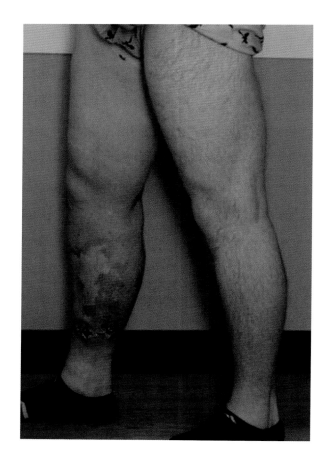

◀ 图 12-5　家族性 CM-AVM 中的 PKWS 患者

毛细血管畸形病变轻微，触感温暖；合并难愈性溃疡

建议定期做超声心动图和心电图检查，监测心功能。

（五）PTEN 错构瘤综合征（PHTS）

PTEN 是一个重要的肿瘤抑制基因，位于染色体 10q22-23 上，通过其磷酸酶活性下调 PI3K/Akt/mTor 通路（OMIM#601728）。负性调控的丧失会导致细胞过度生长和异常细胞存活，并与多种癌症有关。

尽管大多数生殖细胞突变是新发的，但其遗传方式却是常染色体显性遗传。PTEN 错构瘤综合征（PTEN hamartoma tumor syndrome，PHTS）患者，有明显增高的终身患瘤（无论良恶性）风险，尤其是乳腺、甲状腺、肾脏及子宫内膜来源的肿瘤。

包括 Cowden 综合征，Bannayan-Riley-Ruvalcaba 综合征（Bannayan-Riley-Ruvalcaba syndrome，BRRS），PTEN 相关 Proteus 综合征（PTEN-related Proteus syndrome，PS），和 Proteus 样综合征[16]。虽然最初只有 Cowden 综合征被确定患癌风险增加，但现在所有这些 "PTEN 病" 表型都被认为有明显升高的患癌风险，并推荐进行相同的遗传学筛查[17]。

PI3K/Akt/PTEN 通路与细胞生长和增殖表型有关，许多脉管疾病也与之有关[18]，正因如此，PHTS 患者伴有脉管畸形并作为其表型的一部分也是意料之中。事实上，脉管畸形在 2013 年被添加为 PTEN 病的次要诊断标准[19]。PTEN 患者的脉管畸形差异很大，包括高流量型 AVM 病变及混合型和低流量型病变，通常伴有异位脂肪[20]。这些病变的一组症候群，被称为 PTEN 软组织错构瘤（PTEN hamartoma of soft tissue，PHOST），好发于肌肉内且疼痛，具有特征性的微观表现[21]。组织病理学显示脂肪和黏液样纤维组织增多，并混杂有异常血管组织。

然而，在临床上，*PIK3CA* 和 *Akt* 突变存在重叠。基于 Cleveland Clinic 风险计算器（http://www.lerner.ccf.org/gmi/ccscore）曾制订了一套 PTEN 诊断标准，对符合此标准但缺乏可识别突变的患者进行过一项研究，发现 11% 的患者有生殖细胞 *PIK3CA* 或 *Akt* 突变[22]。

1. 临床检查

PTEN 错构瘤综合征（PHTS）患者的典型表现包括巨脑畸形和阴茎雀斑。PTEN 基因突变的患者通常有良性过度生长，包括脂肪瘤、乳头状瘤和外毛根鞘瘤。血管性肿块通常富含脂肪，温度可略高，可能伴有表面皮肤的血管性变色或内部血管形成（图 12-6）。此外，患者多伴有发育迟缓，且自闭症的风险也会增加。

2. 影像学

除了对受累区域进行影像学检查外，PHTS 患者可能还需要对中枢神经系统进行检查，并对甲状腺、乳腺和肾脏进行肿瘤监测。这些检查最好是在癌症检测诊所进行，或与遗传学家共同完成全面筛查[15]。

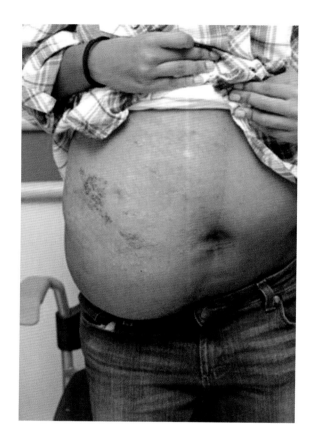

◀ 图 12-6　**PHTS** 患者腹壁巨大错构瘤，病变含有淋巴管成分，可见浅表淋巴滤泡

四、治疗

（一）一般原则

对于每一种过度生长综合征，都需了解其自然病程，从而能够预测未来可能出现的相关问题（表 12-1）。例如，在 M-CM 中，普遍存在发育迟缓与肌张力低下和易疲劳；而在 PTEN 中，通常伴有孤独症谱系障碍。这些问题虽然都是伴随终身的，但不会进行性加重，而且都有各自相对成熟的治疗方法，综合征患者在治疗此类症状时一般不需特殊对待。相反，肢体不等长和过度生长通常是进行性加重的，如果差异超过 2cm，就应该进行治疗。

另一个问题是该领域相关知识的更新速度非常快。应该向患者和家属告知

表 12-1 各种过度生长综合征特征的汇总表

过度生长综合征	基 因	遗传模式	过度生长模式	脉管畸形	其他表现
Klippel-Trenaunay 综合征（KTS）	*PIK3CA*	体细胞嵌合突变	通常限于髋部和一侧下肢 – 周长和长度	毛细血管 淋巴管 静脉	• 静脉扩张 • 血栓栓塞的风险 • 从滤泡中渗漏出淋巴液 • 淋巴管畸形的反复感染
先天性脂肪组织过度生长、脉管畸形、表皮痣、脊柱 / 骨骼异常 / 脊柱侧弯（CLOVES）	*PIK3CA*	体细胞嵌合突变	躯干部位脂肪组织过度生长，未受影响的四肢通常消瘦	• 毛细血管静脉扩张 • 淋巴管 • 罕见高流量脊柱脉管病变	• 上述 KTS 的表现 • 第 1、2 趾间间隔畸形和（或）并趾畸形 • 脊柱异常，包括脊髓拴系
巨脑畸形 – 毛细血管畸形（M-CM）	*PIK3CA*	体细胞嵌合突变	体细胞过度生长通常累及大脑和面部，也可能累及身体	毛细血管畸形（通常在面部），通常呈网状，使人联想到 CMTC	• 大脑过度生长 – 巨脑畸形 • 常有皮质发育不良 – 多小脑回 • 发生小脑扁桃体疝的风险较高
Parkes-Weber 综合征（PKWS）	*RASA-1* *EPHB4*	生殖细胞突变	局限于单个肢体，继发于高流量病变	毛细血管 + 动静脉畸形或（微小）瘘	• 常有进行性心力衰竭的风险
PTEN 错构瘤综合征（PTHS）	*PTEN*	常染色体显性遗传	脂肪性肿块（PHOST 组织学）	毛细血管或静脉或淋巴管或混合型。甚至可以是高流量脉管畸形（AVM），尽管通常不典型	• 巨脑畸形 • 阴茎雀斑 • 自闭症 • 家族性肿瘤病史（甲状腺、乳房、肾脏、子宫内膜）

CMTC. 先天性毛细血管扩张性大理石样皮肤；PHOST. PTEN 软组织错构瘤

目前的各种治疗方案，并说明这些方案在未来几年有变化的可能。因此，任何治疗计划都必须权衡现在的风险和收益，并考虑到在不久的将来可能出现更好的治疗方式。对于伴有异常静脉的疾病（KTS/CLOVES），因术后活动受限而存在血栓栓塞的风险，所以必须在进行外科手术前将其闭合。在任何治疗进行之前，还应完成血液内科会诊，以评估血栓形成风险和制订抗凝计划。高危患者可能需要围术期抗凝（通常使用依诺肝素），在某些情况下还需要放置下腔静脉滤器。

病变组织中血管成分引起的症状可以是急性的（如疼痛、血栓栓塞或感染），也可能是慢性的（如肠道出血、泌尿生殖系统或皮肤病变及静脉高压）。肢体过度生长可能导致不同程度的功能障碍、慢性残疾和生活质量下降。

早期诊断和及时处理对于症状治疗和高危并发症预防至关重要。由专业的多学科团队进行全面治疗，可防止治疗上的分散或延误。这些过度生长综合征的主要治疗方式结合了保守治疗、内科治疗、微创治疗和手术治疗。

（二）治疗方法

1. 保守治疗

过度生长综合征患者的保守治疗可能包括弹力袜压迫治疗、物理治疗、良好的皮肤护理和卫生习惯、疼痛管理和心理社会支持。在最终的手术干预进行之前，增高鞋可以帮助轻度甚至中重度的下肢不等长患者，纠正不对称外观，维持骨盆水平。

保守治疗中不可或缺的一项内容就是对患者及其家属的疾病宣教，同时多学科团队定期随访对疾病的治疗和预后也至关重要。

2. 介入（微创）治疗

闭合扩张的静脉可以降低血栓栓塞和静脉膨胀的风险。如果可能的话，应该在儿童早期进行治疗，尤其是在外科手术之前。我们建议在条件允许时尽早闭合特殊的扩张静脉（下肢和躯干边缘静脉，腋 – 锁骨下静脉，坐骨静脉和短隐静脉）。如果早期未处理，在之后的治疗中，术前务必检查这些扩张静脉，并尽可能的处理。

采用分流和选择性静脉造影来显示患肢小的深静脉系统。将扩张的异常静脉与正常静脉断开，以防止血栓尾部脱落迁移。微创技术，如栓塞和静脉内激光治疗可以安全地永久关闭这些静脉。此外，可以沿着静脉走行作小切口对异常静脉浅段进行切除和结扎。

巨囊型淋巴管畸形适合经皮穿刺和硬化治疗。二氧化碳激光可以用来处理表皮的淋巴管滤泡和斑块。

栓塞可用于治疗高流量血管病变，包括 Parkes-Weber 综合征，PTHS 病变的某些特定类型及少量 CLOVES 患者。

使用脉冲染料激光可以减轻 CM 的颜色，但是对四肢 CM 的治疗效果通常不如面部。

3. 外科治疗

因患肢过度肥大而严重致残的患者，如明显增粗或增长，可通过外科减积手术提高生活质量。外科手术可为病变严重的肢体减轻负担。手术方式包括 KTS 的筋膜外异常淋巴管静脉切除或 CLOVES 中增生脂肪组织的切除。脂肪抽吸术仅限用于个别病例中孤立脂肪过度生长，不适用于脉管畸形的区域。

为了减少围术期血栓栓塞的发生率，术前应完成异常静脉的影像学检查和闭合。

对于因严重慢性消化道出血而出现输血依赖的患者，应考虑直肠内拖出术。

4. 骨科治疗

骨科治疗目标是维持骨盆和脊柱的平衡，保留或恢复肢体功能，修复足部外观并保留行走能力。通过多学科治疗，大多数患者都可以达到或部分达到此目标。

下肢不等长在 Klippel-Trenaunay 综合征和 CLOVES 综合征中都很常见。这应该在临床上进行评估，骨骼发育成熟的患者，肢体长度差异超过 2cm 时会出现骨盆倾斜，故均应进行增高鞋治疗。在青春期前后（大多数情况下女性患儿 10—11 岁，男性患儿 13—14 岁），进行胫骨近端和（或）股骨远端选择性的骺板消融术，可修复下肢的对称性。骺骨干固定术是一个较小的手术，耗时约 1h，通过经皮钻孔 / 刮除或经骨螺钉置入关闭骨骺。优秀的预测增长图表和模型可以用来确定合适的治疗时机。此方法最适用于 2～6cm 范围内的差异。引导生长可用于治疗成角畸形，而且很微创。在畸形侧植入一个小的牵引装置或部分骨骺闭合装置，随着骨骺的逐渐生长矫正畸形（图 12-7）。

关节内疾病可能导致肢体挛缩。早期挛缩可以通过物理疗法和夜间延长支具来治疗，但很可能会继续进展。在某些情况下，需进行肌腱延长术。关节内

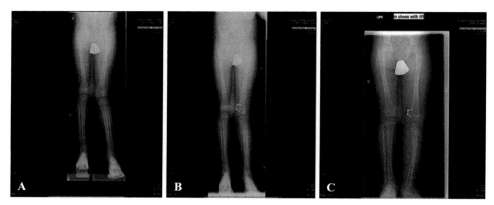

▲ 图 12-7　引导性生长也可用于成角畸形，并且是微创的。在畸形的一侧植入一个小的牵引装置或部分骨骺闭合装置，通过进一步的骨骺生长逐渐纠正畸形，获得矫正

静脉畸形可以通过硬化疗法联合滑膜切除术来治疗。然而，复发率很高，因此可能需要多次手术来避免终末期关节炎。由于软组织和（或）骨质较差，术后出血、伤口并发症和感染风险高，合并晚期关节炎和受累肢体有严重血管畸形的此类患者，很少能符合关节置换的条件。

手和脚重度肥大，并有巨指／趾时，最好的治疗方法是射线切除或前足截肢（图 12-8）。局部组织的过度生长可以减积手术切除，外观及功能均会明显改善（图 12-9）。因此，减积手术也被用于严重的过度生长，来帮助患者穿上相对正常的衣服和鞋子，告别订制。如果四肢极度肥大且几乎丧失所有功能，截肢可能是最好的选择。在高流量血管病变出现心力衰竭的迹象时，可以根据具体情况考虑截肢。

脊柱侧弯通常不典型，支具的治疗效果不理想。侧弯＞50°时，需要外科手术干预。

5. 神经外科治疗

在 CLOVES 中常见脊柱畸形和受累。脊髓拴系或压迫性病变的神经外科治疗离不开 MRI 检查。脊柱旁脉管畸形在术前需要进行硬化治疗，以减少术中出血。支具治疗对于进展型脊柱侧弯效果不佳，可以采用脊柱融合术治疗。

M-CM 患者可能会出现脑室扩大（+/- 压力增加）和小脑扁桃体疝。这类

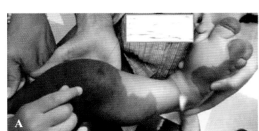
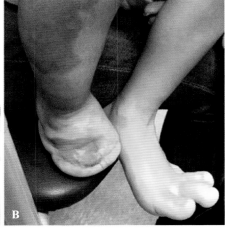

▲ 图 12-8　**A. 1** 例前足部截肢手术前后的患者；**B. 1** 例手术截肢前后的患者，脚的功能得到了改善

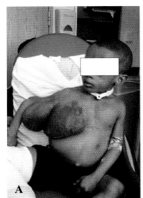
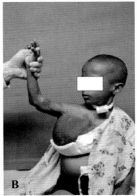
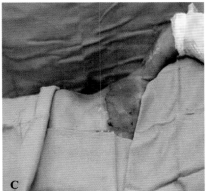

▲ 图 12-9　分期减积手术，最终使上肢的功能得到改善

患者可能需要后路减压和（或）脑室分流，以防止脑干损伤。

6. 药物治疗

病变组织内含有有淋巴管成分时，特别是合并淋巴液渗漏或囊内出血，病变组织内可能会出现感染。表现为局部蜂窝组织炎或更复杂的菌血症和脓毒血症。对患者及家属的疾病宣教至关重要，有助于早期区分蜂窝织炎（红肿热痛）和浅表性静脉炎。应尽早到医疗机构就诊评估，不要延误。如果怀疑蜂窝组织炎，应该在进行血液检查后立即开始使用抗生素，因为炎症和感染可能快速地从局部进展到全身，血液检查应包括血常规、C 反应蛋白（C-reactive protein，CRP）及血培养。抗生素通常需要静脉内给药，而且与不伴有潜在综合征的普通感染相比，抗生素使用疗程要更长。记录感染的次数和严重程度，有助于确定个别患者是否需要预防性使用抗生素。针对不同患者制订的个体化疾病问题清单和急症时治疗建议，对于患者来说是一个有价值的工具。

当综合征，特别是 KTS，包含明显的静脉畸形时，合并凝血功能障碍（D-二聚体升高 +/- 纤维蛋白原降低）的风险较大。凝血功能障碍通常需要术前治疗预防出血，术后治疗预防血栓形成。低分子肝素（low molecular weight heparin，LMWH）一直是首选的治疗用药，新型的口服 Xa 抑制药尚未被评估是否适用于该病。一旦患者发生深静脉血栓形成，可能需要进行长期的抗凝治疗。下腔静脉滤器（IVC）的放置需多学科团队评估并完成，以制订个体化方案。

有文献报道，一些患者在使用低分子肝素治疗后，围术期疼痛得到改善。对于一些有明显血栓倾向（经常出现血栓性疼痛或静脉石）的患者，低分子肝素可以用来控制这种异常凝血现象和疼痛。非甾体抗炎药常被推荐短期服用（按计划服用 3～7 天），以减轻血栓性炎症。慢性抗炎药物对一些患者的疼痛效果较好，如塞来昔布。

直到目前，对于这些过度生长综合征的患者几乎没有可用的药物治疗措施。然而，随着更多导致脉管疾病的基因被发现，已清楚 PI3K/Akt/mTOR 途径对于调节生长至关重要。负性调控的丧失，如 *PTEN* 或 *TSC1/TSC2* 的失活突变，或通过激活突变而上调促生长蛋白，如 PIK3CA 或 Akt，会导致内环境紊乱及病变组织的过度生长。mTOR 的作用是整合所有这些传入信号，而使用雷帕霉素（西罗莫司）及其类似物对 mTOR 进行抑制，已被证明在这些过度生长综合征患者治疗中，非常有价值[23]。

最近的一项 Ⅱ 期研究中，记录了西罗莫司用于治疗复杂血管畸形患者的情况，其中包括几例患有过度生长综合征的患者[24]。这项研究包括 13 例毛细血管静脉淋巴管畸形患者（包括许多符合 Klippel-Trenaunay 综合征和 CLOVES 综合征诊断标准的患者）及 6 例已知 *PTEN* 突变和脉管疾病的患者。研究结束时，剩余 11 例可评估的 CLVM 患者和 4 例可评估的 PTEN 相关血管畸形患者，所有 15 例患者都对西罗莫司治疗有部分反应。这些部分反应包括生活质量的改善、疼痛的减轻和功能的改善。此外，这 15 例患者在服用西罗莫司期间，没有一例患者的畸形症状出现进展。关于 mTOR 抑制药在这些患者中的应用，还需要更多的了解，包括所需的治疗时间，见效所需的最低血药浓度及潜在的远期并发症。Ⅱ 期研究正在进行监测，患者在研究完成后将继续接受 5 年的监测。

与 PIK3CA/Akt/mTOR 和 RAS/MAPK/MEK 途径有关的药物治疗，目前已在临床应用（见第 4 章）。Venot 等最近在同情用药研究中，用 PIK3CA 抑制药治疗了 19 例被诊断为 PROS 的患者（4 例成人和 15 例儿童），所有患者获得改善（放射学上和临床上），而且不良反应很小[25]。此外，还有一项针对 PIK3CA 相关过度生长综合征患者使用 Akt 抑制药治疗的开放性研究正在进行（ClinicalTrials.gov 标识符：NCT03094832）。

五、结束语

正确的诊断至关重要，诊断过程应包括详细的病史采集，完整的体格检查，实验室检查及适当的病理学和影像学检查。正确的诊断能预知潜在的并发症，并推动必要的随访和治疗干预，以优化患者的功能和生活质量。最近在许多过度生长综合征患者中发现了基因改变，但可能多为体细胞突变，且存在于患病组织内，因此不一定能通过血液基因测试发现。

最佳治疗计划的制订和执行依赖于一个相互配合的多学科团队，因为大多数患者在其生命中的某个阶段都可能需要手术、介入治疗和（或）药物治疗，才能获得最好的肢体功能和最高的生活质量。

参 考 文 献

[1] Peterman CM, Fevurly RD, Alomari AI, Trenor CC 3rd, Adams D, Vadeboncoeur S, Liang M, Greene AK, Mulliken JB, Fishman SJ. Sonographic screening for Wilms tumor

in children with CLOVES syndrome. Pediatr Blood Cancer. 2017;64(12) https://doi.org/10.1002/ pbc.26684. Epub 2017 Jun 19. PubMed PMID: 28627003.

[2] Jacob AG, et al. Klippel-Trenaunay syndrome: spectrum and management. Mayo Clin Proc. 1998;73(1):28–36.

[3] Oduber CE, et al. The persistent embryonic vein in Klippel-Trenaunay syndrome. Vasc Med. 2013;18(4):185–91.

[4] Sapp JC, et al. Newly delineated syndrome of congenital lipomatous overgrowth, vascular malformations, and epidermal nevi (CLOVE syndrome) in seven patients. Am J Med Genet A. 2007;143A(24):2944–58.

[5] Kurek KC, et al. Somatic mosaic activating mutations in PIK3CA cause CLOVES syndrome. Am J Hum Genet. 2012;90(6):1108–15.

[6] Lee JH, et al. De novo somatic mutations in components of the PI3K-AKT3–mTOR pathway cause hemimegalencephaly. Nat Genet. 2012;44(8):941–5.

[7] Moore CA, et al. Macrocephaly-cutis marmorata telangiectatica congenita: a distinct disorder with developmental delay and connective tissue abnormalities. Am J Med Genet. 1997;70(1):67–73.

[8] Clayton-Smith J, et al. Macrocephaly with cutis marmorata, haemangioma and syndactyly–a distinctive overgrowth syndrome. Clin Dysmorphol. 1997;6(4):291–302.

[9] Robertson SP, et al. Macrocephaly–cutis marmorata telangiectatica congenita: report of five patients and a review of the literature. Clin Dysmorphol. 2000;9(1):1–9.

[10] Franceschini P, et al. Macrocephaly-cutis marmorata telangiectatica congenita without cutis marmorata? Am J Med Genet. 2000;90(4):265–9.

[11] Conway RL, et al. Neuroimaging findings in macrocephaly-capillary malformation: a longitudinal study of 17 patients. Am J Med Genet A. 2007;143A(24):2981–3008.

[12] Garavelli L, et al. MRI and neurological findings in macrocephaly-cutis marmorata telangiectatica congenita syndrome: report of ten cases and review of the literature. Genet Couns. 2005;16(2):117–28.

[13] Eerola I, et al. Capillary malformation-arteriovenous malformation, a new clinical and genetic disorder caused by RASA1 mutations. Am J Hum Genet. 2003;73(6):1240–9.

[14] Revencu N, et al. RASA1 mutations and associated phenotypes in 68 families with capillary malformation-arteriovenous malformation. Hum Mutat. 2013;34(12):1632–41.

[15] Amyere M, et al. Germline loss-of-function mutations in EPHB4 cause a second form of Capillary Malformation-Arteriovenous Malformation (CM-AVM2) deregulating RAS-MAPK signaling. Circulation. 2017;136(11):1037–48.

[16] Eng C. PTEN Hamartoma tumor syndrome. In: Adam MP, Ardinger HH, Pagon RA, editors. GeneReviews® [Internet]. Seattle: University of Washington, Seattle; 1993–2017.

[17] Mester J, Eng C. When overgrowth bumps into cancer: the PTEN-Opathies. Am J Med Genet C Semin Med Genet. 2013;163C(2):114–21.

[18] Hammill AM, et al. Sirolimus for the treatment of complicated vascular anomalies in children. Pediatr Blood Cancer. 2011;57(6):1018–24.

[19] Pilarski R, et al. Cowden syndrome and the PTEN hamartoma tumor syndrome: systematic review and revised diagnostic criteria. J Natl Cancer Inst. 2013;105(21):1607–16.

[20] Tan WH, et al. The spectrum of vascular anomalies in patients with PTEN mutations: implications for diagnosis and management. J Med Genet. 2007;44(9):594–602.

[21] Kurek KC, et al. PTEN hamartoma of soft tissue: a distinctive lesion in PTEN syndromes. Am J Surg Pathol. 2012;36(5):671–87.

[22] Orloff MS, et al. Germline PIK3CA and AKT1 mutations in Cowden and Cowden-like

syndromes. Am J Hum Genet. 2013;92(1): 76–80.

[23] Yap TA, et al. Targeting the PI3K-AKT-mTOR pathway: progress, pitfalls, and promises. Curr Opin Pharmacol. 2008;8(4):393–412.

[24] Adams DM, et al. Efficacy and safety of Sirolimus in the treatment of complicated vascular anomalies. Pediatrics. 2016;137(2):e20153257.

[25] Barclay SF, Inman KW, Luks VL, et al. A somatic activating NRAS variant associated with kaposiform lymphangiomatosis. Genet Med. 2018;21(7):1517–24. https://doi.org/10.1038/s41436–018–0390–0. [Epub ahead of print]

第13章 脉管疾病中不可忽视的凝血/血栓形成问题

Hemostasis / Thrombosis Considerations in Vascular Anomalies

Leonardo R. Brandão　　Clifford M. Takemoto　　**著**

一、概述

脉管疾病一词，代表了一类表现形式多样、病情差异大的异质性疾病和状况，从前被称作是血管胎记。由于许多脉管疾病在出生后早期就被发现，所以儿科医生经常参与对这类患者的治疗。如今，脉管疾病是一个新兴的医学领域，儿科血液学家和肿瘤学家在其中发挥着重要作用，除了参与脉管畸形患儿的诊断和系统治疗，还需要发挥专业特长来处理与凝血有关的问题[1]。随着对脉管畸形和血管肿瘤中凝血功能障碍认识的不断加深，血液学家在这些患者的治疗中发挥着越来越大的作用。

国际脉管疾病研究学会（ISSVA）的脉管疾病分类，为临床提供了诊疗依据和参考（第1章）。自2014版以来，增加了对这些脉管疾病特征性基因突变的描述（第3章），便于临床医生理解和认识其遗传学机制，并寻找潜在的治疗靶点[2]。然而与之相反的是，尽管对脉管疾病与凝血功能障碍之间的关系有了日益深入的认识，但相关文献并不多，尤其是阐明相关病理生理学机制、指导出血及血栓诊断和治疗方面的文献，更加稀缺。

为了解决这一问题，本章将对脉管疾病并发的凝血功能障碍进行回顾和讨论。不同脉管疾病类型，其凝血功能障碍发生机制和表现也会不同；因此，有各自独特的凝血功能障碍治疗方案。本章将从病理生理学、临床表现、实验室和影像学特征出发，介绍各种凝血功能障碍解决方案。与主要的凝血功能障碍类型有关的严重并发症［如术中的严重出血、深静脉血栓形成（deep vein thrombosis，DVT）、肺栓塞（pulmonary embolism，PE）]，将在本章重点介绍。此外，还将介绍出血和血栓风险的管理算法。

二、凝血功能障碍

（一）消耗性凝血功能障碍

弥散性血管内凝血（disseminated intravascular coagulation，DIC）是一种由于凝血系统的异常激活而导致纤维蛋白沉积于小血管腔内的临床病理综合征[3]。根据纤维蛋白沉积的程度，后续出现的小、中型血管阻塞可能会导致器官功能障碍、衰竭、甚至死亡。它不是一种单一的疾病，而是对许多过程的生理反应失调。许多 DIC 触发因素的共同之处是，组织因子启动凝血激活及下游凝血酶活化的抑制不足（图 13-1）。

一般认为，与脉管疾病相关的消耗性凝血功能障碍，常见类型为血小板减少症和凝血因子紊乱。过去脉管疾病相关凝血功能障碍的术语，在使用上存在明显的混乱。例如，早期以婴儿期快速生长的"血管瘤"合并严重血小板减少为特征的凝血功能障碍，后来被赋予术语 Kasabach-Merritt 现象（KMP）。这一名词从此成为所有与浅表或内脏血管病变模糊相关的凝血功能障碍的同义词[4, 5]。直到以内皮细胞的生物学特性为基础，将脉管疾病分成两种截然不同的类别，即脉管畸形和血管肿瘤之后，才开始对它们各自的凝血功能障碍进行适当的区分[6, 7]。

由于治疗方案存在较大差异，脉管畸形和血管肿瘤患者合并的凝血功能障碍应被区别对待。脉管畸形中凝血系统的激活相对较轻，主要发生在血管病变内部，并较局限，被称为局限性血管内凝血（localized intravascular coagulopathy，LIC）。相反，与血管肿瘤相关的凝血功能障碍多数情况下更为严重，通常被称为 Kasabach-Merritt 现象（KMP）。虽然 KMP 是由于肿瘤内血小板捕获而在局部触发的，但会迅速进展并危及生命。KMP 常见重度血小板减少、溶血性贫血和低纤维蛋白原血症，外周血液涂片显示有微血管病变（图 13-4）。KMP 属于脉管疾病相关血小板减少症的一种。下面将详细讨论这两种

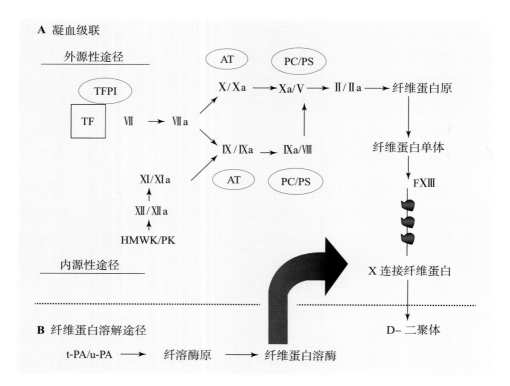

▲ 图 13-1　简化的凝血级联和纤维蛋白溶解途径

红色圆圈表示天然凝血抑制剂；黑色表示促凝系统。箭表示凝血级联中凝血因子的后续激活步骤。粗体表示纤维蛋白溶解途径。PC. 蛋白 C；PS. 蛋白 S；A T. 抗凝血酶；TFPI. 组织因子途径抑制药；TF. 组织因子；Ⅶ. 因子Ⅶ；Ⅶa. 活化的因子Ⅶ；Ⅹ. 因子Ⅹ；Ⅹa. 活化的因子Ⅹ；Ⅴ. 因子Ⅴ；Ⅱ. 凝血酶原。Ⅱa. 活化的凝血酶；Ⅸ. Ⅸ因子；Ⅸa. 活化的Ⅸ因子；FXⅢ. XⅢ因子；Ⅻ. Ⅻ因子；Ⅻa. 活化的Ⅻ因子；HMWK. 高分子量激肽原；PK. 前激肽释放酶；t-PA. 组织型纤溶酶原激活物；u-PA. 尿激酶

主要类型的凝血功能障碍，LIC 和血小板减少症（第 6 章中描述过的 KMP 仅简要讨论）。

（二）局限性血管内凝血

如上所述，LIC 一词被用来描述与静脉畸形相关的凝血系统激活，并与 KMP 相区别[8]。早期文献中关于小儿 LIC 患者描述以各种实验室结果为主，从单纯的 D- 二聚体升高到低纤维蛋白原血症、血小板减少和凝血酶原

（prothrombin，PT）/ 活化部分凝血酶原时间（activated partial thromboplastin time，aPTT）延长，被称为静脉畸形相关 DIC（venous malformation associated DIC，VM-DIC）。临床中，LIC/VM-DIC 发生于低流量脉管畸形的患者，包括毛细血管畸形（CM，第 8 章），静脉畸形（VM，第 9 章），淋巴管畸形（LM，第 10 章），或复合型病变（即 CVM）及与其他综合征伴随的脉管畸形（第 12 章）。LIC 的典型特征是外周血中纤维蛋白降解产物的升高（如 D- 二聚体），与其他类型脉管畸形病变相比，静脉畸形合并 LIC 时，这一变化更加灵敏且特异性更高[9]。

1. 病理生理学

Virchow 三要素假说常被用来解释静脉血栓栓塞症（venous thrombotic event，VTE）中异常血栓形成，LIC 也可以用 Virchow 三要素框架来理解。这三种要素包括血流减少、血管壁异常和血液高凝状态。在低流量血管病变中，血液流过解剖形态扭曲的血管时，血流瘀滞并与异常的血管内膜接触，导致凝血和纤维蛋白溶解状态失衡（血栓形成与纤维蛋白溶解之间的不平衡）；这为凝血酶形成和 LIC 提供了一个有利的高凝环境。血液淤滞导致凝血酶的生成，后者将纤维蛋白原转化为纤维蛋白。此外，过度的纤维蛋白溶解会导致循环中交联纤维蛋白片段（如 D- 二聚体）增加（图 13-2）。尽管 LIC 一词的字面含义是一种局部现象，但外周血 D - 二聚体升高和其他轻度消耗性凝血功能障碍标志物的发现，均表明 LIC 是一种全身性病变过程。较早的病例报告中已经对 LIC 进展为 VM-DIC 的过程进行了重点阐述，其特点是从凝血因子 V（F V）、F Ⅶ、F Ⅷ和纤维蛋白原的全身性消耗，到 PT 延长，最终整个凝血过程被激活，并伴有轻度血小板减少和纤维蛋白过度溶解[11, 12]。

最近，研究人员使用血栓弹性测定（如 ROTEM®）对已确诊大范围 VM 患者的 LIC 进行了分析，这是一种评估血栓机械性能的全面止血能力检测方法。研究中发现这些患者的纤维蛋白溶解增加，F X Ⅲ 消耗量增加，LIC 程度也更严重[13]。此外，大范围 VM 病变的患者循环中血管生成标志物如血管生成素 –2（Ang-2）和内皮受体酪氨酸激酶 TIE-2 水平升高，这与他们的纤维蛋白原、D- 二聚体或纤溶酶原激活抑制物 –1（PAI-1）水平直接或间接相关。与凝血酶形成和纤维蛋白溶解紊乱相关的 Ang-TIE-2 不平衡，提

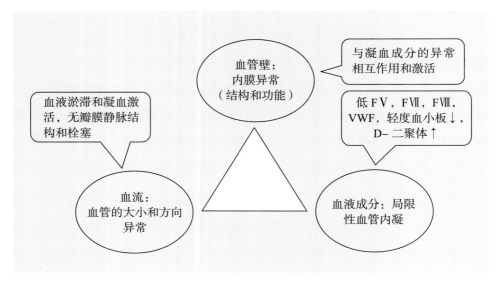

▲ 图 13-2　Virchow 三要素适用于低流量脉管畸形

F V. 凝血因子 V；F Ⅶ. 凝血因子 Ⅶ；F Ⅷ. 凝血因子 Ⅷ；VWF. 血管性血友病因子；
FSP. 纤维蛋白原裂解产物

示凝血功能障碍的影响远不止如此，因为凝血酶和纤溶酶可能既调节血管生成，又介导新生血管基膜的酶降解，在血管生成和凝血功能障碍之间串扰[14]。

　　此外，毛细血管淋巴管静脉畸形（capillary lymphovenous malformation，CLVM）——一种伴有高血栓风险的 VM，患者的凝血功能检查显示了潜在的血栓前状态。具体来说，如果以 D- 二聚体升高程度为标准，对 LIC 严重度进行分组比较（即 D- 二聚体最高的 1/3，与 D- 二聚体最低的 1/3），D- 二聚体高水平组的患者血液中天然抗凝物蛋白 C（protein C，PC）（成人）或蛋白质 C 和蛋白质 S（protein S，PS）（儿童）水平都比正常人低。虽然 PC 及 PS 的降低具有明显的统计学意义，但其绝对值却并未达到 PC 或 PS 缺乏的诊断水平，这引起了对其临床意义的质疑。此外，在血栓性并发症更明显的成年患者中，与成人对照组相比，潜在的内源性凝血酶竟然没有升高。相反，这些患者的纤维蛋白溶解过程亢进，再加上局部凝血消耗和异常血流，最终导致 LIC 实验室检查结果异常和相应的临床表现[15]。

2. 临床表现

一项针对儿科文献的特别回顾显示，LIC 在儿童中的发病率为 1%～88%（表 13-1）。这样大的发病率范围源于多种因素，如研究设计的差异、不同病例特点的不同、转诊模式的差别、LIC 筛查方法和诊断标准的不统一及所用实验室方法的多样性。轻度 LIC 患者通常并无症状，轻度／中度 D- 二聚体升高可能是他们唯一的异常实验室检查结果。在病变范围较大或较深的多灶性或弥漫性 VM 中，可能会出现较严重的 D- 二聚体升高，并伴有严重的低纤维蛋白原血症（<100mg/dl）和轻度的血小板减少。

表 13-1　静脉畸形（VM）患儿局限性管内凝血（LIC）患病率

作　者	实验设计	病例数量	年　龄	结　果
Enjolras 等[8]	RC	27	出生至 16 岁	88% LIC[a]
Hein 等[46]	RC	176	出生至 18 岁	1% LIC 7% 出血
Mazoyer 等[7]	PC	24	N/A	约 80% LIC[a] 12.5% 出血
Mazoyer 等[22]	PC	26	2—15 岁	60% D- 二聚体（+） 12% I 型 VWD
McRae 等[65]	RC	13	0—17 岁	54% D- 二聚体（+） 23% VTE
Hung 等[66]	RC	24	0—12 岁	33% D- 二聚体（+）
Leung 等[67]	PC	18	0—18 岁	44% D- 二聚体（+）
合计		308	出生至 18 岁	1%～88% LIC 7%～12.5% 出血

a. LIC 与 VM 的扩展严重程度评分相关，但与它的位置无关

当 LIC 进展时，需要特别注意关节内 VM 或泌尿生殖道及胃肠道内 VM 的患者，因为分别有关节积血、血尿、黑便／便血和慢性贫血的风险。目前已知的进展刺激因素包括局部损伤（骨折）、硬化治疗（如酒精制剂或十四烷基硫酸钠）、怀孕、感染、青春期或手术[16-19]。慢性 LIC 患者的其他临床表现为反复发作外周浅表血栓及钙化（静脉石），伴局部的炎症反应和疼痛，并有轻

微的实验室检查结果异常，如 D- 二聚体升高（图 13-3）[1, 6]。VM 和凝血功能障碍患者的外周血涂片通常显示异形红细胞的存在，一些血液学家将其称为"动物饼干"细胞，这与 KMP 所见的微血管病变形成对比（图 13-4）。

3. 治疗

长期以来，在脉管疾病相关凝血功能障碍的儿童患者中，都有肝素应用的报道[20, 21]。但用于指导 LIC 治疗的数据却很少。因此，对于与低流量脉管病变

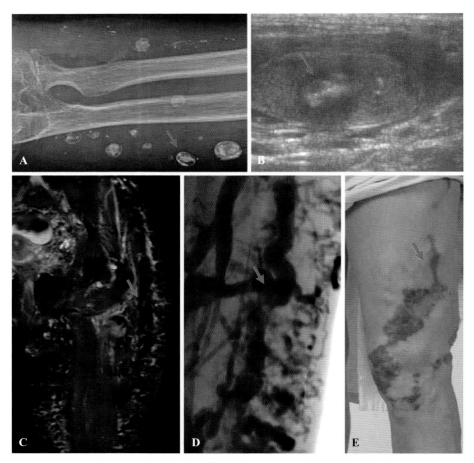

▲ 图 13-3　与局限性血管内凝血（LIC）相关的影像学表现

X 线片（A）和超声（B）可见广泛上肢静脉畸形患者病灶内的静脉结石（红箭）。磁共振成像（C）、静脉造影（D）和体格检查（E）显示的永久性胚胎静脉（即红箭所示的 Servelle 侧缘静脉）（经许可转载，图片由儿童医院介入放射科医生 Dr. Philip John 提供）

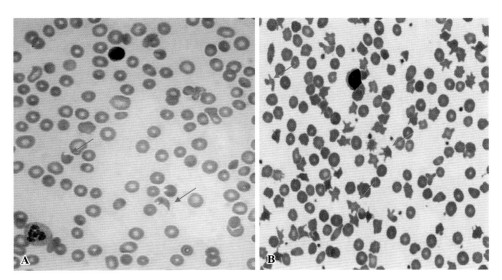

▲ 图 13-4　外周血涂片对比

A. KHE 患者的微血管病变。注意视野中血小板缺失，红箭指示裂体细胞；B. 硬化治疗后大面积静脉畸形患者病灶内的异形红细胞（"动物饼干"细胞），如红箭所示

相关的凝血功能障碍，尚无治疗方面的专家共识。低分子肝素（low molecular weight heparin，LMWH）可有效降低 VM 合并 LIC 患者的凝血酶活性，并降低 D- 二聚体水平（图 13-6）[22, 23]。疼痛患者在低分子肝素治疗后症状得到改善，部分原因是这些病灶内浅层血栓形成事件的减少。

　　低分子肝素常用于治疗围术期凝血功能障碍，但目前尚无循证指南。已有多种治疗方案被报道，剂量或疗程各不相同。对美国儿科血液学 / 肿瘤学协会（American Society of Pediatric Hematology/Oncology，ASPHO）成员的一项在线调查显示，是否对患者进行抗凝治疗取决于 LIC 的严重程度和出血及血栓形成风险。对于仅有 D- 二聚体升高的无症状患者，20% 的受访者倾向于应用低分子肝素；对于 D- 二聚体升高并伴有疼痛和静脉石的患者，58% 的人会使用低分子肝素；而对于 CLVM 和低纤维蛋白原血症患者的术前治疗，63% 的人会倾向于低分子肝素[24]。本次调查结束后，ASPHO 的脉管疾病特殊兴趣小组于 2016 年在加拿大多伦多召开了一次会议，会议成员就 LIC 的围术期治疗进行了投票并达成共识[25]。医生根据 D- 二聚体升高、纤维蛋白原抑制、血小板减少的程度，脉管疾病治疗方式及血管畸形的类型，来决定围术期是否抗凝治疗。方案为依诺肝素 0.5mg/kg，每日 2 次，术前 10～14 天，术后 10～14 天给药。有血栓并发症史或慢性疼痛的患者可考虑进行慢性抗凝治疗。虽然有其他抗凝药或抗血小板药物的使用报道（见后述），但低分子肝素（LMWH）应用对多。

另一个重要的治疗方式是使用加压服装，当患者出现症状性静脉石，穿着压力服装可明显缓解疼痛，轻度 LIC 的异常实验室检查结果也会得到改善或完全纠正[1, 7]。

三、静脉血栓形成风险评估

出血和血栓并发症均可见于低流量脉管病变伴随的凝血功能障碍。然而，过度生长综合征中，VTE 风险似乎显著增加。在 Proteus 综合征[26–28]、Klippel-Trenaunay 综合征（CLVM）[29] 和 CLOVES 综合征[30, 31] 中，DVT 和 PE 的发生率都在 4%～11%。这些综合征中血栓并发症的潜在风险可能是多因素的，包括静脉畸形和静脉扩张（胸部或四肢）导致的静脉淤滞、LIC 的凝血酶激活及频繁的外科手术和硬化治疗。在该患者群体中存在表型异质性，永久性胚胎静脉（如下肢的侧缘静脉和坐骨静脉）可能是栓塞的潜在来源，在多达 65% 的 CLVM 患者中出现[31, 32]。这些血管病变可能与 PI3K/Akt 通路的突变有关，异常信号传导可能通过调节内皮细胞功能或血小板激活从而在血栓形成中发挥作用，具体机制尚待阐明。

低分子肝素在静脉畸形合并凝血功能障碍的术前应用，已被接受和推广；然而，认识到这些患者术后的 VTE 风险也很重要；准确识别 VTE 的高危人群并使用肝素进行预防性治疗，可能会降低 VTE 相关的发病率和死亡风险。目前，在儿科领域尚缺乏 VTE 预防用药指南，进一步增加了这类儿童患者的治疗难度。风险评估的一般方法包括识别 VTE 风险，如卧床和制动、手术、炎症、雌激素和高龄[33]。在硬化治疗过程中，扩张血管的存在会带来额外的风险，因为硬化治疗过程可能会在静脉畸形中诱发血栓。如血栓延伸至深静脉系统，还有导致 PE 的风险。一些作者认为，存在静脉畸形的成人过度生长综合征患者，在手术或硬化治疗时 VTE 风险增加，因此在没有出血禁忌证的情况下，强烈建议肝素预防性应用。同样，对于扩张的或永久性的胚胎静脉，建议采用腔内激光消融术进行非手术治疗[34, 35]。

与血管畸形相关的急性 DVT 或 PE，其治疗应遵循各自相应的指南和标准[36]。在大多数出现 VTE 的病例中，常规的抗凝治疗时间为 3 个月。然而，那些复发的 VTE 或有持续的严重 VTE 风险（即过度生长综合征）可能需要延长疗程。如果可能的话，建议采取适当措施降低 VTE 风险，如对女性使用孕激素代替雌激素，并鼓励早期下床活动。

四、血小板减少症

血小板减少症可见于脉管病变，与消耗性凝血功能障碍伴发或单独出现。如上所述，KMP 的血小板减少症往往很严重。先天性血管瘤也可以出现严重的血小板减少；但是，婴儿血管瘤通常不会出现有血小板减少。血小板减少的存在与否及严重程度，对照并发凝血障碍血管病变类型的临床检测特点，可以帮助并指导脉管病变类型的鉴别诊断（表 13-2）。

表 13-2　不同脉管疾病的血小板减少症

特　征	伴有 KMP 的 KHE	VM/LM/CLVM	RICH*	KLA
血小板	严重的血小板减少	正常或轻度血小板减少	通常为正常或轻度血小板减少；也可以比较严重	中至重度血小板减少
纤维蛋白原	重度降低	正常或降低	正常或降低	可能重度降低
PT/aPTT	延长	正常或延长	正常	延长
D-二聚体	升高	升高	轻度升高	升高
发病机制	血小板捕获；纤维蛋白原消耗	静脉淤滞与凝血酶激活	血小板捕获	血小板捕获；纤维蛋白原消耗

（续表）

特　征	伴有 KMP 的 KHE	VM/LM/CLVM	RICH*	KLA
临床过程	持续性凝血功能障碍，直至肿瘤治愈	慢性病程，间断加重（即炎症、创伤时）	几个月后能够痊愈	持续性凝血功能障碍，直至肿瘤治愈
治疗	VCR，糖皮质激素，西罗莫司	硬化治疗，肝素，LMWH	观察	VCR，糖皮质激素，西罗莫司

KHE. 卡波西型血管内皮瘤；KMP. Kasabach-Merritt 现象；VM. 静脉畸形；LM. 淋巴管畸形；CLVM. 毛细血管淋巴管静脉畸形；RICH. 快速消退型先天性血管瘤；KLA. 卡波西样淋巴管瘤；PT. 凝血酶原时间；aPTT. 活化部分凝血酶原时间；VCR. 长春新碱；LMWH. 低分子肝素

*. 译者注：原著疑有误，已修改

（一）卡波西型血管内皮瘤（KHE）和丛状血管瘤（TA）

卡波西型血管内皮瘤（Kaposiform hemangioendotheliomas，KHE）和丛状血管瘤（tufted angiomas，TA），这两种血管肿瘤可伴发 KMP。这些肿瘤的组织病理学显示在肾小球样区域内有血小板捕获和血栓形成[37]。虽然外周血涂片中出现的裂体细胞与微血管病变中的一致（图 13-4），但 vWF 在肿瘤中并未增加，提示其发病机制与血栓性血小板减少性紫癜不同。导致血小板减少的潜在机制包括继发于肿瘤内皮细胞相互作用（待明确）的血小板激活或异常毛细血管内的湍流。此外，还出现了关于血小板减少机制的其他观点，如血小板受体介导的血小板清除和 NETosis（来自中性粒细胞的细胞外染色质，介导血小板捕获），这些都有待于探索。

（二）先天性血管瘤

患有快速消退型先天性血管瘤（rapidly involuting congenital hemangioma，RICH）的婴儿可能出现严重的血小板减少和凝血功能障碍，类似于 KMP 患者。然而，血小板减少和凝血功能障碍的临床表现与 KHE 和 TA 所见的 DIC 不同。尽管血小板减少症可能很严重，但 D- 二聚体一般不会升高。与 KMP 不同的是，这些异常的实验室检查结果通常是自限性的，不会合并出血问题。一个由 7 例 RICH 患者组成的系列研究中，发现了消耗性凝血功能障碍的特

征 [38]。与 KMP 相反，血小板计数在＞2 周龄时开始增加，凝血功能障碍消失。其他 RICH 合并凝血功能障碍的病例报告也显示了类似的结果 [39-41]。不消退型先天性血管瘤（non-involuting congenital hemangioma，NICH）和伴有凝血功能障碍的 RICH 病变往往体积较大且位于四肢。也有脾脏先天性血管瘤的报道。血小板减少的病理机制可能为继发于消退型病灶内的血栓形成和血小板聚集。

（三）LM/CLVM

在 VM 合并淋巴管或毛细血管畸形的混合型病变中，也可见血小板减少和凝血功能障碍。然而单纯淋巴管或毛细血管畸形通常不会引起凝血功能障碍。LM/CLVM 出现的血小板减少症，通常较轻微。这一过程的机制尚未阐明，但病变内的静脉淤滞可能是原因之一。由于裂体细胞并不常见，所以认为没有明显的微血管病变的证据；但是显微镜下经常能见到红细胞的异常，如异形红细胞或"动物饼干"细胞（图 13-4）。蓝色橡皮疱痣综合征（blue rubber bleb nevus syndrome，BRBNS）的特征是皮肤和胃肠道的多灶性弥散型静脉病变。除了凝血功能障碍外，这种综合征还可能与消化道出血和慢性缺铁性贫血有关。合并有淋巴管成分的脉管畸形也可能出现凝血功能障碍。在这些情况下，经常可以看到轻度的血小板减少和纤维蛋白裂解产物升高。在研究淋巴管生成的小鼠模型中，发现了由 podoplanin 介导的血小板紊乱，有可能导致 DIC，这一发现，为淋巴管畸形合并凝血功能障碍提供了另一种解释 [42]。

（四）卡波西样淋巴管瘤病（KLA）

50% 的卡波西样淋巴管瘤病（Kaposiform lymphangiomatosis，KLA）患者出现凝血功能异常，包括血小板减少、低纤维蛋白原血症和 PT/PTT 延长并出血。然而，血小板减少程度没有 KMP 严重 [43, 44]。KLA 和 KHE 的病理特点相似，但在 KLA 中，梭形细胞呈簇状分布，而 KHE 病灶内梭形细胞多融合成结节，微血栓更为明显。KLA 中血小板减少的机制尚未明确，但考虑到 KHE 和 KLA 的病理相似性，推测可能是由于血小板黏附于异常的淋巴管内皮细胞所致。

（五）其他伴有血小板减少和凝血功能障碍的脉管畸形

除了 TA 和 KHE 以外，能导致消耗性凝血功能障碍的疾病还包括先天性纤维肉瘤、血管外皮细胞瘤、乳头状血管内皮瘤和婴儿肌纤维瘤。在其他脉管病变中，如动静脉畸形（arteriovenous malformation，AVM），凝血功能障碍并不常见。在 AVM 合并遗传性出血性毛细血管扩张的患者中，由于鼻出血和消化道出血而常见缺铁性贫血。胃肠道血管发育不良已被解释为与获得性血管性血友病、人工心脏瓣膜和高切状态相关。然而，潜在高流量的血管病变中，这种情况似乎并不常见。

五、其他治疗方法

低流量 VM 及 VLM 伴发的凝血功能障碍和疼痛，通常可以通过介入硬化治疗而得到改善。低分子肝素也经常用于减少浅表和深层血栓并发症，还可以改善这些病变的凝血功能障碍和疼痛。肝素治疗可降低凝血酶活性，可能是改善此类凝血功能障碍的主要途径。除低分子肝素外，其他抗凝治疗，如维生素 K 拮抗药和直接口服抗凝药（direct oral anticoagulant，DOAC）也可能有效（图 13-5）。然而，已发表的文献中，关于这些药物的使用经验很少。抗血小板药物和雷帕霉素哺乳动物靶点（mammalian target of rapamycin，mTOR）抑制药的潜在作用也会在下面篇幅中讨论（表 13-3）。

（一）阿司匹林

阿司匹林的使用在很大程度上是经验性的，甚至是传闻性质的，很少有公开发表的使用经验[45, 46]。在治疗伴发 KMP 的血管肿瘤方面可能会使患者获益，因为在这种肿瘤中可能发生血小板捕获。一些使用抗血小板药物（阿司匹林或阿司匹林和噻氯匹定）成功治疗丛状血管瘤相关凝血功能障碍的案例已被报道[47-49]。抗血小板药物也与长春新碱联合用于治疗 KMP[50]。在低流量病变中，阿司匹林可能有益于疼痛的缓解，但对凝血功能障碍的治疗效果未得到肯定，不被提倡。加州大学旧金山分校（University of California San Francisco，

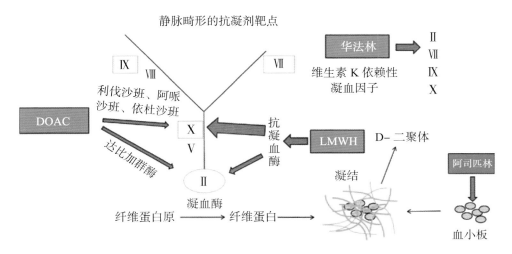

▲ 图 13-5　抗凝药预防局限性血管内凝血（LIC）的作用机制

DOAC. 直接口服抗凝药；LMWH. 低分子肝素

表 13-3　血管畸形合并 LIC 治疗方案比较

药　物	脉管疾病	临床适应证	靶　点
乙酰水杨酸（阿司匹林）	VM、TA、Sturge-Weber 综合征	疼痛	环氧合酶 1 和环氧合酶 2 的不可逆抑制导致整个血小板寿命（7~10 天）的抑制
LMWH	VM、VM/LM	疼痛 凝血功能障碍 DVT	通过抗凝血酶间接抑制 FXa 和 FⅡa；抗炎活性
华法林	VM、VM/LM	疼痛 凝血功能障碍 DVT	抑制维生素 K 依赖因子 FⅡa、FⅦa、FⅨa、FⅩa、PC、PS 的 γ 羧化
DOAC	VM	凝血功能障碍	达比加群：直接抑制 FⅡa 利伐沙班：直接抑制 FX 阿哌沙班：直接抑制 FX 依杜沙班：直接抑制 FX
西罗莫司	VM/LM、VM、KHE、KLA	疼痛 凝血功能障碍	淋巴管 mTOR 通路抑制；淋巴细胞功能抑制

VM. 静脉畸形；TA. 丛状血管瘤；LMWH. 低分子肝素；VM/LM. 静脉畸形 / 淋巴管畸形；DVT. 深静脉血栓形成；FXa. 活化的凝血因子 X；FⅡa. 活化的凝血因子Ⅱ；FⅦa. 活化的凝血因子Ⅶ；FⅨa. 活化的凝血因子Ⅸ；PC. 蛋白 C；PS. 蛋白 S；DOAC. 直接口服抗凝药；FX. 凝血因子 X；KHE/KLA. 卡波西型血管内皮瘤 / 卡波西样淋巴管瘤病；mTOR. 雷帕霉素哺乳动物靶点

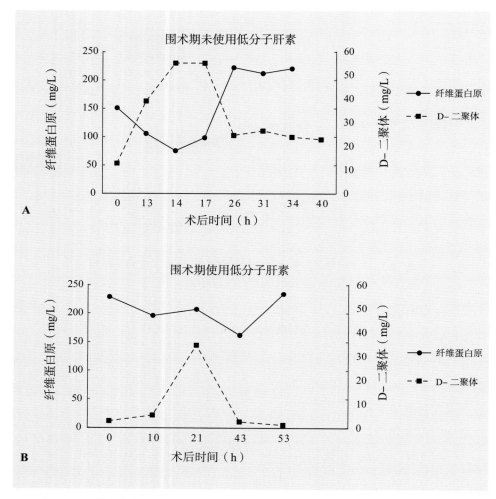

▲ 图 13-6　依据低分子肝素（LMWH）使用情况，围术期凝血功能实验室检查概况

硬化治疗围术期使用低分子肝素可降低 D- 二聚体，减轻低纤维蛋白原血症。A. 在硬化治疗前，没有接受低分子肝素预处理。术前 D- 二聚体升高（13mg/L），术后 D- 二聚体升高更明显，低纤维蛋白原血症（最低 76mg/dl）。B. 硬化治疗前后用低分子肝素预处理 2 周。D- 二聚体在术前较低（2.8m/L），纤维蛋白原最低值为 162mg/dl

UCSF）进行的一项调查显示，在 VM 患者中使用 5～10mg/(kg·d) 的小剂量阿司匹林，某些患者疼痛得到缓解，但停药后疼痛会复发[51]。阿司匹林也被用于毛细血管畸形，如 Sturge-Weber 综合征，可以改善神经发育[52]。

（二）维生素 K 拮抗药

维生素 K 拮抗药（即华法林）是治疗血栓形成的标准选择。这些药物通过抑制维生素 K 依赖因子的 γ- 羧化来减少凝血酶的生成，从而用来治疗脉管畸形伴发的凝血功能障碍。在已发表的文献中，使用这些药物治疗 LIC 的支持观点非常有限。在过去，它们的使用并不被看好[53]。最近，Mazereeuw-Hautier 系列报道了与低流量淋巴管 / 静脉畸形相关的 6 例严重凝血功能障碍患者。这些患者有出血和血栓形成的并发症，其中 3 例接受了维生素 K 拮抗药的治疗，凝血功能障碍有所改善[54]。虽然文献中关于维生素 K 拮抗药治疗此类疾病的经验很少，但维生素 K 拮抗药可能对静脉和静脉淋巴管畸形的慢性凝血功能障碍有一定的治疗作用。

（三）直接口服抗凝药（DOAC）

低分子肝素（LMWH）已被用于治疗静脉畸形伴发的凝血功能障碍。然而，对于慢性凝血功能障碍或疼痛等慢性症状，长期皮下注射治疗还是有一定风险并且存在争议的。最近，有使用 DOAC 的案例报告。研究者发现，长期应用达比加群在治疗低纤维蛋白原血症和与 VM 相关的血小板减少症方面，与依诺肝素同样有效，但 D- 二聚体水平并未降低[55]。据报道，利伐沙班改善了几位患者的凝血功能障碍[56-58]。

（四）mTOR 抑制药

西罗莫司已被证明是治疗淋巴管畸形并发症的有效药物[59, 60]。此外，使用西罗莫司治疗与 KHE 相关 KMP 的经验也越来越多（第 6 章）。西罗莫司还可以减轻与低流量静脉和静脉淋巴管病变相关的凝血功能障碍和疼痛；然而，现有已发表的文献中，支持其使用的仍然很少。Boon 等最近发表的文章表示，西罗莫司可能对动物模型和人类的静脉畸形都有治疗效果[61]。也有一些使用西罗莫司治疗与静脉淋巴管畸形相关的凝血功能障碍的报道[62, 63]，包括蓝色橡皮疱痣综合征[64]。在治疗凝血功能障碍和静脉畸形疼痛方面，西罗莫司的应用还需要进一步的研究。

六、结束语

儿科血液学家／肿瘤学家在脉管疾病相关的凝血功能障碍治疗中，发挥着越来越重要的作用。凝血功能障碍的临床表现、发病机制因脉管病变的类型不同而存在差异。KMP 中的严重 DIC 通常不同于 VM-DIC 或 LIC；然而，它们的临床严重程度及预后可能有很多相似、相同之处。静脉畸形中合并的低流量凝血功能障碍（LIC 或 VM-DIC）通常是无症状的，但可能导致出血或血栓形成，尤其常见于手术或硬化治疗的患者中。低分子肝素最常用于治疗低流量病变的凝血功能障碍；然而，已有少量文献证明了其他抗凝药的有效性。除了出血的风险，脉管畸形患者还可能出现血栓并发症，特别患有过度生长综合征的群体。在这一人群中开展详细的静脉血栓栓塞症（venous thrombotic event，VTE）风险评估和适当的 VTE 预防非常必要。

参 考 文 献

[1] Adams DM, Wentzel MS. The role of the hematologist/oncologist in the care of patients with vascular anomalies. Pediatr Clin North Am. 2008;55:339–55, viii.

[2] ISSVA Classification for Vascular Anomalies. Accessed 9/3/2018. http://www.issva.org/classification.

[3] Gando S, Levi M, Toh CH. Disseminated intravascular coagulation. Nat Rev Dis Primers. 2016;2:16037.

[4] Kasabach KK, Merritt KK. Capillary hemagioma with extensive purpura. Am J Dis Child. 1940;59(5):1063–70.

[5] Hillman RS, Phillips LL. Clotting-fibrinolysis in a cavernous hemangioma. Am J Dis Child. 1967;113:649–53.

[6] Mulliken JB, Glowacki J. Hemangiomas and vascular malformations in infants and children: a classification based on endothelial characteristics. Plast Reconstr Surg. 1982; 69:412–22.

[7] Mazoyer E, Enjolras O, Laurian C, Houdart E, Drouet L. Coagulation abnormalities associated with extensive venous malformations of the limbs: differentiation from Kasabach-Merritt syndrome. Clin Lab Haematol. 2002;24:243–51.

[8] Enjolras O, Ciabrini D, Mazoyer E, Laurian C, Herbreteau D. Extensive pure venous malformations in the upper or lower limb: a review of 27 cases. J Am Acad Dermatol. 1997;36:219–25.

[9] Dompmartin A, Ballieux F, Thibon P, Lequerrec A, Hermans C, Clapuyt P, Barrellier MT, Hammer F, Labbe D, Vikkula M, Boon LM. Elevated D-dimer level in the differential diagnosis of venous malformations. Arch Dermatol. 2009;145:1239–44.

[10] Virchow RLK. Gesammelte Abhandlungen zur

Wissenschaftlichen Medzin 219; 1856.

[11] D'Amico JA, Hoffman GC, Dyment PG. Klippel-Trenaunay syndrome associated with chronic disseminated intravascular coagulation and massive osteolysis. Cleve Clin Q. 1977; 44:181–8.

[12] Neubert AG, Golden MA, Rose NC. Kasabach-Merritt coagulopathy complicating Klippel-Trenaunay- Weber syndrome in pregnancy. Obstet Gynecol. 1995;85:831–3.

[13] Baraldini V, Copp G, Samprietro F, Della V, Riccipetitoni F, D'Angelo A. Physiopathology of localized intravascular coagulopathy (LIC) associated to segmental venous malformations (VM): hyperfibrinolysis, hypocoagulability, and presence of activated clotting factors. 19th International Society for the Study of Vascular Anomalies, June 16–19; Malmo, SE; 2012.

[14] Redondo P, Aguado L, Marquina M, Paramo JA, Sierra A, Sanchez-Ibarrola A, Martinez-Cuesta A, Cabrera J. Angiogenic and prothrombotic markers in extensive slow-flow vascular malformations: implications for antiangiogenic/antithrombotic strategies. Br J Dermatol. 2010;162:350–6.

[15] Oduber CE, van Beers EJ, Bresser P, van der Horst CM, Meijers JC, Gerdes VE. Venous thromboembolism and prothrombotic parameters in Klippel-Trenaunay syndrome. NethJMed. 2013;71:246–52.

[16] Lee JH Jr, Kirk RF. Pregnancy associated with giant hemangiomata, thrombocytopenia, and fibrinogenopenia (Kasabach-Merritt syndrome). Report of a case. Obstet Gynecol. 1967;29:24–9.

[17] Lang PG, Dubin HV. Hemangioma-thrombocytopenia syndrome; a disseminated intravascular coagulopathy. Arch Dermatol. 1975;111:105–7.

[18] Mason KP, Neufeld EJ, Karian VE, Zurakowski D, Koka BV, Burrows PE. Coagulation abnormalities in pediatric and adult patients after sclerotherapy or embolization of vascular anomalies. AJR Am J Roentgenol. 2001;177:1359–63.

[19] Hassanein AH, Mulliken JB, Fishman SJ, Alomari AI, Zurakowski D, Greene AK. Venous malformation: risk of progression during childhood and adolescence. Ann Plast Surg. 2012;68:198–201.

[20] Kelly GL. Heparin therapy for bleeding associated with hemangioma. Surgery. 1969;65:894.

[21] Lo SS, Hitzig WH, Frick PG. Clinical experience with anticoagulant therapy in the management of disseminated intravascular coagulation in children. Acta Haematol. 1971;45:1–16.

[22] Mazoyer E, Enjolras O, Bisdorff A, Perdu J, Wassef M, Drouet L. Coagulation disorders in patients with venous malformation of the limbs and trunk: a case series of 118 patients. Arch Dermatol. 2008;144:861–7.

[23] Dompmartin A, Acher A, Thibon P, Tourbach S, Hermans C, Deneys V, Pocock B, Lequerrec A, Labbe D, Barrellier MT, Vanwijck R, Vikkula M, Boon LM. Association of localized intravascular coagulopathy with venous malformations. Arch Dermatol. 2008;144:873–7.

[24] Brandão LR, Hopper E, Raffini L, Lee M. Coagulation Management in Children with vascular malformations (VMs): practice heterogeneity among members of the American Society of Pediatric Hematology-oncology (ASPHO) Special Interest Group (SIG) Vascular Anomalies (VA). Ped Blood Cancer. 2016;63 S1, S23.

[25] Avila ML, Lumia CM, Montoya MI, Trenor CC, Adams D, Blei F, Feldman B, Brandão LR. Towards a consensus for standardized assessment of pediatric patients with vascular malformations (VM) at risk for coagulopathy. Res Pract Thromb Haemost. 2018;2(S1):298.

[26] Slavotinek AM, Vacha SJ, Peters KF, Biesecker

LG. Sudden death caused by pulmonary thromboembolism in Proteus syndrome. Clin Genet. 2000;58:386–9.

[27] Eberhard DA. Two-year-old boy with Proteus syndrome and fatal pulmonary thromboembolism. Pediatr Pathol. 1994;14:771–9.

[28] Keppler-Noreuil KM, Lozier JN, Sapp JC, Biesecker LG. Characterization of thrombosis in patients with Proteus syndrome. Am J Med Genet A. 2017;173(9):2359–65.

[29] Huiras EE, Barnes CJ, Eichenfield LF, Pelech AN, Drolet BA. Pulmonary thromboembolism associated with Klippel-Trenaunay syndrome. Pediatrics. 2005;116:e596–600.

[30] Keppler-Noreuil KM, Rios JJ, Parker VE, Semple RK, Lindhurst MJ, Sapp JC, Alomari A, Ezaki M, Dobyns W, Biesecker LG. PIK3CA-related overgrowth spectrum (PROS): diagnostic and testing eligibility criteria, differential diagnosis, and evaluation. Am J Med Genet A. 2015;167A:287–95.

[31] Jacob AG, Driscoll DJ, Shaughnessy WJ, Stanson AW, Clay RP, Gloviczki P. Klippel-Trenaunay syndrome: spectrum and management. Mayo Clin Proc. 1998;73:28–36.

[32] Gloviczki P, Hollier LH, Telander RL, Kaufman B, Bianco AJ, Stickler GB. Surgical implications of Klippel-Trenaunay syndrome. Ann Surg. 1983;197:353–62.

[33] Mahajerin A, Branchford BR, Amankwah EK, Raffini L, Chalmers E, van Ommen CH, Goldenberg NA. Hospital-associated venous thromboembolism in pediatrics: a systematic review and meta-analysis of risk factors and risk-assessment models. Haematologica. 2015;100:1045–50.

[34] Gonzalez-Zeh R, Armisen R, Barahona S. Endovenous laser and echo-guided foam ablation in great saphenous vein reflux: one-year follow-up results. J Vasc Surg. 2008;48:940–6.

[35] Patel PA, Barnacle AM, Stuart S, Amaral JG, John PR. Endovenous laser ablation therapy in children: applications and outcomes. Pediatr Radiol. 2017;47:1353–63.

[36] Monagle P, Chan AK, Goldenberg NA, Ichord RN, Journeycake JM, Nowak-Gottl U, Vesely SK. Antithrombotic therapy in neonates and children: antithrombotic therapy and prevention of thrombosis, 9th ed: American College of Chest Physicians Evidence-Based Clinical Practice Guidelines. Chest. 2012;141:e737S–801S.

[37] Lyons LL, North PE, Mac-Moune Lai F, Stoler MH, Folpe AL, Weiss SW. Kaposiform hemangioendothelioma: a study of 33 cases emphasizing its pathologic, immunophenotypic, and biologic uniqueness from juvenile hemangioma. Am J Surg Pathol. 2004;28:559–68.

[38] Baselga E, Cordisco MR, Garzon M, Lee MT, Alomar A, Blei F. Rapidly involuting congenital haemangioma associated with transient thrombocytopenia and coagulopathy: a case series. Br J Dermatol. 2008;158:1363–70.

[39] Rangwala S, Wysong A, Tollefson MM, Khuu P, Benjamin LT, Bruckner AL. Rapidly involuting congenital hemangioma associated with profound, transient thrombocytopenia. Pediatr Dermatol. 2014;31:402–4.

[40] Andreu-Barasoain M, Naz E, Diaz M, Lopez-Estebaranz JL. Rapidly involuting congenital hemangioma associated with transient anemia and thrombocytopenia. Int J Dermatol. 2013;52:1025–6.

[41] Hosono S, Ohno T, Kimoto H, Nagoshi R, Shimizu M, Nozawa M, Fuyama Y, Kaneda T, Moritani T, Aihara T. Successful transcutaneous arterial embolization of a giant hemangioma associated with high-output cardiac failure and Kasabach-Merritt syndrome in a neonate: a case report. J Perinat Med. 1999;27:399–403.

[42] Cueni LN, Chen L, Zhang H, Marino D, Huggenberger R, Alitalo A, Bianchi R, Detmar

M. Podoplanin-Fc reduces lymphatic vessel formation in vitro and in vivo and causes disseminated intravascular coagulation when transgenically expressed in the skin. Blood. 2010;116:4376–84.

[43] Croteau SE, Kozakewich HP, Perez-Atayde AR, Fishman SJ, Alomari AI, Chaudry G, Mulliken JB, Trenor CC 3rd. Kaposiform lymphangiomatosis: a distinct aggressive lymphatic anomaly. J Pediatr. 2014;164:383–8.

[44] Fernandes VM, Fargo JH, Saini S, Guerrera MF, Marcus L, Luchtman-Jones L, Adams D, Meier ER. Kaposiform lymphangiomatosis: unifying features of a heterogeneous disorder. Pediatr Blood Cancer. 2015;62:901–4.

[45] Mathes EF, Haggstrom AN, Dowd C, Hoffman WY, Frieden IJ. Clinical characteristics and management of vascular anomalies: findings of a multidisciplinary vascular anomalies clinic. Arch Dermatol. 2004;140:979–83.

[46] Hein KD, Mulliken JB, Kozakewich HP, Upton J, Burrows PE. Venous malformations of skeletal muscle. Plast Reconstr Surg. 2002;110:1625–35.

[47] Javvaji S, Frieden IJ. Response of tufted angiomas to low-dose aspirin. Pediatr Dermatol. 2013;30:124–7.

[48] Osio A, Fraitag S, Hadj-Rabia S, Bodemer C, de Prost Y, Hamel-Teillac D. Clinical spectrum of tufted angiomas in childhood: a report of 13 cases and a review of the literature. Arch Dermatol. 2010;146:758–63.

[49] Leaute-Labreze C, Bioulac-Sage P, Labbe L, Meraud JP, Taieb A. Tufted angioma associated with platelet trapping syndrome: response to aspirin. Arch Dermatol. 1997;133:1077–9.

[50] Fernandez-Pineda I, Lopez-Gutierrez JC, Ramirez G, Marquez C. Vincristine-ticlopidine-aspirin: an effective therapy in children with Kasabach-Merritt phenomenon associated with vascular tumors. Pediatr Hematol Oncol. 2010;27:641–5.

[51] Nguyen JT, Koerper MA, Hess CP, Dowd CF, Hoffman WY, Dickman M, Frieden IJ. Aspirin therapy in venous malformation: a retrospective cohort study of benefits, side effects, and patient experiences. Pediatr Dermatol. 2014;31:556–60.

[52] Comi A. Current therapeutic options in Sturge-Weber syndrome. Semin Pediatr Neurol. 2015;22:295–301.

[53] Merskey C, Johnson AJ, Pert JH, Wohl H. Pathogenesis of fibrinolysis in Defibrination syndrome: effect of heparin administration. Blood. 1964;24:701–15.

[54] Mazereeuw-Hautier J, Syed S, Leisner RI, Harper JI. Extensive venous/lymphatic malformations causing life-threatening haematological complications. Br J Dermatol. 2007;157: 558–63.

[55] Ardillon L, Lambert C, Eeckhoudt S, Boon LM, Hermans C. Dabigatran etexilate versus low-molecular weight heparin to control consumptive coagulopathy secondary to diffuse venous vascular malformations. Blood Coagul Fibrinolysis. 2015;27(2):216–9.

[56] Vandenbriele C, Vanassche T, Peetermans M, Verhamme P, Peerlinck K. Rivaroxaban for the treatment of consumptive coagulopathy associated with a vascular malformation. J Thromb Thrombolysis. 2014;38:121–3.

[57] Randrianarisoa E, Kopp HG, Balletshofer BM, Jaschonek K, Kanz L, Haering HU, Rittig K. Management of disseminated intravascular coagulopathy with direct factor Xa inhibitor rivaroxaban in Klippel-Trenaunay syndrome. Blood Coagul Fibrinolysis. 2013;24: 766–70.

[58] Mack JM, Richter GT, Crary SE. Effectiveness and safety of treatment with direct oral anticoagulant rivaroxaban in patients with slow-flow vascular malformations: a case series. Lymphat Res Biol. 2018;16:278–81.

[59] Adams DM, Trenor CC 3rd, Hammill AM, Vinks AA, Patel MN, Chaudry G, Wentzel

MS, Mobberley-Schuman PS, Campbell LM, Brookbank C, Gupta A, Chute C, Eile J, McKenna J, Merrow AC, Fei L, Hornung L, Seid M, Dasgupta AR, Dickie BH, Elluru RG, Lucky AW, Weiss B, Azizkhan RG. Efficacy and safety of Sirolimus in the treatment of complicated vascular anomalies. Pediatrics. 2016;137:e20153257. Epub 2016 Jan 18.

[60] Wiegand S, Wichmann G, Dietz A. Treatment of lymphatic malformations with the mTOR inhibitor Sirolimus: a systematic review. Lymphat Res Biol. 2018;16:330–9.

[61] Boscolo E, Limaye N, Huang L, Kang KT, Soblet J, Uebelhoer M, Mendola A, Natynki M, Seront E, Dupont S, Hammer J, Legrand C, Brugnara C, Eklund L, Vikkula M, Bischoff J, Boon LM. Rapamycin improves TIE2–mutated venous malformation in murine model and human subjects. J Clin Invest. 2015;125: 3491–504.

[62] Vlahovic AM, Vlahovic NS, Haxhija EQ. Sirolimus for the treatment of a massive capillary-lymphatico- venous malformation: a case report. Pediatrics. 2015;136:e513–6.

[63] Kim D, Benjamin L, Wysong A, Hovsepian D, Teng J. Treatment of complex periorbital venolymphatic malformation in a neonate with a combination therapy of sirolimus and prednisolone. Dermatol Ther. 2015;28:218–21.

[64] Salloum R, Fox CE, Alvarez-Allende CR, Hammill AM, Dasgupta R, Dickie BH, Mobberley-Schuman P, Wentzel MS, Chute C, Kaul A, Patel M, Merrow AC, Gupta A, Whitworth JR, Adams DM. Response of blue rubber bleb nevus syndrome to Sirolimus treatment. Pediatr Blood Cancer. 2016;63:1911–4.

[65] McRae MY, Adams S, Pereira J, Parsi K, Wargon O. Venous malformations: clinical course and management of vascular birthmark clinic cases. Australas J Dermatol. 2013;54: 22–30.

[66] Hung JW, Leung MW, Liu CS, Fung DH, Poon WL, Yam FS, Leung YC, Chung KL, Tang PM, Chao NS, Liu KK. Venous malformation and localized intravascular coagulopathy in children. Eur J Pediatr Surg. 2017;27:181–4.

[67] Leung YC, Leung MW, Yam SD, Hung JW, Liu CS, Chung LY, Tang MY, Fung HS, Poon WL, Chao NS, Liu KK. D-dimer level correlation with treatment response in children with venous malformations. J Pediatr Surg. 2018;53:289–92.

第 14 章　血液科 / 肿瘤科医生在脉管疾病诊疗中的工作思考

Practice Considerations for the Hematologist/ Oncologist in Vascular Anomaly Clinics

Michael R. Jeng　Denise M. Adams　著

一、概述

随着越来越多的临床中心专注于脉管疾病，多学科治疗的优势日益明显 [1, 2]。众多的经验表明，血液学 / 肿瘤学（hematology/oncology，H/O）是脉管疾病团队不可或缺的专业。这些脉管疾病可能导致许多临床后遗症，而这些后遗症有很多属于 H/O 的范围。H/O 医生在脉管疾病的诊疗中，具备独特的专业优势，如熟悉脉管疾病鉴别诊断中的非血管性病变（如癌症），具有化学药物治疗和发育疗法的经验，具有凝血功能障碍和血栓治疗的专业知识并擅长贫血和血小板减少症的检查。对于一些机构而言，将脉管疾病患者纳入到 H/O 项目或医疗机构的临床工作流程可能具有一定难度。在每个临床中心现有基础设施和服务范围的背景下，充分发挥血液学家 / 肿瘤学家的作用，将有利于为患者提供最佳的治疗并增加临床医生的成就感。本章回顾了血液学家 / 肿瘤学家在治疗脉管疾病患者时的工作思考。内容将按照范围递增的顺序表述：从个人到临床项目，再到机构。

二、工作思考：血液学 / 肿瘤学

（一）医疗机构视角

1. 教育和临床经验

了解脉管疾病的自然病史和症状、常见特征和检查结果、诊断标准和护理要点及治疗方案和适应证（可能是其他专业的领域）至关重要。了解当前和既往的分类系统非常重要，是了解脉管畸形的基础和框架。Hamburg 分类系统基于血流的速度（高或低），此分类方法推广和应用范围较小，只被少数研究人员和医疗机构使用[3]。国际脉管疾病研究学会（ISSVA）的分类系统产生于国际专家共识，应用广泛并定期更新[4]。ISSVA 分类系统将脉管疾病分为血管畸形和血管肿瘤两大类，为理解和学习脉管疾病提供了一个很好的框架。由于该分类系统近年才被广泛采用并认真对待、遵守诊断标准和使用正确的术语，因此对于任何脉管疾病相关医学文献，都需要批判性阅读。同行评议的文献中存在不准确的信息和结论时，为了确保临床结论有意义、有价值，有时需要进行注解和说明[5]。

在过去的 10 年里，脉管疾病领域有很多了不起的发现，对脉管疾病的认识和了解也更加深入。对参考用书的审查需要非常的详细和谨慎，如 Mulliken 和 Young 的《脉管疾病》[6]，需要与最新的分类系统保持一致。医疗机构接下来应该制订一份文献定期系统更新计划，其中还应该包括最近发表的非 H/O 专业文章。对于新入行的"脉管疾病专家"来说，到一个成熟的脉管疾病中心学习和见习可能会有更大的收获。有关病理学、放射学和外科治疗的一般知识有助于做出诊断和决定治疗方案。与病理学家一起花时间回顾每种内皮细胞类型（淋巴、毛细血管、动脉、静脉）的共同特征，会受益匪浅。此外，观察介入放射科医生进行活体组织检查或使用不同硬化剂进行硬化治疗的过程，可以在决定治疗方案时多一种选择。了解激光治疗的类型、减积手术或切除手术的不同结果和预后，在多学科病例讨论时，就能提供更多有价值的建议。因此，血液学家 / 肿瘤学家应当具有广泛的临床经验和相关知识[7, 8]。

近年来，内科医生和高级医疗服务提供者在美国血液肿瘤学会（American Society of Hematology Oncology，ASPHO）内成立了脉管疾病特殊兴趣小组（Vascular Anomaly Special Interest Group，VA-SIG）。ASPHO 的任何成员都可以根据兴趣加入 VA-SIG。委员会参与的活动侧重于不同的目标，如教育、实践或研究。ASPHO 年会通常包括几个关于脉管疾病的教育课程。通过 ASPHO VA-SIG，有机会发展导师 – 学员关系，并能为患者提供咨询。全年中包含脉管疾病教育项目的会议还有由 Fran Blei 博士等在纽约市组织的脉管畸形会议年度论坛及 ISSVA 的入门课程，该课程在两年一度的研究和行政会议前几天举行。此外，更广泛和专业的血液学 / 肿瘤学专培奖学金培训项目（如在辛辛那提儿童医院医疗中心的培训项目）列在 ASPHO 的 PHO 专培奖学金目录中。总而言之，在脉管疾病患者的诊断、治疗和临床护理方面，缺乏 H/O 专业角度的正规培训，应该制订一个包含见习内容的完善的教育计划。

2. 诊断和治疗性干预

血液学家 / 肿瘤学家的首要任务是协助和确认诊断。需要通过仔细询问病史、进行完整的体格检查，以及分析放射影像学、实验室检查和病理结果才能实现，但最好还是能够与多学科团队的其他成员一起进行。不同于大部分肿瘤学对组织学诊断的依赖，脉管疾病往往不包括病理评估，这点与一些神经肿瘤类似。这是由于在解剖定位困难的情况下常常很难进行活体组织检查，而且有可能出现与活体组织检查相关的并发症。由于血管肿瘤和畸形的组织异质性，经常能够通过肉眼看到病变，存在典型的实验室检查特征及常见的临床病史，所以具体的诊断往往只需要基于病史、体格检查、血液检查和放射学结果[7]。这种诊断方式的改变可能会让血液学家 / 肿瘤学家感到不适应，却也凸显了参与多学科合作的重要性。与整个脉管疾病临床团队定期举行主题明确的会议，是确保跨学科合作和促成精确诊断的最佳方式。在提供治疗选择方面也是如此。H/O 专家经常出席和参与肿瘤委员会，应该熟悉这种类型的多学科临床会议活动。

在诊断确定之后，血液学家 / 肿瘤学家还可参与制订护理计划。通常情况下，患者和家属的偏好、对生活质量的影响、社会因素和患者期望的结果及医疗机构和患者自己的日程安排，这些因素都在确定计划的过程中发挥着作用。通常情况下，这是由于治疗过程和干预措施的可选择性造成的。起初，这种可选择性对于血液学家 / 肿瘤学家来说可能不舒服且陌生，因为他们的通常做法是为患者提供能带来长期生存的最佳治疗。每种脉管疾病对生活质量的影响是主观和多因素的。因此，每个医疗提供者的角色总是需要首先确定患者期望的治疗结果，然后评估最能符合他们目标的最佳时机和干预措施，概述风险和益处。这可能非常复杂，可能涉及不同的专科，每个专科都有自己的诊所，而诊所可能位于不同的地点。当诊疗计划中包含药物治疗时，血液学家 / 肿瘤学家通常会参与其中，并确定监测和随访的时间表，如红细胞减少或凝血功能障碍、疼痛，甚至抗凝治疗时。由于为脉管疾病患者提供治疗的医疗中心数量很少，患者经常需要长途跋涉，因此早考虑将家庭医生纳入医疗计划将使患者受益匪浅。为了患者更好的治疗，与当地医生进行清晰地诊疗计划交接，甚至在必要时赠送教材，显得异常重要。

H/O 医生的临床角色可能是一次咨询、参与部分间歇性就诊，也可能是长期提供临床治疗。重要的是要了解每个患者的资料和社会状况，因为这些患者可能是本地的、本地区的、本国的或还可能是国外的，可能需要患者当地的医生帮助执行医疗计划。入院后，细致的执行计划至关重要。护理计划的信息要包括紧急联系人、联系电话、白天和（或）晚上的呼叫服务、简单的入院流程及主治医师信息。[血液学家 / 肿瘤学家的角色和主要医疗任务的确定将在下一节讨论]。除了每个医疗机构 / 专科的患者宣教和联系信息外，在全面的护理计划中还必须明确每个亚专科的任务，及何种情况下需要联系特定医疗机构 / 服务。这些信息不仅应该提供给患者，还应该提供给所有患者相关的重要医疗机构。许多较大的医疗中心将有一个方案或临床协调员来帮助组织这些流程。清晰和连贯的沟通是至关重要的，患者知情且同意使用的医疗中心个人信息模板，可能会有所帮助。

（二）多学科临床团队

1. 基础设施：支持和领导

由于需要多学科医生参与，组织和协调工作会非常繁杂，因此脉管疾病中心临床及管理服务的基础设施配置需要考虑周全。对于计划的成功来说，离不开一个各司其职的团队，团队人员包括调度员、行政助理、项目经理、护理协调员、高级执业护士、社会工作者、儿童生活专家、心理学家、职业和物理治疗师、营养师和药剂师。临床专科护士的加入，既能护理患者，还可进行护理学教育，均有益处。该中心的可用资源和规模将决定该项目专职工作人员的数量。其他可能参与的临床人员，包括高级医疗服务提供者（advanced practice provider，APP）（执业护士和助理医师）和专注于住院患者治疗的住院医师、住院实习医师、研究员和其他来自不同专业的医师。因为脉管疾病尚未确定属于任何现有的临床专科范围，所以团队成员很难更替。因此，可以对整个临床团队进行脉管疾病的培训，提高职业回报，加快团队成员的适应性，增加团队的稳定性。团队成员的职业寿命、自身健康和对该领域兴趣的保持，都应重视并应予以支持和培养。还有一个需要考虑的问题，如果经常遇到语言需要医学翻译情况，那么谨慎的做法是让这些翻译人员参加一些基本的培训，使他们对血管生物学的不同概念、脉管疾病的概况及一些经常遇到的临床情况有一个大致的了解。建议定期进行治疗中心结构和资源需求的重新评估，并随时了解和调整血液学家 / 肿瘤学家在项目中的作用。

确定该中心的行政结构和领导层是很重要的。也许部分原因是在很多医疗机构，脉管疾病并不是独立的专业，也缺乏独立的专科病房，脉管疾病中心的行政机构可以设在 H/O 学科内或在其他专业下。外科、整形外科、皮肤科或介入放射科是常见包含脉管疾病诊疗服务的分支学科。甚至在一些医疗机构中，连脉管疾病中心都没有正式成立，仅有一个非正式的专家小组，由他们负责脉管疾病患者的诊断和治疗。他们常常以一种"虚拟"的方式发挥作用。正因如此，我们建议建立正式且稳定的领导和管理结构。领导者应负责项目的监督，分配资源，专注医疗质量改进，并帮助组织和规划临床活动。例如，患者探视和转诊可能需要规划，由于涉及多个学科，可能有多重转诊途径。新患者可以直接转到治疗中心，也可以由保健医生或转诊机构转到合适的亚专科诊所。由于缺乏明确的专科，患者可能会频繁地自行就诊。一个职责明确的领导团队，会有助于提高转诊效率和监督转诊流程。每个中心的临床工作流程不同：一些中心有一个多学科诊所，多个专家组成的团队能够在同一天查看患者；而另一些中心可能会召开会议讨论，然后在每个专科诊所内为患者看病。还有一些诊所是按解剖部位设置专科的，可以提供更专业的治疗。基于上述原因，每个机构的临床工作流程可能会有很大的不同，血液学家 / 肿瘤学家在确定他们的角色和任务时应该考虑这一点。了解本专业能够解决的问题，才能明确自己在团队中的任务，这将有助于维持专业界限，并利于辅助工作人员有能力为医疗机构和患者提供最高效的服务。

2. 血液学家 / 肿瘤学家的角色

根据中心的不同，H/O 医生可以充当顾问、团队的间断性医疗服务提供者，或者是作为主要协调员协调治疗计划的主治医生，负责全程治疗。尽早明确自己的角色定位，对医生个人和团队都很重要。始终如一的角色定位，将有助于提升辅助工作人员的期望值和增进有效的团队沟通。应该尽早与脉管疾病中心的领导团队和 H/O 项目的负责人进行商讨，确定初步讨论时间、所需资源及临床和学术期望，因为患者数量可能会迅速增加。制订一份正式的商业计划可能是取得成功并提供充足资源的关键。

对 H/O 的依赖可能会逐渐地或无意间发生，因为在脉管疾病和癌症患者的护理中存在许多相似的问题。脉管疾病的复杂性和多样性，导致了广泛的临床服务和资源需求。在诊断和疾病检测方面，对放射和病理专业的依赖程度与肿瘤学相似。凝血功能障碍、化学药物治疗、继发的免疫抑制及基因治疗，这些问题在 H/O 的日常诊疗工作中也经常出现。对有多学科诊疗需求的患者，进行护理协调和心理社会支持、监测疾病状态、建立青少年／青年（adolescent/ young adult，AYA）计划、评估治疗的远期效应、姑息治疗及对患者生活质量的持续关注，这些都是 H/O 熟悉的工作内容，将使脉管疾病临床计划受益。患者的管理过程中，不同亚专业对于一些临床问题的敏感度存在差异，这可能与亚专业的临床权限有关。住院和门诊护理、可能的输血或输液治疗、与急诊科的频繁沟通及与重症监护团队的频繁交流，都反映了 H/O 和脉管疾病中心诊疗范围的广泛联系（从良性到危及生命）。这些因素使 H/O 在脉管疾病患者的治疗和协调工作中，成为不可缺少的核心专业。由于实践中的相似性，很容易承担初级保健协调员的角色。尽管这一角色不是计划内的，但通常会被大家默认。因此，在项目中前瞻性的角色定位、设置合理的目标期望，很有必要。这将确保后续的患者治疗和沟通，并最终带给患者最佳的治疗结果。在学术中心，鼓励大家就分配的工作量和脉管疾病计划的预期收入进行讨论。最后，应该对这一角色的流动性有一定的预期，随着时间的流逝，领导层也需要重新进行评估。

在积累了一定的专业知识和经验之后，工作重点就成为在同事中和所在医疗机构内进行科室和专科宣讲，让他们了解你的脉管疾病中心，让他们认识到你的专业水平。这可能需要与你的多学科团队合作，并在整个机构的多个大查房（儿科、外科、骨科、耳鼻喉科、皮肤科、病理科）中发表演讲。目标是宣传和推广你的专业中心，增加转诊的基础。最终，这将增进有意义的临床研究，并成功在这一领域问鼎学术巅峰。

（三）血液学家 / 肿瘤学家：在团队中的角色

1. 诊断注意事项：临床、影像学、病理学和基因检测

对于每一个患有脉管疾病的患者来说，正确的诊断是至关重要的。与大多数肿瘤患者不同，脉管疾病不是通过组织病理学来诊断的，而是通过病史、临床检查、影像学评估来诊断的，仅在特殊情况下才需要结合病理学检查[4]。因此，血液学家 / 肿瘤学家作为一个临床医生，通常需要对临床表现和疾病特征有所了解，并熟悉相关的实验室结果。其他可能担任类似职责的临床医生包括皮肤科医生、介入放射科医生和外科医生（包括普通外科医生、耳鼻喉科医生和整形外科医生）。活体组织检查可用来确认诊断，也为基因检测和其他研究测试提供了机会。由于活体组织检查可能只包括病变的一小部分区域，因此，脉管疾病团队中必须有一位经验丰富的血管病理学家或愿意学习这一领域并能够同他人协商的病理学家。超声检查和（或）磁共振成像（MRI）经常用于辅助诊断。这两种成像方式经常需要联合使用来确定诊断。因此，经验丰富的放射科医生对脉管疾病的临床诊疗非常重要。近年来，越来越多的常见基因突变被发现与特定的诊断有关，活体组织检查就显得更为重要。只有在获取活体组织检查的组织后，才能对这些基因突变进行深入分析。最后，在考虑进行活体组织检查时，最好进行多学科讨论，以尽量降低活体组织检查的风险。当患者有凝血功能障碍或淋巴管畸形时，发生不良反应的风险较高。血液科 / 肿瘤科医生和脉管疾病团队在对每个患者进行诊断时有许多因素要考虑，但个体化的病情和复杂的临床因素，实现治疗方案的标准化，困难重重。

2. 治疗注意事项

脉管疾病患者通常需要多个专业的医生、多疗程、多方案和多种治疗手段才能获得最佳治疗效果。一旦确诊，就应列出多学科的治疗方案，并纳入患者及诊疗机构的观点。内科、外科和支持性干预措施，应针对每个患者的情况个体化制订。血液学 / 肿瘤学专家可能参与的医疗干预措，包括定期查看放射影像学检查结果、开具处方、支持患者参与饮食限制疗法、抗凝治疗、化学药物

治疗和免疫调节药治疗。血液学家／肿瘤学家可能会发现，随着遗传学和个性化医学被纳入脉管疾病的治疗，他们可能会参与新型生物制剂的应用。血液学家／肿瘤学家应该熟悉的其他医学治疗，包括在感染期间停用免疫抑制药，针对活动性感染的抗生素治疗和对感染的预防，输血治疗，围术期支持性治疗及疼痛控制。由于某些疾病会危及生命，血液学家／肿瘤学家可能会帮助家属过渡到姑息治疗，甚至在某些情况下自己提供姑息治疗措施。

手术干预，如切除、活体组织检查、硬化治疗、胸膜固定术或血管内栓塞，是许多脉管疾病可选的治疗方式。也可以进行激光治疗。根据每个中心的情况，外科医生、介入放射科医生、耳鼻喉科医生、整形外科医生或皮肤科医生都可能是最佳的主诊医师。麻醉有助于手术和激光治疗的进行，同时也有助于放射学检查的顺利进行，特别是对儿童和婴幼儿患者。在非常罕见或紧急的情况下，可能需要使用放射治疗。用于治疗和管理脉管疾病患者的一些非医学干预措施，包括压力衣、按摩、物理治疗和心理社会支持。所有的干预措施都应该从多学科的角度考虑，血液学家／肿瘤学家需要谨慎地评估患者可用的当地资源及其对临床诊疗工作的影响[8, 9]。

至少需要一个门诊场所，用于评估患者和提供临床治疗。住院病房或日间医院是提供安全治疗措施的重要场所。例如，新生儿或早产儿的婴幼儿血管瘤，可能最好在住院监护下开始普萘洛尔治疗；硬化治疗后或活体组织检查后监测有无出血和疼痛，可能需要住进住院部。有条件收治复杂型和侵袭性重症脉管疾病的医疗中心，必不可少的基本配置为：在紧急情况下随叫随到的团队，住院病房及重症监护病房。因此，对于复杂和侵袭性的脉管疾病，在三级治疗中心进行治疗才可能获得最好的结果。血液学家／肿瘤学家通常熟悉住院治疗和护理，皮肤科或介入放射科等可能没有住院病房。因此，血液学家／肿瘤学家的任务可能是为有紧急问题的患者或那些需要住院的患者提供住院服务。在一种模式中，患者在普通医疗机构就诊，请上级医院或相应专家会诊。在由血液学家／肿瘤学家承担主要医疗服务的中心，患者是由他们直接收治的。在这种模式下，整个H/O主治医师群体的专业知识和对于脉管疾病的熟悉程度，就要经得起检验才行。最后，在有足够的规模和投资的情况下，独立的脉管疾病住院服务可能是一种理想的治疗模式。对这些程序细节的深思熟虑将有利于治疗的进行，提供最佳的患者体验和治疗结果，并最大限度体现职业价值，获得事业的成功。

（四）制度视角：业务规划

1. 项目财务影响

从制度的角度来看，任何项目的财务状况对资源规划和远期成功都是至关重要的。因此，脉管疾病诊所的成员应该熟悉临床项目的业务内容。在讨论财务问题时，应记住患者的整体影响因素，或所有不同专业的临床就诊记录[10]。为了证明一个项目的合理性，也为了便于获取资源分配，精准地确定项目规模及项目对整个患者群体的整体临床影响是很重要的。新的 ICD-10 代码（将在下一节讨论）旨在最大化计费和编码，对脉管疾病特别有帮助。ICD-10 包括对解剖学偏侧性和位置的关注，使得该疾病编码系统能够为一个患者指定多个独立的诊断，从而使诊断更精准和复杂，报销额度更高。由于多科室的参与、很多时间非面对面讨论治疗及患者参与决策过程，一份连续性的财务可行性和财务状况图表，对于任何脉管疾病项目都是非常重要的。

2. 账单、日程安排和文档管理

关于国际疾病分类（ICD-10）最新版本（第 10 版）的几个方面，血液学家 / 肿瘤学家或脉管疾病小组可能不熟悉。ICD-10 编码系统应特别注意记录脉管畸形或血管肿瘤的偏侧性及其位置。这将有助于定位病变，每张账单集中于单个病变和每个具体的临床问题，这些病变和临床问题因病变部位不同而变化。例如，具体的脉管疾病名称可以通过受影响的器官系统来确定，如皮肤血管瘤与肝脏血管瘤。此外，许多类型脉管疾病都可能出现复发，甚至可能发生在与原诊断不同的器官系统或解剖位置。随着医疗机构对脉管疾病诊断的编码越来越熟悉，诊断编码的一致性将促进流行病学和人口研究的发展。

由于脉管疾病诊所的建制差异和多学科评估的存在，每个中心的账单和文档可能会有所不同，特别是针对血液学家 / 肿瘤学家。例如，在一些中心，只有一份文档记录整个多学科团队的诊所就诊记录和患者检查结果。在一些机构中，由于分配给手术的报销和工作相对价值单元（work relative value unit, wRVU）较高，可能仅有一个非手术或非治疗的门诊服务记录和账单。一些机

构可能会让血液学家 / 肿瘤学家将患者收住入院，因为许多其他专科服务，如皮肤科和介入放射科，可能没有收入院的权限。血液学家 / 肿瘤学家可能需要证明财务上的偿付能力，以追求这一临床利益。经过周密规划，临床工作流程中有几种方法可以帮助最大限度地产生 wRVU，证明临床生产力。总而言之，血液学家 / 肿瘤学家在开始涉及脉管疾病的职业生涯时，有许多方面需要考虑。将这些患者纳入诊疗范围的决定，应该是深思熟虑的，因为 H/O 专家非常适合在脉管疾病的治疗中发挥关键作用，并且在多学科团队中往往是必不可少的。

参 考 文 献

[1] Mattila KA, kervinen K, Kalajoki-Helmio T, Lappalainen K, Vuola P, Lohi J, Rintala R, Pitkaranta A, Salminen P. An interdisciplinary specialist team leads to improved diagnostics and treatment of pediatric patients with vascular anomalies. Acta Paediatr. 2015;104(11): 1109–16.

[2] Moneghini L, Sangiorgio V, Tosti D, et al. Head and neck vascular anomalies. A multidisciplinary approach and diagnostic criteria. Pathologica. 2017;109:47–59.

[3] Belov S. Anatomopathological classification of congenital vascular defects. Semin Vasc Surg. 1993;6(4):219–24.

[4] Wassef M, Blei F, Adams D, Alomari A, Baselga E, Berenstein A, Burrows P, Frieden IJ, Garzon MC, Lopez-Gutierrez JC, Lord DJ, Mitchel S, Powell J, Prendiville J, Vikkula M, ISSVA Board and Scientific Committee. Vascular anomalies classification: recommendations from the International Society for the Study of Vascular Anomalies. Pediatrics. 2015;136(1):e203–14.

[5] Pahl KS, Kim K, Sams C, Alvarez H, Smith SV, Blatt J. Inconsistency in classification of vascular anomalies: what's in a name? Pediatr Blood Cancer. 2018;65(3):e26836.

[6] Mullikan J, Burrows P, Fishman S. Mullikan and Young's vascular anomalies: hemangiomas and malformations. 2nd ed. Oxford, England, UK: Oxford University Press; 2013.

[7] Lobo-Mueller E, Amaral JG, Babyn PS, John P. Extremity vascular anomalies in children: introduction, classification, and imaging. Semin Musculoskelet Radiol. 2009;13(3):210–35.

[8] Meguid C, Ryan C, Edil B, Schulick R, Gajdos C, Boniface M, Schefter T, Purcell WT. Establishing a framework for building multidisciplinary programs. J Multidiscip Healthc. 2015;8:519–26.

[9] Lerner S, Magrane D, Friedman E. Teaching teamwork in medical education. Mt Sinai J Med. 2009;76:318–29.

[10] Ettinger AB, Blondell C. The clinician's guide to composing effective business plans. J Med Pract Manage. 2011;26(6):348–56.